XINBIAN
GANGCHANG WAIKE
ZHENLIAOSHIJIAN

新编肛肠外科诊疗实践

主编 韩 鹏 张正国 陈瑞超 万伟萍 李 敏

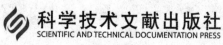

科学技术文献出版社
SCIENTIFIC AND TECHNICAL DOCUMENTATION PRESS
·北京·

图书在版编目（CIP）数据

新编肛肠外科诊疗实践 / 韩鹏等主编. — 北京：科学技术文献出版社，2017.9
ISBN 978-7-5189-3364-8

Ⅰ.①新… Ⅱ.①韩… Ⅲ.①肛门疾病—外科学—诊疗②直肠疾病—外科学—诊疗 Ⅳ.①R657.1

中国版本图书馆CIP数据核字(2017)第234278号

新编肛肠外科诊疗实践

| 策划编辑：曹沧晔 | 责任编辑：曹沧晔 | 责任校对：赵 瑷 | 责任出版：张志平 |

出 版 者	科学技术文献出版社
地　　址	北京市复兴路15号　邮编 100038
编 务 部	(010) 58882938，58882087（传真）
发 行 部	(010) 58882868，58882874（传真）
邮 购 部	(010) 58882873
官方网址	www.stdp.com.cn
发 行 者	科学技术文献出版社发行
印 刷 者	地图文快印有限公司
版　　次	2017年9月第1版　2017年9月第1次印刷
开　　本	880×1230　1/16
字　　数	465千
印　　张	15
书　　号	ISBN 978-7-5189-3364-8
定　　价	148.00元

版权所有 违法必究

购买本社图书，凡字迹不清、缺页、倒页、脱页者，本社发行部负责调换

前 言

现代医学的主流趋势使学科越分越细，研究越来越专。目前，从事结直肠肛门外科的专科医生与日俱增，相当多的医院相继成立了肛肠外科。近年来，国内肛肠学科迅速发展，学术活动日渐增多、学术团体不断壮大、医疗技术日新月异，有力地推动了我国肛肠学科的发展；另外由于人们生活水平的提高、饮食结构的改变及工作节奏的加快等原因，肛肠疾病的发病率呈逐年增高、年轻化、多样化的趋势，引起了医学界的高度重视。现代肛肠科医技水平的高低不再只局限于传统的"解决疾苦、促进康复"的层面上，而是在保障患者康复的前提下，用"最少的时间、最小的创伤、最轻的疼痛"去解决病痛。在此背景下，作者编写了此本《新编肛肠外科诊疗实践》。

本书首先介绍了肛肠的局部解剖、肛肠外科的常用检查方法、常见症状等基础内容，接着详细介绍了肛肠科常见病、多发病的诊疗方法，内容丰富，图文并茂，通俗易懂，科学实用，较全面地反映了结直肠肛门外科学的发展水平，适用于广大临床工作者通读参考。

在本书的编写过程中，由于时间和篇幅所限，难免有疏漏之处，望广大读者予以批评指正，以便再版时修订。谢谢！

编　者
2017 年 9 月

目 录

第一章 肛肠解剖学 ··· 1
  第一节 结肠的外科解剖 ··· 1
  第二节 肛管直肠的外科解剖 ·· 5
  第三节 与肛肠手术有关的毗邻脏器解剖 ·· 13

第二章 肛肠外科常用检查及诊断技术 ··· 20
  第一节 全身检查 ·· 20
  第二节 肛门局部检查 ·· 22
  第三节 实验室检查 ··· 24
  第四节 内镜检查 ·· 25
  第五节 肛肠动力学检查 ·· 31
  第六节 肛肠影像学检查 ·· 44
  第七节 核医学检查 ··· 57
  第八节 肿瘤标志物检查 ·· 57
  第九节 病理学检查 ··· 59

第三章 肛肠疾病的常见症状 ·· 69
  第一节 便血 ·· 69
  第二节 肿痛 ·· 71
  第三节 流脓 ·· 72
  第四节 便秘 ·· 73
  第五节 腹泻 ·· 77
  第六节 瘙痒 ·· 81

第四章 痔 ··· 83
  第一节 概述 ·· 83
  第二节 临床表现 ·· 85
  第三节 诊断与鉴别诊断 ·· 86
  第四节 痔非手术治疗 ·· 87
  第五节 痔手术疗法 ··· 90

第五章 便秘 ·· 106
  第一节 慢性顽固性便秘 ·· 106
  第二节 习惯性便秘 ··· 109
  第三节 结肠慢传输型便秘 ··· 110
  第四节 出口处梗阻型便秘 ··· 113

第六章 结肠、直肠肛门狭窄 ·· 121
  第一节 结肠狭窄 ·· 121

第二节 直肠肛门狭窄 …………………………………………………………… 124
第三节 溃疡性结肠炎 …………………………………………………………… 127
第四节 克罗恩病 ………………………………………………………………… 134

第七章 结直肠肛门损伤 ……………………………………………………………… 139
第一节 结肠损伤 ………………………………………………………………… 139
第二节 直肠肛管损伤 …………………………………………………………… 142
第三节 结直肠肛门异物 ………………………………………………………… 147

第八章 其他常见直肠、肛管疾病 …………………………………………………… 150
第一节 肛裂 ……………………………………………………………………… 150
第二节 肛管、直肠周围脓肿 …………………………………………………… 155
第三节 肛瘘 ……………………………………………………………………… 159
第四节 肛乳头肥大 ……………………………………………………………… 180
第五节 会阴部坏死性筋膜炎 …………………………………………………… 181
第六节 肠易激综合征 …………………………………………………………… 186

第九章 大肠、肛管良性肿瘤 ………………………………………………………… 189
第一节 概述 ……………………………………………………………………… 189
第二节 大肠良性息肉 …………………………………………………………… 192
第三节 息肉病和息肉综合征 …………………………………………………… 199
第四节 癌前性息肉 ……………………………………………………………… 203
第五节 结肠、直肠息肉切除术 ………………………………………………… 207

第十章 大肠、肛管恶性肿瘤 ………………………………………………………… 213
第一节 概述 ……………………………………………………………………… 213
第二节 结肠癌 …………………………………………………………………… 217
第三节 直肠、肛管癌 …………………………………………………………… 220
第四节 早期大肠癌 ……………………………………………………………… 227
第五节 青年期大肠、肛管癌 …………………………………………………… 229
第六节 老年期大肠、肛管癌 …………………………………………………… 231
第七节 直肠、肛管恶性黑色素瘤 ……………………………………………… 233

参考文献 …………………………………………………………………………………… 235

第一章

肛肠解剖学

肛肠外科解剖学对于肛肠外科医生非常重要。专业医生不仅应熟练掌握肛肠的位置、形态、解剖结构、毗邻关系、血管分布、神经支配、淋巴引流及其变异、畸形等情况，还应掌握其解剖特点与疾病发生发展、诊断、治疗的关系。

第一节 结肠的外科解剖

结肠包括盲肠、升结肠、横结肠、降结肠及乙状结肠，成人平均长为1.5m，约为小肠的1/4。结肠的解剖特点有：①结肠带：为肠壁纵肌纤维形成的3条狭窄的纵行带，其中的一条位于横结肠系膜附着处，称系膜带；另一条位于大网膜附着处，称网膜带；二者之间的1条为独立带。结肠带在盲肠、升结肠及横结肠较为清楚，从降结肠至乙状结肠逐渐不甚明显。②结肠袋：由于结肠带比附着的肠管约短30cm，因而结肠壁缩成了许多囊状袋，称为结肠袋。膨胀的结肠在腹部X线平片上的特点是：肠腔内各囊袋之间呈现一些不完整的隔，突向气体的阴影之中，可借此与小肠相鉴别。③肠脂垂：系由肠壁浆膜下的脂肪组织集聚而成，在结肠壁上，尤其是在结肠带附近有肠脂垂，在近端结肠较为扁平，在乙状结肠则多呈蒂状。肠脂垂的外面为腹膜所包裹，有时内含脂肪量过多，可发生扭转，甚或陷入肠内，引起肠套叠。

1. 结肠的位置、形态及分部 如下所述。

(1) 盲肠与阑尾：盲肠是大肠的起始端，上界以结肠瓣为界，下端是1个盲端，平均长6.25cm，宽7.5cm。

盲肠位于右髂窝内，前方和外侧覆有腹膜，前面与大网膜及前腹壁相邻，后面与髂肌和腰大肌相邻，其位置极不恒定，可高至肝下或低至盆腔内，有时因有系膜形成活动性盲肠，也可向内移至腹腔中部或下滑至腹股沟形成腹股沟疝。

盲肠的内后方与回肠末端相结合，此处称为回盲结肠口，在回肠进入盲肠壁的入口处有回盲瓣，回盲瓣由上下两个唇状皱襞组成，上唇略呈水平方向，边缘呈弧状，下缘则稍长而稍圆，上下唇在回盲结肠口两端相连，呈狭细的膜性嵴而移行于盲肠黏膜。Vlin和Cantor等认为，瓣两端与回肠和盲肠的环状括约肌所形成的系膜相连续，这些环形肌进入上下两瓣中使回盲瓣具有括约肌功能，可防止大肠内容物反流进入小肠，也可控制食糜不致过快地进入大肠，使食物在小肠内得以充分消化和吸收。

阑尾是起自盲肠末端内侧面的一细长盲管，平均长度7~9cm，可长至20cm，短至几厘米，直径0.5~1cm。阑尾的位置极不恒定，根据其尾体尖所处的位置而分为：①盲肠后位或结肠后位最多见，占64%。②盆位次多见，为32%。③盲肠下位为2%。④回盲前位为1%。⑤回盲后位为0.5%。⑥其他异常位置为0.5%。另外，阑尾的位置依盲肠位置的变化而变化。

阑尾为腹膜内位，并被一三角形的腹膜皱襞限制于原位，此即阑尾系膜。

(2) 升结肠：升结肠下端与盲肠相续，上缘在肝下与横结肠相连，长15~20cm，为腹膜间位；后方借疏松结缔组织与腹后壁相贴。与其相接触的组织器官有髂肌、腰方肌、腹横肌、右肾下极、肝脏

— 1 —

面、胆囊、十二指肠等。升结肠发生肿瘤时常可侵及上述肌肉和器官。

（3）横结肠：长 40~50cm，结肠肝曲位于肝及胆囊下方，为升横结肠交界处，其位置常随肝脏的位置有所变化，但一般较恒定；横结肠与降结肠相连处邻近脾脏，称为结肠脾曲。脾曲的位置一般较肝曲为高。脾肿大时可使之下移；肝脾曲之间的结肠其长度差异较大，后方借横结肠系膜附着于胰腺前方为大网膜所覆着，上方为胃，下方为小肠，活动度较大，有时可降至盆腔，当大网膜与某些器官发生粘连时，常将横结肠拉向该器官，甚至成角。

（4）降结肠：长约 20cm，与升结肠相似，前方和两侧覆有腹膜，后方借助疏松结缔组织与左肾下外侧、腹横肌腱膜起点及腰方肌相接触。自左季肋部及腰部沿左肾外侧缘向下，至左肾下极，略转向内侧至腰肌侧缘，然后在腰肌和腰方肌之间下行至髂骨骨嵴水平而移行为乙状结肠。

（5）乙状结肠：长度差异很大，为 20~70cm，多呈"乙"字形弯曲，故得此名。短者常较平直，降于盆腔；长者可卷曲数圈后与直肠相续。该段结肠为腹膜内位，系膜多较长，活动度大，有时可发生扭转引起肠梗阻。在行纤维结肠镜检查时尤其应该注意其形态变化，顺其自然弯曲进镜。系膜的后面附着于腹后壁，后面有开口向下的乙状结肠间隐窝。

2. 结肠的血管　如下所述。

（1）结肠的动脉：结肠的血液供应主要来自肠系膜上下动脉。

1）肠系膜上动脉：在第 1 腰椎水平、腹腔动脉的稍下方起于腹主动脉前壁，经脾静脉和胰颈的后方下行，至胰勾突的前面，然后穿过胰下缘与十二指肠下部之间进入小肠系膜根，呈稍凸向左侧的弓状。沿系膜根继续向右下，至右髂窝，其末端与回结肠动脉的回肠支吻合。从弓的突侧自上而下依次分出胰十二指肠下动脉、肠动脉中结肠动脉、右结肠动脉和回结肠动脉。

胰十二指肠下动脉：很细小，当肠系膜上动脉出现于胰下缘时自其发出，行至肠系膜上静脉的后方，分为前后两支。

肠动脉：自肠系膜上动脉的左侧缘发出，在肠系膜两层之间行走，有 12~16 支，分别分布于空、回肠。

上述两支虽然与结肠的血运无关，但在行根治性右半结肠切除、自肠系膜根部结扎动脉时，应注意辨认，勿使之受损，以免造成小肠及胰腺的血运障碍。

中结肠动脉：在胰腺下方自肠系膜上动脉分出，在横结肠缘附近分出左右两支。左支与左结肠动脉分支吻合，分布于横结肠左侧部分；右支与右结肠动脉升支吻合，分布于横结肠右 1/30 中间段横结肠系膜处有一段无血管区，常可在此处穿过进行手术。有 10% 的人有副中结肠动脉，该动脉发自肠系膜上动脉的左侧壁或肠系膜下动脉，偏左侧进入横结肠系膜内，营养横结肠的左半部及结肠脾曲，此外尚有 2%~5% 的人无中结肠动脉，横结肠由左、右结肠动脉的分支供血。

右结肠动脉：起自肠系膜上动脉的中部，中结肠动脉的稍下方（有时可与中结肠动脉合为一干），沿腹后壁腹膜深面横行向右，至升结肠附近分出升降两支，升支与中结肠动脉分支吻合，降支则与回结肠动脉的升支吻合，供给升结肠和肝曲的血液。该动脉起自肠系膜上动脉者仅占 40%，起自中结肠动脉者约占 30%，由回结肠动脉分出者占 12%，另有 18% 的人无右结肠动脉，而由回结肠动脉及中结肠动脉代替供应。

回结肠动脉：是肠系膜上动脉最低的分支，在右结肠动脉的稍下方发出，沿腹后壁腹膜深面斜向右下方，至盲肠附近分为上、下二干，由此二干再发出以下分支：①结肠支：多为上、下干的延续，转向上，与右结肠动脉的降支吻合，主要供应升结肠。②盲肠支：起自回结肠动脉分支处或上干，分为前后两支，分布于盲肠。③回肠支：为下干的延续，向下至回肠末端附近与肠系膜上动脉的终末支吻合。

阑尾动脉多起自回结肠动脉，也可起自回肠支、盲肠前支或后支，一般为 1 条，有时为 2 条。阑尾动脉干沿阑尾系膜的游离缘走向阑尾尖端，其分支经系膜内分布至阑尾。该动脉与周围动脉无吻合，当血运障碍时可致阑尾缺血或坏死。

2）肠系膜下动脉：在第 3 腰椎水平处自腹主动脉的前壁发出，沿腹后壁腹膜深面行向左下方，其分支有左结肠动脉、乙状结肠动脉，其终末支移行为直肠上动脉。

左结肠动脉：分出后经左精索内血管、左输尿管和腰大肌的前方，腹后壁腹膜的深面横行向左，至降结肠附近分为升、降两支。升支在左肾前方进入横结肠系膜，与中结肠动脉左支吻合，分布于脾曲、横结肠末端，降支下行与乙状结肠动脉吻合，沿途分支，分布于降结肠和脾曲。

乙状结肠动脉：发出后紧贴腹后壁在腹膜深面斜向左下方，进入乙状结肠系膜内，亦分为升、降两支。升支与左结肠动脉的降支吻合，降支与直肠上动脉吻合，供给乙状结肠血液（图1-1）。

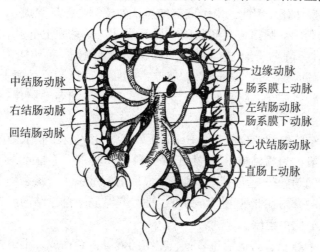

图1-1 结肠的动脉

以上各动脉之间在结肠内缘彼此吻合，形成一动脉弓，此弓即结肠边缘动脉，边缘动脉再发分支，从分支又分出长支和短支，与肠管垂直方向进入肠壁，短支多起自长支，少数起自边缘动脉，供应系膜缘侧的2/3肠壁；长支先行于结肠带间的浆膜下，然后穿入肌层，沿途发出多数小支供应系膜缘侧的2/3肠壁，另有小支至肠脂垂。其终末支穿过网膜带及独立带附近的肠壁，最终分布至系膜对侧的1/3肠壁。长短支之间除在黏膜下层有吻合外，其余部位很少有吻合，因此长支是肠壁的主要营养动脉，手术时不可将肠脂垂牵拉过度以免损伤长支（图1-2）。

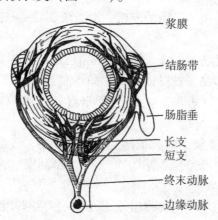

图1-2 结肠的边缘血管

肠系膜上、下各动脉之间虽有吻合，但有时吻合不佳或有中断，因此边缘动脉尚有薄弱处，临床上中结肠动脉如被损伤，有的可引起部分横结肠坏死。有人认为乙状结肠与直肠间亦存在"临界点"，但也有报道此"临界点"并无重要临床意义。结肠手术时，当某一动脉结扎后，肠壁是否能够保留，应注意肠壁的终末动脉是否有搏动，不可过分相信动脉间的吻合交通。

3）肠系膜侧支循环：21世纪初以来，解剖学逐渐注意到肠系膜血管的侧支循环。1913年Drurnond首先描述全部肠系膜血管与结肠中央吻合支以及不完整的边缘动脉所相通；1933年Steward发现6%尸解标本中有结肠中动脉与左结肠动脉直接交通；Lindstvom通过主动脉造影发现痔上、中动脉之间有重要的吻合支，1964年Felsan命名结肠中动脉和结肠左动脉中间的侧支为弯曲的肠系膜动脉（mesenterlc artery），认为这种动脉起自结肠中动脉，终于肠系膜下动脉主干。Meyeta推测仅48%的人脾曲有吻合支连接。

肠系膜下上动脉间的侧支循环在临床上有重要意义。在行直肠癌扩大根治时，常需根部结扎肠系膜下动脉；如果行前吻合拖出术或肛门重建术，切断过多肠管可能造成结肠拉下困难，依靠这种侧支循环可以保留较长的肠管而不致坏死。因此，术中应仔细辨认勿使侧支循环受损。

(2) 结肠的静脉：结肠的静脉回流入肠系膜上、下静脉。肠系膜上静脉在同名动脉的右侧经肠系膜根上行，至胰头后面与脾静脉会合成门静脉。肠系膜上静脉长度平均为6.5cm，近端宽径平均1.5cm，中点平均1.2cm，远端平均0.8cm。其属支有：①回肠静脉与空肠静脉；②胃网膜右静脉；③中结肠静脉；④右结肠静脉；⑤回结肠静脉。上支各属支分别与同名动脉伴行，回流到相应肠段的静脉网。

胃网膜右静脉常与右结肠静脉汇合成干（Henle干）后再汇入肠系膜上静脉，从Henle干的汇入点到回结肠静脉的汇入点一般称为"外科干"，由于"外科干"具备以下特点：①长度不小于2cm；②无粗大属支从左侧汇入；③无动脉分支从外科干的前面或后面横过；④与肠系膜上动脉间无重叠现象。因此，行血管结扎或肠静脉吻合常在此处进行。另外，此处是结肠主淋巴结的所在部位，在行根治性右半结肠切除时应注意清除该处的淋巴结。

肠系膜下静脉由直肠上静脉、乙状结肠静脉、左结肠静脉汇合而成，汇流左半结肠与直肠静脉丛的静脉血，从直肠上静脉与最下乙状结肠静脉的汇合点到汇入下腔静脉处长度4~22cm，平均13.2cm，近终端的宽径0.15~1.01cm，平均0.85cm。

3. 结肠的淋巴　如下所述。

(1) 壁内淋巴：结肠的固有膜究竟是否有淋巴管尚有争议。目前的看法是：大肠的淋巴管存在于固有膜深层或黏膜肌层附近。Fenoglio利用光镜和电镜发现，大肠黏膜的淋巴管紧密围绕黏膜肌层上下方及肌层本身，肠壁内淋巴管汇流入结肠上淋巴结。

(2) 结肠上淋巴结：离肠壁最近，位于结肠壁的浆膜下，亦有人认为存在肠脂垂内，淋巴结体积很小。

(3) 结肠旁淋巴结：收集结肠上淋巴结的淋巴，沿结肠动脉弓及其分支周围排列，是结肠癌转移的第1站。

(4) 中间结肠淋巴结：沿各结肠动脉分支排列，其淋巴液汇入各主结肠淋巴结。

(5) 主结肠淋巴结：分布于各结肠动脉的根部和肠系膜上、下动脉根部，分为回结肠淋巴结、右结肠淋巴结、左结肠淋巴结、乙状结肠淋巴结，各主结肠淋巴结分别收纳该动脉分布区的淋巴管，其输出管分别汇入肠系膜上、下淋巴结。

1) 肠系膜上淋巴结：位于肠系膜上动脉根部，100~200个，接受肠系膜淋巴结、回结肠淋巴结、右结肠淋巴结、中结肠淋巴结的输出管，收纳十二指肠下半部到横结肠脾曲以前的消化管的淋巴，其输出管参与组成肠干。

2) 肠系膜下淋巴结：位于肠系膜下动脉根部，通常接受左结肠淋巴结、乙状结肠淋巴结和直肠旁淋巴结的输出管，收纳横结肠左半至直肠上段肠管的淋巴。其输出管形成肠干（图1-3）。

(6) 肠干：肠系膜上下淋巴结与腹腔淋巴结的淋巴输出管汇合成肠干，汇入乳糜池或腰干。

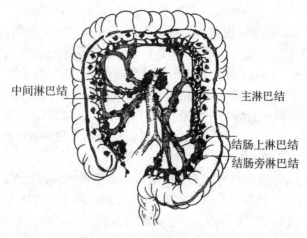

图 1-3 结肠的淋巴回流

（韩　鹏）

第二节　肛管直肠的外科解剖

1. 肛管直肠特异性解剖结构　见图 1-4、图 1-5。

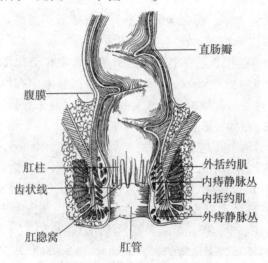

图 1-4 肛管直肠结构及毗邻

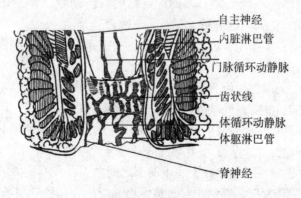

图 1-5 齿状线上下的结构

（1）直肠瓣：乙状结肠移行至直肠逐渐失去结肠的特征，继后直肠腔显著扩大的部分称为直肠壶腹，在壶腹内有2～5条半月形的黏膜皱襞，多为螺旋形半月状，称直肠瓣。因该瓣1830年由Houston首次提出，故又称Houston瓣。直肠瓣由黏膜、环肌和纵肌共同构成，向腔内突入，高1～2cm。最上的直肠瓣位于直肠、乙状结肠交界部，距肛门约11.1cm，位于直肠的左壁或右壁上，偶尔该瓣可环绕肠腔1周。中间的1个又叫Kanlrausch瓣，是3个瓣中最大者。其位置较固定，距肛门8.5～9.6cm，相当于腹膜反折平面，该瓣内部环肌层较发达，位于直肠壶腹稍上方的前后侧壁；最下1个瓣位于中瓣的稍下方，位置最不恒定，一般位于直肠的左侧壁，距肛缘6.19±0.067cm，当直肠充盈时，该瓣常可消失，而排空时则较显著，直肠检查时，可触及此瓣，易误认为新生物。直肠瓣的功能尚未肯定，可能有使粪块回旋下行和使粪块得到支持的作用。

（2）直肠柱：又称Morgagni柱或肛柱。为直肠壶腹内面垂直的黏膜皱襞，有6～10条，长1～2cm，宽0.3～0.6cm，儿童比较明显。直肠柱是肛门括约肌收缩的结果，当直肠扩张时此柱可消失，各柱的黏膜下有直肠上动脉、静脉的分支，柱内静脉扩张时可形成内痔。直肠柱越向下越显著，尤其在左壁、右后和左前壁者最明显。

（3）肛直线：又称Herrnann线，为直肠柱上方的连线，距齿状线上方约1.5cm。

（4）肛瓣：直肠柱下端之间借半月形的黏膜皱襞相连，这些半月形的黏膜皱襞称为肛瓣，有6～10个。肛瓣是比较厚的角化上皮，是原始肛膜的残迹，它没有"瓣"的功能。

（5）肛窦：直肠柱与肛瓣围成的小隐窝称为肛窦，又称Morgagni隐窝，为6～12个，此窦开口向上，窦底有肛门腺的开口，深度一般为0.3～0.5cm，窦内储存有黏液，有润滑排便的作用。由于窦常存有粪屑杂质，85%的人有肛窦发炎。肛窦是胚胎发育中直肠套叠的标志，据统计，45%的人此窦较深大，17%的人小而浅，7%的人无此窦。深大者常见于小儿，随着年龄增长，此窦有由下而上逐渐闭锁和消失的趋势。

（6）肛腺：是一独立结构，在胚胎发育早期即已出现，且常在消化道黏膜肌层出现之前即深藏在肌层的原基内，故而又称肛管肌内腺。Kratzer等认为，多数肛腺集中在肛管后部，两侧较少，前部缺如，因而临床所见肛瘘多位于肛管后部。周良献认为肛腺向外穿内括约肌，最远可达内括约肌与联合纵肌交界处，未发现向更远的方向延伸，肛腺可超越齿状线与肠腺并存。陈庆兰等报道，肛腺主要位于齿状线附近，分布于黏膜下层内，部分超越齿状线。

（7）齿状线：肛管与直肠黏膜相结合处，有1条锯齿状的线，叫作齿状线或梳状线。该线是胚胎期原始直肠的内胚叶与原始肛门的外胚叶交接的地方，在临床上有重要意义。

1）齿状线是固有肛管和直肠的交界线，线以上直肠覆有复层立方上皮，所发生的肿瘤常为腺瘤或腺癌；线以下肛管覆有复层扁平上皮，所发生的肿瘤常为鳞状上皮癌。

2）齿状线以上的动脉来自肠系膜下动脉的直肠上动脉（痔上动脉）和来自髂内动脉的直肠下动脉（痔中动脉）。静脉为痔内静脉丛，汇集成直肠上静脉（痔上静脉），属门静脉系；直肠下静脉（痔中静脉）入髂内静脉。齿状线以下的动脉为来自阴部内动脉的肛门动脉（痔下动脉）。静脉为直肠下静脉丛，经肛门静脉（痔下静脉）注入髂内静脉，最后入下腔静脉。

3）齿状线以上的神经是自主神经，没有明显痛觉，故手术时是无痛区；齿状线以下的神经是脊神经，痛觉敏感，手术时是痛区。

4）一般认为齿状线以上的淋巴管沿直肠上血管达肠系膜下淋巴结，或向侧方沿直肠下血管注入髂内淋巴结。齿状线以下的淋巴管经大腿根汇入腹股沟淋巴结。但近年来有人认为，齿状线上下的淋巴管亦存在交通。王云祥等的淋巴管注射研究表明：齿状线上方的黏膜层及黏膜下层毛细淋巴管可与齿状线下方的浅深层毛细淋巴管网相交通。从肛管下部注入普鲁士蓝氯仿溶液，也可见毛细淋巴管越过齿状线，与齿状线上方的毛细淋巴管网相通，在上、下两部之间并不存在明显界限。

5）齿状线是排便反射的诱发区，感觉非常敏感。当粪便由直肠到达肛管后，齿状线区的神经末梢感受器受到刺激，反射性地引起内、外括约肌的舒张和肛提肌收缩，使肛管张开，粪便排出（图1-6）。

（8）肛乳头：一般把肛管与直肠柱相接区隆起的小圆锥体或三角形的小隆起称为肛乳头。肛乳头的表面被盖的光滑的乳白色或淡红色皮肤，沿齿状线排列，多为1~4个。有肛乳头者约为28%，多数人无此结构，乳头肥大者多并有隐窝炎。

（9）括约肌间沟：又称Hihon白线，距肛缘约1cm，为内括约肌下缘与外括约肌皮下部的交界处。Ewing（1954年）等认为无此线，而三枝纯郎（1965年）提出此线的存在与人种有关，白种人清楚易认，黄、黑种人则不存在。

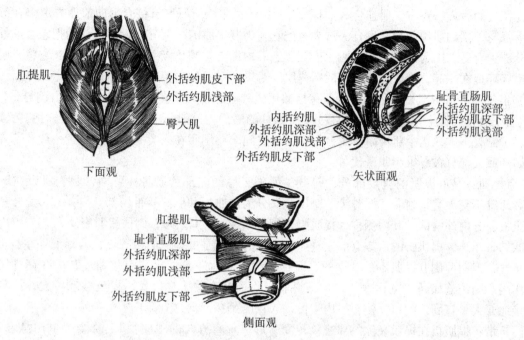

图1-6 肛门内外括约肌及肛管直肠环

（10）栉膜带：1879年Dure将肛管上皮分为3部：皮肤、中间带和栉膜带。中间带是皮肤和黏膜过渡区，皮薄致密，色白光滑，对照上端的肛柱和齿状线似梳带，故被Strond（1895年）命名为梳状区，又称栉膜带，Miel等认为此带是一种痛性的纤维组织环状带。近年来有人认为此带并不存在，而是痉挛的内括约肌下缘。张东铭等报道栉膜带是正常的纤维肌性环，与内括约肌结合较松，高0.65±0.01cm，厚0.12±0.002cm，其功能同内括约肌一样重要。

2. 肛门直肠部肌肉　肛门直肠的肌肉对肛门直肠的生理功能有重要作用，研究这些肌肉的解剖结构及功能，对肛肠肿瘤的手术处理，尤其在保肛手术和肛门重建手术时，具有重要意义。这些肌肉可分为4群，即肛门内括约肌、肛门外括约肌、肛提肌和联合纵肌。

（1）肛门内括约肌：是直肠环形平滑肌延续到肛管部增厚变宽而成，受自主神经支配，上起肛直环平面，下至括约肌间沟，包绕肛管上部2/3部，高1.72±0.01cm，厚0.48±0.004cm。下缘距齿状线下0.79±0.01cm、肛缘上0.9±0.01cm。肌束呈椭圆形，乳白色，连续重叠排列如覆瓦状。上部纤维斜向内下，中部呈水平，下部稍斜向上。在最肥厚的下端形成1条环形游离缘。内括约肌的主要作用是控制排便，在非排便时可长时间维持收缩状态而不疲劳；对维持肛门直肠的静息压起重要作用。当直肠内粪便达到一定量时，通过直肠内的压力感受器和齿状线区的排便感受器，反射性引起内括约肌舒张排出粪便。

（2）肛门外括约肌：分为皮下部、浅部和深部3部分。

1）皮下部：在肛门缘的皮下。为环形肌束，围绕肛管下端，不附于尾骨，位于肛门内括约肌的外下方，其上缘与内括约肌的下缘相接，肌束呈椭圆形，平均高度为0.64±0.02cm，平均厚度为0.95±0.008cm。

2）浅部：在皮下部与深部之间，为椭圆形肌束，起于尾骨，分为两束，在肛门内括约肌之外环绕肛管，在肛管前方又合二为一止于会阴体。

3）深部：在浅部的上方，也是环形肌，为圆形肌束，与浅部无明显的界限，不附于尾骨。

近年来不少学者认为外括约肌分3层者仅占少数（28%），多数人外括约肌浅部和深部不易分清，常合为1层。应分为浅、深2层，即皮下部为1层，浅深两部为1层。此2层肌肉与耻骨直肠肌共同组成肛门外括约肌的三肌襻系统，对控制排便起重要作用。

（3）耻骨直肠肌：起于两侧耻骨下支背面及其邻近筋膜，向后方绕过阴道或前列腺的外侧，于肛管直肠连接处的后方，左右二肌连合成"U"形，像一吊带将直肠肛管结合部向前上方牵引，形成直肠角，其下缘与外括约肌深面紧密融合。过去，把它列为肛提肌的一部分，近年来认为把它看成外括约肌的一部分更为合适。因为该肌与肛提肌无论在形态、神经支配和功能上皆有明显区别，它将直肠颈、尿道、阴道等环抱在一起，构成这些器官的括约肌，对维持肛门的自控起关键作用。

（4）肛提肌和肛提肌复合体：肛提肌包括髂尾肌和耻尾肌，后者又分为提肌板和肛门悬带两部。

1）髂尾肌：起自坐骨棘和盆筋膜腱弓（白线）的后部，其前部肌束在肛尾缝处与对侧相续，后部肌束附着于骶骨下端，正中肌束附着于肛门和尾骨之间。髂尾肌在人类是退化器官，一般较薄弱，甚至完全缺如，或大部分被纤维组织所代替。

2）耻尾肌：是肛提肌的重要部分，起自盆筋膜腱弓的前部和耻骨体背面，两侧肌束在肛尾缝交叉，少数纤维不交叉直接附着于尾骨尖。耻尾肌又分为提肌板和肛门悬带两部。

提肌板：分内外两部，其内侧称为提肌脚，脚的内缘呈"U"形，圈成提肌裂隙，并与隙内的直肠颈借裂隙韧带相连，提肌脚的后方有肛尾缝。以往认为该缝是肛提肌的附着点，实际上是左右提肌腱纤维的交叉线，因而两侧肛提肌不是独立的，而是呈"二腹肌"样，可同时收缩。肛尾缝在排便活动中起重要作用。因该缝如同"宽聚带"一样，提肌脚收缩时，它变窄拉长，提肌裂隙扩大，拉紧裂隙韧带，间接地开大了直肠颈内口，使直肠内粪便进入直肠颈。

肛门悬带：提肌板在提肌裂隙的周缘急转而下形成垂直方向的"肌袖"，称为"肛门悬带"，它绕直肠颈和固有肛管，下端穿外括约肌皮下部，附着于肛周皮肤。提肌板收缩时，悬带相应地向外上方退缩、上提并扩大直肠颈和固有肛管；外括约肌皮下部被拉至内括约肌下端的外侧，肛门张开，以利排便。

提肌脚、肛门悬带、提肌裂隙和裂隙韧带等总称为肛提肌复合体，有固定肛管的作用。肛门悬带固定直肠颈于垂直位，而裂隙韧带从水平方向给予支持，当用力排便时，提肌板收缩，裂隙韧带紧张，密闭了提肌裂隙，防止腹内压的增高。但在慢性腹内压增加并超过了上述结构的负荷极限时，将会导致肛尾缝过度伸展，提肌裂隙扩大，提肌板下塌。裂隙韧带松弛以及肛门悬带断裂，肛管因失去了支持而发生脱垂。

（5）联合纵肌：可分为内、中、外3层。内层属平滑肌，是直肠纵行平滑肌的直接延续；外层与中间层属横纹肌，分别来自提肌板和外括约肌尖顶襻向下的延续延伸部分，联合纵肌的下端在内括约肌下缘水平移行于中央腱，由此分出三束纤维隔，向内止于肛管皮肤，向外进入坐骨直肠窝。向下穿外括约肌基底襻分散交叉形成皱皮肌，止于肛周皮肤。

联合纵肌的中间层即肛门悬带，内层是直肠纵肌的延续，故排便时二者均有缩短和扩大肛管的作用，由于纵肌的收缩将肛管向外上方牵引，因此粪块下降时有抗脱垂的作用。

3. **肛管结缔组织系统** 联合纵肌的主要成分除横纹肌和平滑肌外，还有大量的弹性纤维。在齿状线平面以上是以平滑肌和横纹肌为主，由齿状线向下此两种纤维逐渐减少，至内括约肌下缘平面以下，除少量纤维仍为平滑肌外，绝大部分为结缔组织纤维所代替。肛管各部结缔组织系统以联合纵肌为核心，在其下行过程中，分裂出许多纤维束，沿各个方向穿插于肛管周围组织内。

（1）外括约肌结缔组织：肛提肌以下，联合纵肌纤维立刻分支并穿入耻骨直肠肌与外括约肌内，分割、穿插和缠绕肌纤维形成复杂的结缔组织网。有些纤维密集成板层状，可将外括约肌分割成数层或大的肌束，有些纤维包绕肌的外面形成肌鞘。在结缔组织网孔内，均有一条肌纤维居于其中，肌纤维的肌内衣和肌外衣与网壁交织粘着，在形态功能上形成一个整体，结缔组织网主要由胶原纤维组成，但也含有弹性纤维。网的上部与盆膈下筋膜相连，但无纤维穿入肛提肌，这是外括约肌与肛提肌二者之间的重要组织学差异。网的内侧附着于联合纵肌，据统计，由联合纵肌发至外括约肌网的分支数为 6~16 支，平均 10 支，多半居外括约肌的下半。网的外侧纤维延伸至坐骨直肠窝的脂肪组织内，止于盆膈下筋膜和窝的外侧壁，最下部纤维部分经内、外括约肌下端之间与皮下结缔组织纤维相连。部分穿外括约肌皮下部止于肛周皮肤。

（2）内括约肌结缔组织：联合纵肌内侧分出约 13 支纤维束，经内括约肌上部穿入肌内，将内括约肌分割成若干肌束，形成肌束间隙，由肌束间隙再分出大量弹性纤维呈放射状穿入肌束内，每 1 根肌纤维均与弹性纤维相粘着，换言之，即有收缩力的肌纤维借助于无收缩力的结缔组织附着于联合纵肌。联合纵肌的上部纤维穿经内括约肌进入黏膜下层，而最下部纤维呈"U"形绕内括约肌进入黏膜下端，逆行进入黏膜下层，"U"形束的底部止于肛门肌间隔，其上行束到达齿状线以上便逐渐变薄，至内括约肌上端平面则完全消散。

（3）黏膜下结缔组织：位于肛管黏膜（包括栉膜）与内括约肌之间，包括支持性结缔组织与稳定性结缔组织两种。前者指黏膜下层的固有成分，后者指联合纵肌穿内括约肌进入黏膜下层纤维，在内括约肌的内侧面，形成一层有胶原纤维、弹性纤维与平滑肌纤维相混合的纤维肌性组织，通常为肛门黏膜下肌，亦名肛管肌或 Treitz 肌。

肛门黏膜下肌主要来自联合纵肌穿经内括约肌的结合纤维及其绕内括约肌下端的逆行纤维，也有内括约肌及直肠环肌的迷离纤维参加。是否有黏膜肌层参加意见尚不一致。

肛门黏膜下肌的形状大致可分为 4 型：①棒状型：由内括约肌上部分出较大的纤维束，沿内括约肌内侧下行。②三角型：由内括约肌上部分出时较细，至下端肌束增宽呈三角形。③纺锤型：出内括约肌处较细，中间粗，下部又变细，呈纺锤形。④呈线状下行。上述各型中，棒状型较少见，其他 3 型出现率相同。

肛门黏膜下肌长度平均 14.8cm，宽度平均 1.2mm，均随年龄增长而逐渐增厚，20 岁以后即趋稳定。其分布方式有 4 种：①呈网状缠绕内痔血管；构成痔静脉丛的支架。②绕内括约肌端或穿其最下部肌束与联合纵肌再次连合。③部分来自联合纵肌的纤维穿内括约肌直接附着于齿状线以下的栉膜区皮肤。④终末部纤维沿内、外括约肌内侧下行，附着于肛周皮下，或穿入内括约肌下部肌束间，或穿入外括约肌下部肌束间形成网状，附着于肛周皮肤。

（4）皮下结缔组织：肛周皮肤与外括约肌皮下部之间有联合纵肌的终末部纤维，通常称为肛门皱皮肌。最早"皱皮肌"这一名称由 Ellis（1873 年）提出，1949 年 Wilde 否认此处有平滑肌的存在，经组织学证实，Ellis 所见的苍白色纤维不是平滑肌而是弹性纤维，1955 年 Goligher 提出黏膜下肌的平滑肌纤维向下延伸构成皱皮肌，但未得到组织学的证实。

Stephens 否认肛门皱皮肌的存在，关于肛门皮肤为何会皱缩，他设想是由于肛提肌向上牵拉联合纵肌的终末部分，加上外括约肌皮下部分的张力，二者联合作用的结果。

（5）坐骨直肠窝结缔组织：来自联合纵肌穿经外括约肌的纤维，在窝内形成网状，将脂肪组织分割包围，固定于盆膈下筋膜、骨盆侧壁以及肛周皮肤。

肛门部的结缔组织系统作为肛管的"骨骼"系统对控制排便、固定肛管等发挥重要作用，亦与某些疾病的发生有关。

4. 肛管直肠周围间隙　肛管直肠周围存在数个正常的组织间隙，这些间隙对疾病的发生有重要意义。肛管外科手术时，常需沿这些间隙进行。肛肠肿瘤外科医生熟悉这些组织间隙，对顺利完成手术、减少手术意外及并发症有重要作用。

肛管直肠周围间隙以肛提肌为界，可分为两组，即肛提肌上间隙和肛提肌下间隙。

（1）肛提肌上间隙

1）骨盆直肠间隙：位于上部直肠与骨盆之间的左右两侧，下为肛提肌，上为腹膜，前为膀胱、前列腺或阴道，后为直肠侧韧带，其顶部和内侧是软组织。

2）直肠后间隙：又称骶前间隙，位于直肠上部与骶骨前筋膜之间，下为肛提肌，上为腹膜反折。在直肠癌切除分离直肠后方时，一定要在此间隙内进行，切忌与骶前筋膜分离，以免造成骶前静脉破裂，发生骶前静脉大出血。

3）直肠膀胱间隙：位于直肠与前列腺、精囊腺、膀胱或阴道之间，上界为腹膜，下界为肛提肌。当直肠前壁发生癌肿时，此间隙发生粘连或受侵，分离时易损伤前列腺、精囊腺甚至后尿道，应特别注意。

4）黏膜下间隙：位于肛管黏膜与内括约肌之间，向上与直肠黏膜下层相连，间隙内有黏膜下肌、内痔静脉丛及痔上动脉终末支等，与内痔发生有关，感染后可以形成黏膜下脓肿。

（2）肛提肌下间隙

1）坐骨直肠间隙：位于直肠两侧，上为肛提肌，内为肛管壁，外侧为闭孔内肌及其筋膜，间隙内有脂肪组织和痔下血管通过，其容量约50mL。此间隙与皮下间隙直接交通，还可沿中央腱的纤维隔与中央间隙相通，通过纵肌外侧隔或括约肌间外侧隔或外括约肌浅部肌束间纤维与括约肌间间隙交通。此间隙还可向前延伸至尿生殖膈以上，向后内侧经Courtney间隙与对侧的坐骨直肠间隙相通。

2）肛管后浅间隙：位于肛尾韧带的浅面。

3）肛管前浅间隙：位于会阴体的浅面，与肛管后浅间隙相通。

4）肛管后深间隙：即Courtney间隙，位于肛尾韧带的深面，与两侧坐骨直肠间隙相通。

5）肛管前深间隙：位于会阴体的深面，较肛管后深间隙为小，亦与两侧坐骨直肠间隙相通。

6）皮下间隙：上为外括约肌皮下部，下为肛周皮肤内侧邻肛缘内面，外侧为坐骨直肠窝，间隙内有皱皮肌、外痔静脉丛和脂肪组织。皮下间隙借中央腔的纤维隔向上与中央间隙相通，向内与黏膜下间隙分隔，向外与坐骨直肠间隙直接连续。

7）中央间隙：联合纵肌与外括约肌基底襻之间为中央间隙，内含中央腱。由此间隙向外通坐骨直肠间隙，向内通黏膜下间隙，向下通皮下间隙，向上通括约肌间间隙，由此进而可达骨盆直肠间隙。

8）括约肌间间隙：有4个，位于联合纵肌的三层之间。最内侧间隙借穿内括约肌的纤维与黏膜下间隙交通，最外侧间隙借外括约肌中间襻内经过的纤维与坐骨直肠间隙交通，内层与中间层之间的间隙向上与骨盆直肠间隙直接交通，外层与中间层之间的间隙向外上方与坐骨直肠间隙的上部交通，所有括约肌间间隙向下均汇总入中央间隙（图1-7）。

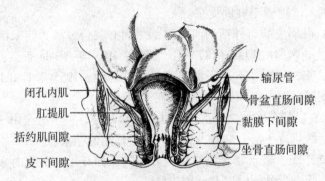

图1-7 肛管直肠周围间隙

5. 肛管、直肠的血管 肛管直肠的血液供应主要来自肠系膜下动脉、髂内动脉和腹主动脉的直接分支。静脉起自痔上静脉丛和痔下静脉丛，分别汇入门静脉与下腔静脉。

（1）肛管、直肠的动脉：主要有直肠上动脉、直肠下动脉、骶正中动脉和肛门动脉4支。

1）直肠上动脉（痔上动脉）：是肠系膜下动脉的终末支，在第3骶骨水平分为左右两支，沿直肠两侧下降，约在直肠中部，每1支动脉支再分数支穿直肠肌层至黏膜下层，在肛柱内下行至齿状线附近，沿途分许多小支，主要供应直肠和齿状线以上的肛管，其毛细血管丛与直肠下动脉、肛门动脉吻合。

2）直肠下动脉（痔中动脉）：是髂内动脉的分支，一般比直肠上动脉细小，左右各1支，由直肠侧韧带进入直肠下段的前壁，主要供应直肠下部的前面、膀胱底和阴道上部。

3）骶中动脉：起自腹主动脉分支部上约1cm处的动脉后壁，沿第4、5腰椎和骶尾骨前面下行，行于腹主动脉、左髂总静脉、骶前神经、痔上血管和直肠后面，某些终末分支可沿肛提肌的肛尾缝下降至肛管和直肠。

4）肛门动脉（痔下动脉）：自髂内动脉的分支阴部内动脉发出，经过坐骨直肠窝时分为数支，主要分布到肛提肌、内括约肌、外括约肌和肛管，也分布至下部直肠（图1-8）。

（2）肛管直肠的静脉

1）痔上丛（痔内丛）：位于齿状线以上肛管、直肠的黏膜下层内，静脉丛在直肠柱内呈囊状膨大并以横支相连，静脉丛汇合成5~6支集合静脉垂直向上，约行8cm的距离，穿出直肠壁形成痔上静脉（直肠上静脉），经肠系膜下静脉入门静脉。

2）痔下丛（痔外丛）：位于齿状线以下的皮下，由肛管内壁静脉、肛周静脉、直肠壁外静脉汇集而成，沿外括约肌外缘连成1个边缘静脉干。痔外丛在直肠柱下端与痔内丛吻合，吻合的横支形成静脉环称痔环。下丛的上部入直肠上静脉，下部经直肠下静脉入髂内静脉。肛管皮下的肛管静脉丛，经阴部内静脉汇入髂内静脉（图1-9）。

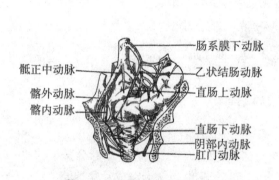

图1-8 肛管直肠动脉分布

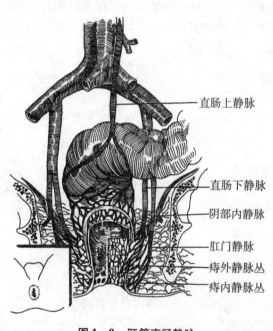

图1-9 肛管直肠静脉

6. 肛管直肠的淋巴引流 如下所述。

（1）肛管直肠的器官内淋巴管

1）黏膜层：有人认为在直肠黏膜层固有膜的深部，于腺底与黏膜肌之间，存有1层毛细淋巴管网，但王云祥等认为此淋巴管网并不存在，临床上原位癌很少有淋巴转移，亦说明黏膜内的淋巴管并不丰富。

2）黏膜下层：淋巴较丰富，毛细淋巴管网位于黏膜肌的直下方，注入黏膜下层淋巴结，黏膜下层淋巴管吻合成丛。该丛多位于黏膜下层毛细淋巴管网的深部，由该丛发出集合淋巴管，穿过肌层走向局部淋巴结，所以癌组织一旦侵及黏膜下层，淋巴转移的概率将大大增加。

3）肌层：在直肠的纵肌和环形肌层的肌纤维束之间，可见毛细淋巴管，在纵、环肌层之间的结缔组织内尚存有一层毛细淋巴网。肌层毛细淋巴管发出的淋巴管一部分汇入通过肌层的黏膜下层淋巴管，其余的直接注入器官外局部淋巴结。

4）直肠齿状线上、下方淋巴管间的联系：多数研究认为齿状线上、下方的淋巴管可相互交通，在齿状线处并不存在界限。临床观察，齿状线上方近齿状线处发生癌肿时，可出现腹股沟浅淋巴结转移，因此对过去以齿状线划分淋巴引流方向的观点现已受到怀疑。

(2) 肛管直肠的淋巴流向

1) 肛提肌以上直肠壶腹部的集合淋巴管沿直肠上动脉走行，注入沿该动脉分支处及其分支排列的直肠旁淋巴结，这是直肠最重要的淋巴通路，直肠癌转移也以此部最多。直肠旁淋巴结的输出管汇入直肠上动脉旁淋巴结，后者再汇入肠系膜下淋巴结，有时直肠壁集合淋巴管与直肠上动脉旁淋巴结或肠系膜下淋巴结之间可存在直接通路，这是肿瘤跳跃性转移的原因。

2) 与肛提肌相邻的肠管的淋巴管沿肛提肌表面走行汇入相应水平的直肠下动脉旁淋巴结，或向前沿盆壁汇入闭孔淋巴结，再汇入髂内淋巴结。关于淋巴管是否穿过肛提肌有不同看法，有人认为可穿过肛提肌，但Elair Best等对此持否定态度。

3) 肛提肌以下、肛管黏膜部的淋巴管沿肛门动脉过坐骨直肠窝，汇入沿阴部内动脉根部的臀下淋巴结，再汇入髂内或髂总淋巴结。

4) 肛门周围皮肤及肛管皮肤部的淋巴管，向前经过会阴及大腿内侧的皮下组织，汇入腹股沟淋巴结，多数注入腹股沟浅淋巴结下群的内侧部，即进入位于大隐静脉末端内侧的淋巴结，一部分至上群的内侧部，腹股沟浅淋巴结的输出淋巴管多汇入髂外淋巴结，一部分注入腹股沟深淋巴结，少数注入闭孔淋巴结（图1-10）。

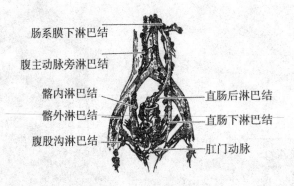

图1-10 肛管直肠淋巴回流

7. 肛管、直肠神经 如下所述。

(1) 直肠神经：直肠由自主神经支配。交感神经来自骶前神经丛，该丛在主动脉分叉下前方，于直肠深筋膜之外分为左右两支，向下与骶部副交感神经会合，于直肠侧韧带两旁组成骨盆神经丛。交感神经兴奋，抑制直肠蠕动，减少腺体分泌，使内括约肌收缩，控制排便。副交感神经来自$S_{2\sim4}$神经，兴奋时增强直肠蠕动，使腺体分泌增加，肛门内括约肌松弛，排出气体和粪便。另外，副交感神经中还含有一种对排便反射和意识控制排便的感觉神经纤维，可感知直肠被粪便充满或空气膨胀的胀满和排便的紧迫感。

(2) 肛管神经：肛管的神经从性质上可分为内脏神经和躯体神经两类。

1) 肛管和肛周皮肤的交感神经：主要是骶前神经和交感干上的骶部神经以及尾神经节发出的纤维，分布于肛周皮肤内的腺体和血管。交感神经的作用是抑制肠蠕动和收缩内括约肌，故骶前神经被认为是内括约肌的运动神经。

肛管的副交感神经是由直肠壁内肠肛神经丛延续而来，形成联合纵肌神经丛，分布于肛周皮肤。黏膜下神经丛与肛周皮肤的神经丛连接，分布于肛周皮内汗腺、皮脂腺和大汗腺。副交感神经的作用是增加肠蠕动，促进分泌，并开放内括约肌。

2) 躯体神经（脊神经）：肛管的躯体神经有以下来源：①来自阴部神经发出的肛门神经，该神经由$S_{2\sim4}$后支组成，与肛门血管伴行，通过坐骨直肠窝，分布于肛提肌外括约肌以及肛管皮肤部和肛周皮肤。肛门神经是外括约肌的主要运动神经，损伤后会引起肛门失禁。②阴部神经发出的括约肌前支。③会阴神经的肛门支。④由S_5与C_0合成的肛门尾骨神经。⑤股后神经的长会阴支等。对粪便的控制是通过躯体神经来完成的，但这种控制是有一定限度的。躯体神经与内脏神经之间存在着内在的联系，直肠肛管的生理反射需要两种神经的协同作用完成，任何一种神经遭到破坏均可引起肛门直肠的功能紊乱。

（韩 鹏）

第三节 与肛肠手术有关的毗邻脏器解剖

肛肠肿瘤在发生发展过程中，常累及肛肠邻近的器官或组织，在行手术治疗时，常需对有关脏器进行解剖或切除，不适当的操作也常能造成邻近器官的损伤。因此，了解有关脏器的解剖是必要的。

1. 盆壁与盆底　如下所述。

(1) 骨盆的组成：骨盆后壁由骶骨、尾骨组成，两侧壁为左、右髂骨及坐骨，前壁为耻骨及耻骨联合。各骨壁借关节、韧带和软骨连接而成骨盆。

骶骨岬、骶翼前缘、弓状线、耻骨梳、耻骨嵴及耻骨联合上缘共同围成骨盆界线，界线以上为大骨盆，以下为小骨盆。小骨盆的上口即骨盆界线，近似圆形，下口略呈菱形，由耻骨弓、坐骨结节、骶结节韧带和尾骨围成。骨性盆腔为一短而弯向前的骨腔，后壁由骶尾骨、骶尾关节连接而成，侧壁为髂骨、坐骨、骶结节韧带与骶棘韧带。后二韧带与坐骨大、小切迹围成坐骨大、小孔，通向臀部及会阴部的肌腱、神经及血管经二孔出入盆腔。大孔的前方为闭孔，闭孔动、静脉与神经经闭孔管走向股部。前壁为耻骨联合及耻骨。盆腔内容物有脏器及其血管、淋巴及神经。

男女骨盆有一定差异，男性骨盆狭长，髂翼趋于垂直，骶骨长窄、弯曲度大，小骨盆上口呈尖向前的心形，盆腔漏斗形。耻骨下角呈锐角（70°~75°）。女性骨盆较宽短，骨翼接近水平，骶骨短宽，弯曲度小。小骨盆上口接近圆形，骨盆腔短而宽，呈桶状，耻骨下角呈钝角，为 90°~100°（图 1-11）。

(2) 盆壁的肌肉：髂腰肌位于髂窝内。闭孔内肌及其筋膜形成侧壁的前份，其上缘参与形成闭膜管。梨状肌形成后壁，起自骶骨前面，肌纤维分别走向外侧，经坐骨大孔出盆，到达臀部止于股骨大转子尖端。该肌穿经坐骨大孔时，肌的上、下缘各留有空隙，称梨状肌上、下孔，孔内有血管、神经穿过。

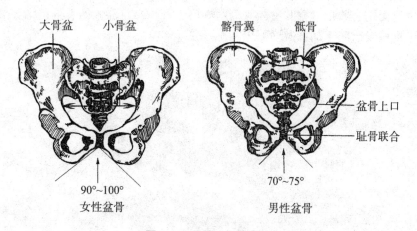

图 1-11　男、女性骨盆

(3) 盆膈：又称盆底，盆膈肌为肛提肌与尾骨肌。其上、下两面各有一层筋膜，分别称为盆膈上、下筋膜。盆膈是盆腔与会阴的分界，其前份有盆膈裂孔，在男性有尿道通过，女性有尿道及阴道通过。盆膈裂孔的三角区较薄弱，其浅层有筋膜与肌肉加强称尿生殖膈。盆膈有承托盆内脏器的作用，并与排便、分娩功能有关。

肛提肌扁薄，左、右连合成漏斗状，按其纤维起止由前向后排列，可分为耻骨阴道肌（前列腺提肌）、耻骨直肠肌、耻骨肌、髂尾肌四部分。

耻骨阴道肌（男性前列腺提肌）起于耻骨盆面、肛提肌腱弓前份，肌纤维沿尿道和阴道两侧走行，与尿道壁的肌层及阴道壁肌层交织，协助缩小阴道口，男性此肌纤维沿前列腺两侧止于会阴中心腱，支持前列腺尖，又称前列腺提肌。

耻骨直肠肌、耻骨肌、髂尾肌前已叙述。尾骨肌起自坐骨棘，止于尾骨下部两侧，此肌与肛提肌共同封闭骨盆下口。

(4) 盆筋膜：可分盆壁、盆脏两层。

1) 盆壁筋膜：覆盖于骨盆前侧、后壁及闭孔内肌和梨状肌的盆面。向下至盆底与盆膈上筋膜相续，并于耻骨联合后面至坐骨棘间连线的平面增厚形成盆筋膜弓（肛提肌腱弓）。

2) 盆脏筋膜：是包绕盆腔各脏器周围的结缔组织，其中有通向脏器的血管、神经，形成这些结构的筋膜和韧带，例如前列腺筋膜（囊）、直肠筋膜等。盆脏筋膜增厚形成韧带，支持各脏器，如男性的耻骨前列腺韧带、膀胱外侧韧带，女性的耻骨膀胱韧带、子宫主韧带、子宫骶韧带等。盆腔筋膜向下与盆膈上筋膜相移行，男性形成直肠膀胱膈、女性形成直肠阴道隔等。

(5) 盆部的血管、淋巴及神经

1) 左、右髂总动脉：主动脉腹部于第4～5腰椎间高度的左前方分成左、右髂总动脉，沿腰大肌的内侧斜向外下，至骶髂关节前方分为髂内、外动脉。动脉后方为左、右髂总静脉。因此，左髂总动脉起始部位于左髂总静脉末段的前方，髂总动脉内、外侧及前面均有淋巴结分布，称髂总淋巴结。

2) 髂外动脉：沿腰大肌内侧下行，穿血管腔隙至股部，其起始部前方有输尿管跨过，其外侧在男性有睾丸动静脉及生殖股神经与之伴行，至其末段前方有输精管越过，在女性有卵巢血管自下向上跨越其起始部，子宫圆韧带斜越其末段的前上方。

髂外动脉分支至腰大肌，近腹股沟韧带处发出腹壁下动脉和旋髂深动脉，后者向外上后贴髂窝走行，分支至髂肌和髂骨。髂外动脉两侧有数个淋巴结，称为髂外淋巴结，其输出管向上汇入髂总淋巴结。

3) 髂内动脉：沿小骨盆后侧壁，于盆腔筋膜走行，至坐骨大孔上缘分成前后二干，按其分布区域可分为壁支与脏支。①壁支：包括闭孔动脉、髂腰动脉、髂外侧动脉和臀上、下动脉。闭孔动脉下方有伴行的同名静脉，其上方有闭孔神经，三者沿盆侧壁进入闭膜管。异常的闭孔动脉可来自髂外动脉或腹壁下动脉，经股环的内侧及腔隙韧带的深面，向下进入闭膜管，壁支营养臀部及股体侧肌群。沿髂内血管两侧排列有髂内淋巴结，收纳盆壁和盆腔脏器的淋巴，其输出管注入髂总淋巴结。②脏支：包括子宫动脉，膀胱上、下动脉，直肠下动脉及阴部内动脉（图1-12）。

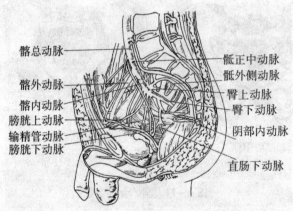

图1-12 盆腔内动脉

盆内脏器周围的静脉互相吻合成丛，与同名动脉伴行最终汇入髂内静脉。骶正中动脉旁有骶淋巴结，其输出管流入髂总淋巴结

4) 盆部神经：①骶神经丛：位于盆后壁，紧贴梨状肌前面，其分支出梨状肌上、下孔，分布至臀部、会阴和下肢。②骶交感干：由腰交感干延续而来，沿骶骨前下行至尾骨前面，左、右交感干汇合。每条骶交感干上有3～4个神经节，节后纤维参与构成下腹下丛（盆丛）。③上腹下丛：又名骶前神经，位于第5腰椎及第1骶椎上部前面正中的单一结构，上与腹主动脉丛相续，下行平第3骶椎分为左、右二丛，称为下腹下丛。④下腹下丛：位于直肠两侧，由骶交感神经的节后纤维及骶部副交感的内脏神经共同组成，盆丛发出纤维沿血管分布至盆腔脏器（图1-13）。

2. 膀胱 如下所述。

(1) 膀胱的位置与毗邻：膀胱位于盆腔前部、耻骨联合及左右耻骨支的后方。容量300～500mL，空虚时完全位于小骨盆内，充盈时可膨胀并上升至耻骨联合上缘以上。儿童膀胱位置较高。

膀胱与耻骨之间有一间隙，间隙中有静脉丛及疏松结缔组织，膀胱下外侧面邻近肛提肌、闭孔内肌及其筋膜间的疏松结缔组织，称膀胱旁组织。其中有同侧输尿管、输精管壶腹穿行。后方为直肠，其间有直肠膀胱膈。女性膀胱后面为子宫颈及阴道前壁，其间有阴道膀胱膈，膀胱上面与肠襻相邻，女性则与子宫相邻，膀胱空虚时为腹膜后器官，充盈时可成为腹膜间器官。膀胱前壁可高出耻骨联合内缘以上，故膀胱手术的腹膜外入路即经此处。

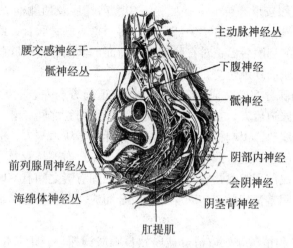

图1-13 盆腔内脏神经丛

(2) 膀胱内面观：膀胱在空虚时，其黏膜呈现许多皱襞，唯其底部有一三角形的平滑区，称三角。三角的两侧角即为左、右输尿管口，两口之间有输尿管间襞。三角的前下角是尿道内口。膀胱三角是膀胱镜检时的重要标志。

(3) 膀胱的血管、淋巴及神经：膀胱上动脉发自脐动脉，向内下方走行，分支至膀胱上部及中部。膀胱下动脉起自髂内动脉，行于闭孔动脉的后下方，继则转向内。分支至膀胱底、精囊腺、前列腺及输尿管盆部下份等处。膀胱的静脉于膀胱及前列腺的两侧，形成膀胱前列腺静脉丛，最后汇集成与动脉同名的静脉流入髂内静脉。

膀胱的淋巴管则沿血管汇入髂内淋巴结，有的流入髂外淋巴结。

膀胱的交感神经来自$T_{11\sim12}$节、$L_{1\sim2}$节，经盆丛行走随血管至膀胱，使膀胱平滑肌松弛、尿道内括约肌收缩而储尿。副交感神经来自$S_{3\sim4}$脊神经前支，其纤维随血管至膀胱，使膀胱平滑肌收缩、尿道内括约肌松弛而排尿。

3. 输尿管的走行与毗邻 输尿管是一对细长的管道，呈扁圆柱状，左右各一，长20～30cm，起自肾盂，终于膀胱。左右输尿管大致相等，其管径平均为0.5～0.7cm。输尿管全长可分为腹部、盆部和壁内部，腹部与盆部以骨盆上口为界。

(1) 输尿管腹部：位于腹膜后方，沿腰大肌前面下降。输尿管在男性与精索内血管、在女性与卵巢血管呈锐角交叉，继续下降达小骨盆上口，一般左侧输尿管经左髂总动脉末端的前方，右侧输尿管则经髂外动脉起始部的前方进入盆腔。

(2) 输尿管盆部：此段输尿管男性与女性、左侧与右侧均有所不同。在骨盆入口处上方，输尿管居内侧，睾丸（卵巢）动静脉位于外侧。在骨盆入口处，右侧输尿管越过右髂外动脉起始部的前方，左侧输尿管越过左髂总动脉末端的前方。入盆后，输尿管沿盆侧壁经髂内动、静脉，腰骶干、骶髂关节的前方，经闭孔神经、血管的内侧至坐骨棘附近，再向前内行于膀胱组织内，止于膀胱底。

男性输尿管末段经输精管后方与精囊腺之间抵达膀胱底。女性输尿管，自后向内行经子宫颈侧方和阴道弯侧部的上外方,有子宫动脉横越输尿管之上,二者相距很近。子宫切除手术中处理子宫动脉时,注意勿损伤输尿管。

(3) 膀胱壁内段:输尿管至膀胱底外上角,则斜向内下穿膀胱壁全层,开口于膀胱三角的输尿管口,此段称输尿管的壁内段,长约1.5cm。膀胱充盈时,壁内段被挤压,有阻止膀胱内尿液逆流的作用。

输尿管盆部的血液供应,来自膀胱下动脉的分支,女性则来自子宫动脉的分支,这些分支自外侧缘分布至输尿管。

4. 前列腺 如下所述。

(1) 位置与毗邻:前列腺按形态可分为一底、一尖、前、后及两侧面。底部连接膀胱颈,尿道于底的前份穿入。尖对尿生殖膈上面,尿道于尖部穿出。前面正对耻骨联合,此处耻骨前列腺韧带将前列腺的纤维囊连至耻骨后面,前列腺后面正对直肠壶腹的前面,其间有直肠膀胱膈,直肠指检可触及前列腺。侧面被两侧的前列腺提肌的纤维包绕。

(2) 前列腺分叶:前列腺分5叶。前叶,很小,居尿道前方与左、右叶之间。中叶,又称前列腺峡,呈上宽下窄的楔形,居尿道后方,在左、右叶及左、右射精管之间。老年性前列腺肥大,多为中叶增大,突向尿道内口,压迫尿道,引起排尿困难。左、右叶位于尿道侧方,前叶及中叶的外侧,后叶的前方。侧叶肥大亦能从两侧压迫尿道,致尿潴留,后叶位于左、右射精管及中叶的后方。

盆脏筋膜包绕前列腺形成前列腺囊,它与前列腺表面的固有囊之间有一间隙,其内含有丰富的静脉丛,称前列腺静脉丛。系由阴茎背静脉与前列腺静脉汇合而成。前列腺静脉丛与膀胱静脉丛沿膀胱侧韧带走行,注入髂内静脉。

5. 输精管盆段、射精管和精囊腺 输精管盆段始自腹股沟深环,于腹壁下动脉外后方。同时跨过髂外动、静脉入小骨盆。沿其外侧壁至膀胱后面,行于输尿管上方,其终末膨大为输精管壶腹,壶腹的末端细小,向下与精囊腺排泄管汇在射精管,长约2cm,向前下穿经前列腺中叶与后叶之间,分别开口于精阜的前列腺小囊两侧。

精囊腺为一对迂曲分枝状的腺体,位于前列腺上方输精管壶腹的外侧,膀胱底与直肠之间。直肠指检时,隔着直肠前壁,于前列腺上缘可扪及斜向两侧的精囊腺。

6. 子宫及其附件 如下所述。

(1) 位置和毗邻:子宫呈前后略扁的倒置梨形,上宽下窄,分为底、体、峡、颈四部。上端钝圆隆起,两侧输卵管以上的子宫部分为底。下端窄细呈圆柱状为颈,颈又分为阴道上部与阴道部。颈与底之间的最大部为体。体与颈之间的缩窄部为峡部。峡部随妊娠期逐渐扩展,临产时延展显著,形成子宫下段。剖宫产时,常在此段切开取胎。

子宫腔可分为体腔、峡管、颈管三部,体腔呈倒三角形,表面平滑,腔底的两侧角通向两侧输卵管的子宫口,腔的下角移行于峡管,为漏斗状短管,上口名峡管内口或子宫内口,下口名峡管外口,通向颈管即是颈管内口。颈管呈梭状,上口经峡管通子宫腔,下口名颈管外口,即子宫口。处女子宫口呈圆形,经产妇的子宫口则呈不整齐的横裂口。子宫口的前缘称前唇,后缘称后唇。

成年女性的子宫长7~8cm,宽3.5~4cm,厚2~2.5cm,子宫颈长约2.5cm,子宫峡长6~10cm。多次分娩的子宫各径均有增大。

子宫位于膀胱与直肠之间,其位置可随膀胱与直肠的充盈状态而变化。当人体直立时,子宫底伏于膀胱后上部,子宫颈保持在坐骨棘平面以上,子宫口对着骶、尾骨的方向。子宫的正常位置为轻度前倾前屈。前倾即子宫体轴与阴道相交呈开口向前的直角。子宫体与子宫颈之间的弯曲称前屈,约为170°。子宫前、后面及子宫底均有腹膜遮盖,子宫为腹膜间位器官。

子宫能保持其生理位置,主要依靠肛提肌和子宫诸韧带、尿生殖膈及会阴中心腱等对盆腔脏器的托持功能来维持,这些支持结构受损或松弛时,可以引起子宫脱垂。

子宫的毗邻:子宫的前面为子宫直肠陷凹,隔此窝与膀胱上面相邻。子宫颈阴道上部的前方借疏松结缔组织与膀胱底部相邻。子宫后面为直肠子宫陷凹,宫颈与阴道后穹隔此凹与直肠相邻,阴道穹后部适对凹底，故作直肠肛门指检时，可查知宫颈与宫体下部的情况。宫体两侧有子宫阔韧带附着，内有子宫动、静脉。宫颈两侧，隔侧穹顶的上外方有子宫主韧带。其中距宫颈侧缘约 2cm 是输尿管与子宫动脉的交叉处。临床经阴道输卵管结扎或切除子宫时，应避免损伤输尿管。

(2) 子宫的韧带

1) 子宫阔韧带：覆盖于子宫前、后面的两层腹膜，从子宫两侧向外移行至盆侧壁，构成子宫阔韧带。此韧带呈四边形，上缘为游离缘，内有输卵管；下缘对盆底，前、后腹膜分别移行至子宫膀胱陷凹与子宫直肠陷凹的两侧，此缘夹层中有子宫动、静脉及输尿管；内侧缘对着子宫体的侧缘，其中有子宫动脉并沿此缘迂曲上行；外侧对盆侧壁。外上角与骨盆漏斗韧带（卵巢悬韧带）相续，其内有卵巢血管、淋巴及神经。内上角为输卵管与子宫角相接处，角的前下方，前叶腹膜深面为子宫圆韧带的起始部。阔韧带的后叶腹膜包绕卵巢，经卵巢悬韧带中的卵巢血管于输卵管下缘入卵巢门，此部分腹膜称卵巢系膜（图 1-14）。

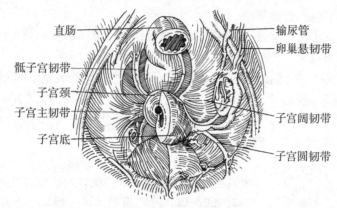

图 1-14　子宫韧带

2) 子宫主韧带：又称子宫阔韧带基底，由子宫颈两侧和阴道穹侧部的结缔组织束向外侧伸展达盆侧壁，下方与盆膈上筋膜相结合。子宫主韧带是保持子宫颈位于坐骨棘平面以上的主要结构。

3) 子宫圆韧带：呈圆索状，由平滑肌纤维及结缔组织构成，长 12～14cm，起自子宫侧角、输卵管子宫段的前下方，位于阔韧带内，沿盆侧壁斜行并转向前方，越过髂外血管上方、腹壁下动脉的外侧，穿腹股沟管出浅环，其纤维分别止于阴阜和大阴唇的浅筋膜。它是维持子宫前倾的主要结构。子宫圆韧带与输卵管之间的阔韧带部分，内有子宫动脉与卵巢动脉的吻合支。

4) 直肠子宫襞：起自子宫颈上部，向后绕过直肠侧面，即子宫直肠陷凹的两侧，相当阴道穹后顶部，襞的深面即子宫骶韧带。

5) 子宫膀胱襞：自膀胱两侧的后方至子宫颈前面。

(3) 子宫的血管、淋巴及神经：子宫动脉自髂内动脉发出，沿盆侧壁向前下内行至阔韧带基底部，在距宫颈侧缘 2cm 处，横越输尿管的前上方，至子宫侧缘迂曲上行，沿途发支进入子宫壁，主干至子宫角处形成终支，即输卵管支和卵巢支。子宫切除术中处理子宫动脉时，应注意邻近的输尿管。卵巢支在阔韧带内与卵巢动脉的分支相吻合。子宫动脉亦分支至圆韧带。子宫动脉与精尿管盆段交叉后即分支至阴道。

子宫静脉组成静脉丛，最后伴同名动脉走行，注入髂内静脉。

子宫底、子宫体上部、输卵管及卵巢的淋巴管随卵巢血管注入髂总淋巴结和左右腰淋巴结。子宫体下部及子宫颈的淋巴，沿盆壁淋巴管注入髂内、外淋巴结。子宫体的一部分淋巴管沿子宫圆韧带注入腹股沟淋巴结。

自主神经的盆丛沿血管壁分布至子宫、子宫颈及阴道上部。

(4) 子宫附件

1) 卵巢：位于阔韧带近盆侧壁部分的后面，输卵管壶腹的后方。卵巢输卵管端与输卵管伞接近，向后上由卵巢悬韧带（又称骨盆漏斗韧带）连至盆侧壁，子宫端以卵巢固有韧带（卵巢子宫索）与同侧子宫角相连。卵巢门以一横向的卵巢系膜与阔韧带相连。卵巢为腹膜内位器官，自然状态下，子宫附件坠入直肠旁凹，卵巢位于髂内、外动脉分叉处的卵巢窝中，其前界为脐动脉索，后界为髂内动脉与输尿管。凹底的腹膜外，自上而下有闭孔静脉、动脉与神经。卵巢动脉在骨盆入口处，跨过髂总血管，向前下方循卵巢悬韧带进入阔韧带，分支经卵巢系膜进入卵巢，左、右卵巢动脉各有 2 条伴行静脉，右侧者注入下腔静脉，左侧者注入左肾静脉。

2) 输卵管：位于子宫阔韧带的上缘，长 8～12cm，起自子宫角，向外侧延伸，沿卵巢门向上绕行，至卵巢输卵管端向后弯曲。以漏斗和伞覆于卵巢游离缘。

输卵管由内向外分为四部：①子宫部：穿行于子宫角壁内，开口于子宫腔，该口称输卵管子宫口。②输卵管峡：此段细直，壁厚，管腔小，输卵管结扎术多在此段施行。③输卵管壶腹：此段弯曲管壁薄，管径大。④输卵管漏斗：呈漏斗状，其开口称输卵管腹腔口。漏斗周缘有许多花瓣样突起，称输卵管伞，其中最长的一个连至卵巢称卵巢伞。

输卵管子宫部和峡部由子宫动脉分支供应，而壶腹与漏斗部由卵巢动脉分支供应，此二动脉互相间有吻合。输卵管的静脉一部分汇入卵巢静脉，一部分汇入子宫静脉。

7. 阴道的毗邻　阴道是有黏膜层的肌性管道，富于伸展性。上端包绕子宫颈阴道部，下端开口于阴道前庭。平时其前、后壁相互贴近，阴道长轴斜向前下，与子宫长轴相交，形成向前的直角。阴道前壁较短，长约 6cm，后壁较长，约为 7.5cm。上端环绕子宫颈，形成一环形较为宽的阴道穹。阴道盆膈和尿生殖膈，大部分位于盆膈以上，小部分位于尿生殖膈以下。

阴道前壁的上部与膀胱颈部及底部相邻，其间的结缔组织为盆筋膜的一部分，称膀胱阴道膈，内有丰富的静脉丛。阴道前壁的中、下部与尿道相邻，其间的结缔组织特别致密，称尿道阴道膈。阴道后壁的上份（后穹），仅有一层腹膜与直肠子宫陷凹相隔，故阴道触诊可于后穹中触知该陷凹中的情况。阴道后壁中份与直肠壶腹部前壁相贴邻，故经肛门指检可触及子宫口。后壁下份与肛管之间有会阴中心腱。阴道穹侧部的外上方，相当于阔韧带及主韧带的组织——子宫颈旁组织，其内有输尿管及子宫动脉穿行。

8. 尿生殖三角　尿生殖三角区的结构层次，由浅入深依次为：皮肤、皮下组织、会阴浅袋、会阴深袋。

（1）会阴浅袋：由会阴浅筋膜（Colles 筋膜）与尿生殖膈下筋膜围成，或称会阴浅间隙。男性会阴浅袋厚 1.5～2.0cm。两侧附着于坐骨和耻骨下支，长约 5cm。后缘于会阴浅横肌处，Colles 筋膜与尿生殖膈下筋膜相愈着，长约 6cm，故会阴浅袋的后方是封闭的，与坐骨直肠间隙相隔，而前方是开放的，经阴茎两侧可达腹壁。尿道球部或尿道海绵体部损伤时，外渗的尿液多储存于此间隙，并可循阴囊内膜深部蔓延至会阴部、阴囊、阴茎，再向上可达下腹部的疏松组织中，进而可发生尿性蜂窝织炎、感染和坏死。

会阴浅袋内，在男性有阴茎海绵体脚，附着于坐骨下支和耻骨下支的边缘，两脚在耻骨联合下结合。尿道海绵体后端尿道球，位于左右阴茎海绵体脚的中间，附着于尿生殖膈下筋膜。在会阴手术中，尿道球是重要标志。女性会阴浅袋内容与男性基本相似，有左右阴蒂脚，两脚之间为前庭球，呈蹄铁状，位于阴道口及尿道口两侧，贴近前庭球后内端，有前庭大腺，腺管向前内方斜行，开口于阴道前庭的阴道口两侧。

1) 肌肉：①球海绵体肌。位于肛门前方，包围尿道球，由对称性的左右两部构成。两部间借尿道球中隔相连接。肌纤维可分为浅、中、深三层，均止于阴茎海绵体侧面及背侧的阴茎筋膜。此肌收缩时可压迫尿道海绵球、尿道球、尿道球腺、阴茎海绵体及阴茎背静脉，以助阴茎勃起，并可缩窄及缩短尿道，帮助排尿或射精，因此又称排尿肌及射精肌。女性的球海绵体肌亦名阴道括约肌，成对，起于会阴中心腱，其中一部分肌纤维为肛门外括约肌的直接连续，沿阴道两侧前进。环绕阴道口，覆盖前庭大腺、前庭球及阴蒂海绵体表面，抵止于阴蒂海绵体白膜及其周围的纤维组织，此肌收缩时，可压迫前庭球，使阴道口缩小；其前部的纤维可压迫阴蒂背静脉，引起阴蒂勃起；还有一部分肌纤维围绕尿道口，具有括约尿道口的作用。②坐骨海绵体肌。成对，以腱和肌纤维起于坐骨结节内面和坐骨、耻骨支、阴茎海绵体肌脚的附着部，向前内侧走行，最后以腱抵止于阴茎海绵体下面及外侧面的白膜，并有一部分腱束达阴茎海绵体背面及两侧面互相交织。此肌收缩时可压迫阴茎海绵体，协助阴茎勃起，故又名阴茎勃起肌。女性此肌比较小，又名阴蒂勃起肌，起于坐骨下支及坐骨结节内面，覆盖阴蒂脚的表面，止于阴蒂脚的侧面和下面。收缩时可压迫阴蒂脚，阻止阴蒂内静脉血的回流，引起阴蒂勃起。③会阴浅横肌。成对，有时一侧或双侧缺如。位于会阴皮下，起于坐骨结节，向内横行止于会阴中心腱。此肌发育与外括约肌关系密切，有时是外括约肌的直接连续。有部分纤维可越过正中线与对侧的会阴浅横肌、球海绵体肌相连续。会阴浅横肌构成会阴浅袋的后界，是分隔肛门、直肠和阴道（或前列腺）的标志，两侧共同收缩时，可固定会阴中心腱。女性该肌的起止、位置及功能与男子类似，但缺少者较男性为多。

2）血管：动脉为来自阴部内动脉的分支——会阴动脉，该动脉穿入会阴浅袋后，立即分成会阴横动脉及阴囊后动脉，分布于球海绵体肌、坐骨海绵体肌、会阴浅横肌以及阴囊的皮肤和内膜。静脉与同名动脉伴行，最后合成阴部内静脉。

3）神经：为阴部神经的分支——会阴神经和阴囊后神经。前者分布于会阴浅横肌、球海绵体肌，穿入会阴深袋支配会阴深横肌、尿道膜部括约肌，并有分支支配肛门外括约肌及肛提肌。

（2）会阴深袋：是尿生殖膈上下筋膜间的一密闭的筋膜袋，又名会阴深间隙或三角韧带。深袋厚约0.5cm，侧缘附着于坐骨及耻骨下支的内侧面，长约5cm，后缘长约7cm。尿生殖膈上下筋膜在此处愈着，形成紧张于两侧坐骨结节之间的会阴横膈，作为肛门三角与尿生殖三角的界限。前缘由尿生殖膈上下筋膜融合形成小而坚固的骨盆横韧带，它与耻骨弓状韧带之间有裂隙，通过阴茎背静脉或阴蒂背静脉。由于深袋各缘是封闭的，故该区发生炎症时，脓液即局限于间隙内。会阴深袋内有男性尿道膜部穿过，在尿道膜部后外侧有1对尿道球腺。

女性由于耻骨弓较宽，并有阴道尿道通过，因而改变了三角韧带的构造。除阴道前方三角韧带比较坚强外，一般较薄弱。有人认为女性三角韧带的后缘不是游离的，而是向后方延伸环绕肛管与外括约肌浅层连续，止于尾骨。所以，三角韧带在女性与其说是三角形不如说是四边形。由于女性尿生殖三角区的肌肉和筋膜均较薄弱，骨盆出口的宽度和长度较大，故女性易发生直肠膨出、膀胱疝和脱垂。

1）肌肉：①会阴深横肌：成对，居会阴浅横肌的深部。起自耻骨支外侧面，肌纤维向内行与对侧来的同名肌在中线交织，附着于会阴中心腱，收缩时可加强会阴中心腱的稳定性。女性会阴深横肌较薄弱，个体差异显著。②尿道膜部括约肌：又叫尿道外括约肌。肌纤维环绕尿道膜部，可分浅、深两层。此肌属随意肌，通常处于收缩状态，具有括约尿道膜部及压迫尿道球腺的作用。女性此肌称尿道阴道括约肌，分浅、深两部。浅部沿尿道和阴道两侧后行进，其中有一部分经阴道与尿道之间，两侧互相交织，绕于尿道和阴道周围，最后止于会阴中心腱。深部环绕尿道下端周围。部分纤维沿阴道侧壁下降，并与会阴深横肌交织。尿道阴道括约肌的作用是括约尿道及阴道，并可压迫前庭大腺。

2）血管：阴部内动脉分出会阴动脉后，终末支穿入会阴深袋内为阴茎动脉，分布于阴茎海绵体及尿道海绵体。静脉与同名动脉伴行，汇入阴部内静脉。

3）神经：会阴深袋内有阴茎背神经，沿坐骨下支、耻骨下支向前行，穿尿生殖膈下筋膜及阴茎悬韧带。经耻骨弓状韧带下至阴茎背部。

（韩　鹏）

第二章

肛肠外科常用检查及诊断技术

肛肠疾病除早期患者毫无症状之外，大部分患者都有不同程度的症状出现。如果能在临床工作中详细地询问病史，认真体格检查，配合实验室检查、内镜检查及其他辅助检查，诊断一般并无困难。大多数肛肠疾病患者首次门诊时即可得到初步诊断，甚至确诊，但有时也因病史采集不详、检查疏忽或检查方法不当而造成临床误诊、误治，使患者丧失根治的机会。因此，术前检查非常重要，检查结果必须记录准确、可靠，为手术提供的重要依据。术中所看见的变化往往是在麻醉下取得的，和术前检查结果不完全一样。麻醉后，肛门括约肌松弛，肛周组织充血及变位或下移，病灶也随之瘀血增大和移位。局部麻醉时注药过多，位置过高，突出肠腔误认为内痔而将正常黏膜结扎。所以，必须将术中所见和术前检查所见，前后互相对比，综合分析，决定手术方式，只有这样才能确保手术安全顺利，切除彻底，防止术中副损伤，从而减少术后并发症或后遗症的发生。

第一节 全身检查

肛肠疾病虽是局部病变，但与全身疾病密切相关，常常并发其他疾病，有明显的全身变化。如内痔长时间便血可引起慢性贫血，肛周脓肿患者易并发糖尿病、白血病等。与所有疾病一样，腹部检查必须熟悉腹部脏器的体表标志及内在部位。检查时按照视诊、触诊、叩诊、听诊和物理诊断方法进行全身检查，相互补充，以防遗漏。以肛门直肠部位为主诉的患者进行全身查体，不一定能收到满意的效果。肛门直肠疾病检查多通常采用视诊和触诊，特别是直肠指诊检查是临床常用的一种既简便易行而又最为有效的检查方法。因此，检查前一定要详细询问病史，进行全身检查，为疾病的诊断提供重要的线索。局部病变和全身情况结合起来，进行全面检查。根据不同肛肠疾病特点，需要着重补充以下几点：

一、主要症状

1. 便血情况　是肛肠疾病最常见的症状，是指有血液自肛门排出。有无便血，有无疼痛，有无脓血，是鲜红色还是暗红色，是滴血还是喷血等。便血可以有淡红色、鲜红色、暗红色、黑色或隐性出血（如潜血），既可以出现在手纸上也可以在便盆中或二者皆有。不同年龄的患者便血的原因也不同。大肠出血多与粪便混合呈黏液血便或脓血便；色暗红多见于溃疡性结肠炎、痢疾、结肠息肉病、结肠癌、结肠憩室等，常伴有便次增多，里急后重，腹胀腹痛；肠套叠则伴有腹部剧痛；癌症便血则伴有恶臭。肛门出血多为纯下清血，而色鲜红，不与粪便混合，常见于内痔、肛裂、直肠息肉和出血性直肠炎；内痔便血或滴血或射血，或附于手纸和粪便上；直肠息肉便血量少，便次和性质无改变，但息肉有时自然脱落则便血较多，二者均为无痛性便血；肛裂便血量少，仅附手纸或粪便上，伴有排便困难和周期性疼痛。

2. 排便情况　大便情况与肛肠疾病的关系密切，也是问诊的重点之一。正常大便质软成形，排便畅通，无疼痛及出血，每周不应少于3次。问诊内容包括大便性状、次数、排便是否通畅以及大便是否伴有黏液脓血、有无沟痕或异味等。很多与便秘有关，如肛裂、痔、直肠脱垂、肛门直肠部的感染等可与其有直接关系；长期便秘，肠道毒素吸收增多，增加了结直肠肿瘤发生的风险。

3. 肛门直肠疼痛　肛门末梢感觉神经非常丰富，痛觉极度敏感，许多肛门直肠疾病均引起肛门直肠疼痛。不同的疾病，疼痛的性质也不同。

（1）肛裂为周期性撕裂样剧痛，在肛管后部，因粪便干硬，排出困难，用力排出，刺激裂口则引起括约肌痉挛而致，故又称撕裂样疼痛。

（2）血栓外痔为持续性灼痛，因血栓刺激末梢感觉神经所致。

（3）混合痔血栓形成或内痔嵌顿引起肛门水肿而剧烈胀痛。

（4）肛周脓肿疼痛逐渐加重胀痛至跳痛。

（5）炎性外痔、肛瘘发炎多呈肿痛伴有渗出或脓液。

（6）肛门直肠癌持续性疼痛逐渐加重。

（7）肛门异物持续性刺痛并随着括约肌收缩而加重。

（8）肛门神经痛，痛无定点，时轻时重，并伴有失眠等自主神经紊乱。

4. 肛门肿物脱出　导致肛门肿物脱出的病因主要为直肠末端及肛门部的疾病，主要有：内痔脱出、直肠脱垂、肛乳头瘤、肛门直肠部的肿瘤（以带蒂肿物多见，如：直肠息肉、直肠管状腺瘤、部分肛管直肠癌等）。肛门肿物脱出最常见的病因是内痔脱出，通常患者会告诉你肿物能便后自动复位或需手法复位；其次，直肠脱垂（俗称脱肛）、直肠内带蒂的息肉脱出。其他常见病因包括皮脂腺囊肿、脂肪瘤、肛乳头增生、皮肤乳头状瘤和湿疣、梅毒等性病改变。当不能肯定肿物的良恶性时，就必须取活检。

5. 肛门部分泌物　常见的表现是肛门潮湿，黏液感并容易弄脏内裤，有时伴有肛门周围的瘙痒或刺痛感。多见于肛周脓肿自然破溃后流出，或肛瘘发炎由外口溢出，粉瘤并发感染化脓破溃流出。流水多为炎性渗出或分泌物增加所致，肛门松弛腺液外渗，米泔水样多为结核性肛瘘、肛周湿疹、接触性皮炎、炎性外痔、肛窦炎及肛乳头炎。黏液较多为炎性肠病。分泌物多，可能是直肠狭窄。如有恶臭可疑直肠肛门癌，术后肛门创面渗出等。患者既往可能有肛门部手术史并已造成肛门畸形，也可能是手术、意外伤或产伤导致括约肌或盆底神经永久性受损，致肛门闭合不严。因此，准确的询问病史对诊断十分重要。

二、询问病史

1. 既往史　有无活动性肺结核、出血体质、过敏史、高血压、糖尿病、心血管疾病、肝炎和肝硬化等，对确定能否手术、防止术后出血、选择麻醉有所帮助。确定有无慢性前列腺炎、前列腺肥大、泌尿系统疾病，以防止术后并发尿潴留。询问以前治疗经过、手术方法和治疗效果并分析复发因素，对制订治疗方案有用。

2. 生活史　嗜食烟酒、辛辣食物、受潮、便秘、腹泻、月经、妊娠、分娩等多为内痔、肛裂等致病因素。

3. 现症　有无便血、瘙痒、疼痛、脱出、发热、黏液血便、肛门坠胀，便次多少等情况，对明确诊断有所帮助。

三、腹部检查

腹部检查首先必须熟悉腹部脏器的体表标志及内在部位。检查时依序进行视诊、触诊、叩诊、听诊，相互补充，以防遗漏。在一般体检中，尤其是腹部的触诊和听诊检查中，要始终注意所发现的阳性体征是否在结肠的走向部位上，这一点很重要。检查要点如下：

1. 视诊　注意腹部外形是否对称，有无局部肿胀、隆起或凹陷，有腹腔积液或腹部包块时，应测量腹围大小。蠕动波及胃肠型，对诊断有无胃肠道梗阻有较大价值。

2. 触诊　腹部检查以触诊最为重要。包括腹壁紧张度、有无压痛和反跳痛、腹部包块、液波震颤及肝脾肿大等腹内脏器情况等。如有腹部压痛，应注意压痛的范围是局限性还是弥漫性，压痛的明显部位，是否在结肠走向的部位上。当触及腹部包块时，应注意其位置、大小、形态、硬度、质地、移动度及与邻近脏器的关系，有无压痛及搏动感。同时，还应检查肝、胆、脾等器官的大小、质地、有无异常结节；对疑有肛肠肿瘤的患者，触诊时首先应检查全身浅表淋巴结有无肿大，尤其应注意锁骨上、腹股沟淋巴结。对有淋巴结肿大者应注意其部位、大小、数量、质地以及是否粘连固定等。

3. 叩诊　腹部叩诊应重点注意有无移动性浊音以判断有无腹腔积液，也应注意双肾部位有无叩击痛、胃与膀胱的扩大程度、腹腔有无积气、积液和肿块，为鉴别诊断提供佐证，可以证实和补充视诊和触诊所得的结果，用以了解肝、脾等实质性脏器的大小。

4. 听诊　腹部听诊时应注意有无肠鸣音亢进或减弱、有无异常血管音、有无气过水声，以了解是否有肠梗阻的存在。除了腹部听诊外，以判断患者是否存在并发心肺疾病的可能，为日后治疗计划的确定提供参考。

四、肛门部检查

肛门部检查详见本章第二节肛门局部检查。

（张正国）

第二节　肛门局部检查

肛门局部检查法是肛肠专科医师的一项基本功，必须训练有素。检查包括肛门视诊、直肠指诊及肛门镜检查，应作为常规检查，缺一不可。

一、肛门视诊

肛门视诊应用单手和双手牵拉法（图2-1）。取膝胸位或左侧卧位，充分暴露肛管进行观察。对内痔、直肠息肉和直肠脱垂患者还应采取蹲位排便法进行观察。应仔细查看肛门外形是否完整，肛门周围皮肤是否改变，肛周有无瘘管外口、外痔、湿疹、肿块、脓血和黏液，肛门有无裂口、溃疡、脱出物和脓血。对蹲位脱出内痔、息肉、乳头瘤，要观察清楚位置，色泽，大小和有无出血等。观察结果要及时进行记录并绘出形态图，作为治疗的参考。

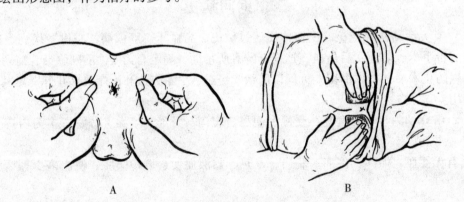

图2-1　肛门视诊
A. 胸膝位；B. 侧卧位

二、直肠指诊

直肠指诊是临床常用的一种既简便易行而又最有效的检查方法，不能省略，是肛肠科医师的"指眼"。许多肛管直肠疾病仅靠指诊即可早期发现，特别是对发现早期直肠癌有重要价值。约80%的直肠癌可在指诊时被发现。值得注意的是直肠癌的漏诊者中，80%的病例往往是由于未及时做指诊检查而造成的，甚至因此丧失手术时机，这是值得注意的。

术者戴好手套，外涂凡士林油（附着力大于凝聚力可弥散整个指头，滑润效果最好，而液状石蜡的特性是凝聚力大于附着力，涂后凝聚成油珠状而未散开，故滑润效果较差）。指腹紧贴肛口轻轻按摩后，示指向后滑入肛内，切不可突然将示指直插入内，使括约肌受到刺激而产生痉挛疼痛。在男性可扪及前列腺及膀胱，在女性可扪及子宫颈（图2-2）。也可用双合诊法，即一指在直肠内，一指在肛门周围或阴道内，检查有无肿块、异物、阴道直肠瘘（图2-3）。先做指诊便于肛镜插入，是镜检前的必要步骤。有效指诊"十八字口诀"：示指全部插入，顺逆往返两周，膝蹲两种体位。

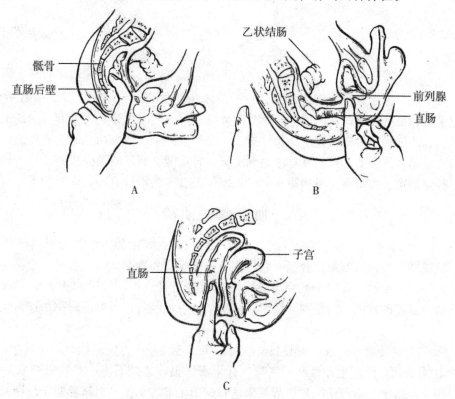

图2-2 直肠指诊检查法
A. 直肠后壁；B. 前列腺；C. 子宫

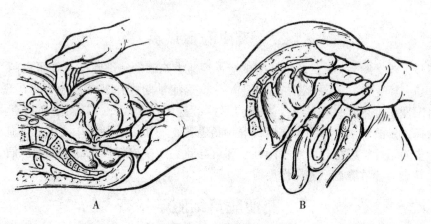

图2-3 双合诊法

（1）注意了解肛管收缩力强弱、有无狭窄、肛门括约肌是否紧张，作为是否松解括约肌的依据。

（2）如有肿块，应区别肿块性质、大小，如肿物较小，活动范围大，多为直肠息肉，可一并结扎；如肿块较硬，呈菜花样，基底固定，手套带血及黏液，多为直肠癌，应暂停手术，进一步做病理检查，确诊后行直肠癌切除术。

(3) 直肠前壁有无向前突出,如为直肠前突可在阴道内见到指头活动,一并手术治疗。前列腺是否肥大,以便调整术后排尿。

(4) 如有肛裂和直肠高位脓肿、肛门紧缩,插入时剧痛,则应停止指诊,麻醉下再检查。

三、肛门镜检查

见内镜检查。

(张正国)

第三节 实验室检查

血、尿、便常规、出血及凝血时间测定,可判定术中止血机制、出血多少,血红蛋白确定有无贫血,便潜血可了解肠道有无溃疡和出血。如为黏液脓血便可查阿米巴原虫、虫卵、癌细胞,做细菌培养及药物敏感试验,除外肠道传染病寄生虫及肿瘤,以防交叉感染。尿糖阳性时,应再测定血糖多少,判定有无糖尿病。根据特殊需要,可有针对性地测定肝、肾功能、血清酶及无机离子等。如有必要也可做免疫球蛋白、补体测定,做细胞免疫功能和肿瘤免疫学检查、梅毒检查等。介绍如下。

一、血、尿、便检查

1. 血 包括常规检查、出血与凝血时间、血沉、肝功能、肾功能、血糖、血离子测定检查。肛门直肠周围有广泛脓肿时,白细胞明显升高。肛门直肠和结肠有病变时,血沉加速。溃疡性结肠炎、憩室炎及结核时,血沉也可加快。炎症性肠病患者白细胞数常可升高。结肠肿瘤患者常伴有贫血,血红蛋白、红细胞计数可以帮助判断。白细胞计数可以帮助了解炎症的程度。血沉降率加速常见于结核和恶性肿瘤患者。

2. 尿 大肠癌肿肾转移或累及前列腺或膀胱时,可出现血尿,并发感染时可出现尿白细胞增多。

3. 粪便 注意粪便量、颜色和性状、气味,有无寄生虫体或结石等一般物理性状。显微镜检注意细胞和寄生虫卵。细菌学检查包括涂片、革兰染色和细菌培养。粪便潜血试验对于诊断结肠疾病最有实用价值,胃肠道良性和恶性肿瘤常伴有出血,混存于粪便中量很少,物理检查和显微镜检难发现,但粪便潜血检查可弥补这方面不足。粪便潜血试验或粪便血红蛋白测定可用于大肠癌的普查,后者更为敏感。

二、粪便隐血试验

又称潜血试验,英文缩写OB试验,是用来检查粪便中隐藏的红细胞或血红蛋白的一项实验。这对检查消化道出血是一项非常有用的诊断指标。①消化道癌症早期,有20%的患者可出现隐血试验阳性,晚期患者的隐血阳性率可达到90%以上,并且可呈持续性阳性。因此,粪便隐血检查可作为消化道肿瘤筛选的首选指标,目前多用于作为大规模人群大肠癌普查的初筛手段。②消化道出血、消化道溃疡患者粪便隐血试验多为阳性,或呈现间断性阳性。③可导致粪便中出现较多红细胞的疾病,如痢疾、直肠息肉、痔疮出血等也会导致隐血试验阳性反应。

三、粪便脱落细胞学检查

粪便脱落细胞学检查是从患者自然排便清肠液中提取肠道脱落细胞,进行肠道肿瘤早期筛查的一种方法。是目前诸多大肠癌筛检技术中特异性最高的一种。提取脱落细胞可采用自然粪便,也可采用清肠粪便。①脱落细胞形态学检查:采集新鲜粪液,尼龙网过滤后乙醇固定,HE染色,镜下观察,寻找异型增生细胞、可疑癌细胞及癌细胞。该检查敏感性及特异性均很高,且操作简捷、无创、患者依从性好,有助于大肠癌的诊断及筛查,具有较好的临床应用价值。②脱落细胞DNA含量分析:研究表明,随着正常黏膜经腺瘤向腺癌的发展，DNA含量呈逐渐增加的趋势。恶性组织细胞DNA含量显著地高于正常组织，脱落细胞DNA图像分析法检出大肠癌的敏感性为72.73%，特异性为91.49%。因此，DNA含量分析对肿瘤的早期诊断，具有重要意义。③脱落细胞基因检测：粪便中的脱落细胞包含着与大肠癌关系密切的突变基因，粪便中基因检测可望成为筛选诊断大肠癌的新方法。脱落细胞基因检测对肿瘤的早期诊断和预防带来积极意义。

综上所述，粪便脱落细胞学检查对大肠癌的筛查有很好的应用价值。

（张正国）

第四节 内镜检查

一、肛门镜检查

肛门镜是检查和治疗肛门直肠疾病的重要工具。

操作方法：检查前应先作直肠指诊，然后右手持肛门镜并用拇指顶住芯子，肛门镜尖端涂上润滑剂，用左手拇指、示指将两臀拉开，显露肛门口，用肛门镜头部按摩肛缘，使括约肌放松。再朝脐部方向缓慢插入，当通过肛管后改向骶凹进入直肠壶腹部（图2-4）将芯子取出，注意芯子上有无血渍及黏液，灯光对准直肠腔，若直肠内有分泌物，可用镊子夹上棉花球擦净，然后再详细检查；查看黏膜颜色，有无下垂、水肿、肥厚、糜烂和溃疡出血等。有无肿瘤和息肉。缓慢退镜到齿状线检查有无内痔、肛窦炎、肛乳头肥大及肛瘘内口，确定病变部位、性状、大小、数目和颜色，作为手术的根据。这是因为麻醉后括约肌松弛、下移，病变组织也随之变形和移位而不准确。所有肛门镜长度都不超过8cm，插入时都在腹膜返折部以下，不会引起肠穿孔。

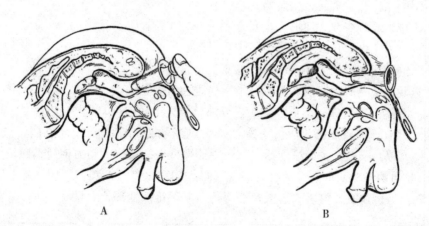

图2-4 肛门镜检查法
A. 先指向脐部；B. 后指向骶部

经肛门镜活检或手术时，术者左手固定肛镜，右手操作活检钳取活组织，如有出血，用长钳蘸止血粉按压创面数分钟即可停止，再留察，如无出血方可离开。如在肛门镜下注射或射钉时要固定好肛门镜，再注射或射钉。用斜口式喇叭镜如需转动时，将芯子插入后再转动到另一痔体。以免斜口损伤肛管直肠黏膜。

二、电子直肠镜检查

内镜电子视频影像诊断系统（图2-5）采用独特的数字影像技术，冷光源发光，光缆传输为观察提供照明，鞘套及闭孔器插入肛门，为内镜、操作器及手术器械提供工作通道和支架，为临床诊断引进全新的检查仪器，是目前市场上功能齐全、图像清晰的全方位的肛肠外科检查系统。其具有动态范围宽、图像直接数字化传输、分辨率高、清晰细腻等优点。借助于高标准化的长焦距，可以准确诊断内痔、外痔、混合痔、肛裂、直肠肿瘤、炎症等肛门直肠疾病，实现医患交流，改善医疗服务质量。可配一次性塑料制光学直肠镜（斜口式，长约15cm），有效地杜绝了交叉感染的机会。

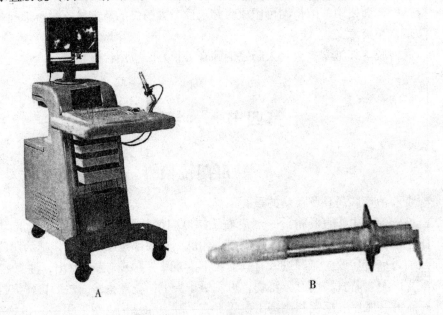

图2-5 内镜电子视频影像诊断系统

1. 适应证 如下所述。
(1) 原因不明的便血、黏液便、脓血便。
(2) 大便次数增多或减少或大便形状改变者。
(3) 慢性腹泻、习惯性便秘或大便习惯不规则者。
(4) 原因不明的肛门部、会阴部或骶尾部疼痛。
(5) 肛门、直肠内疑有肿块或需取组织标本做病理性检查。

2. 检查前准备 不需要特殊的肠道准备，检查前排净大小便即可。

3. 操作方法 检查前作直肠指诊，将一次性塑料制光学直肠镜缓慢插入肛门，进入直肠壶腹部，取出芯子，接通冷光源，安接肛肠镜适配器，利用手柄探针上的旋钮调整方向及清晰度，在内镜直视下采集病例（图像），可清晰观察肛管直肠有无病变（如肿瘤和息肉）及钳取组织、异物等。缓慢退镜到齿状线检查有无内痔、肛窦炎、肛乳头肥大及肛瘘内口，确定病变部位、性状、大小、数目和颜色，作为手术的根据。

4. 优点 如下所述。
(1) 方便直观，图像清晰，定位准确。
(2) 图文并茂，提高了诊断率，便于患者保存。
(3) 帮助患者了解和选择治疗方案，防止医疗纠纷。
(4) 无痛苦，无损伤，乐于接受。

5. 注意事项 若转动方向或重新进入直肠镜时，一定将芯子插入后再转动另一方向，否则镜口损伤直肠黏膜，引起出血或穿孔。

三、乙状结肠镜检查

1895年，Kelley研制成带光源的乙状结肠镜，给临床提供了一个非常得力的检查工具（图2-6）。是一种简便易行的检查方法，可发现直肠指诊无法摸到的位置较高的肿块，同时对可疑病变取组织活检可明确诊断。还可通过乙状结肠镜进行结肠、直肠息肉的电灼术。故乙状结肠镜既可用于诊断，又可作为治疗仪器,对预防及早期发现直肠和乙状结肠癌有着重要的意义。约75%的肿瘤通过乙状镜检可以发现。普通型乙状结肠镜长25~35cm,直径1.5~2.0cm。

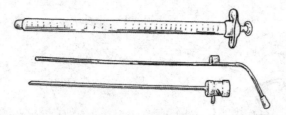

图2-6 乙状结肠镜

1. 适应证 如下所述。
(1) 原因不明的便血、黏液便、脓血便。
(2) 大便次数增多或形状的改变。
(3) 慢性腹泻、习惯性便秘或大便习惯不规则者。
(4) 肛门、直肠内疑有肿块或需取组织标本做病理性检查。
(5) 会阴部、骶尾部长时间原因不明的疼痛。
(6) 需要套扎电灼息肉。

2. 禁忌证 直肠、乙状结肠有慢性感染,肛管有疼痛性疾病,妇女月经期,心力衰竭或体质极度衰弱,肛门狭窄,精神病及活动性疾病患者。

3. 检查前准备 检查前一天下午3~4点钟,用开水冲泡番泻叶3~6g,代茶饮服,检查当天早晨用温盐水或肥皂水清洁灌肠一次,或在检查前用开塞露一支,排空肠腔内的粪便,相隔1小时后,肠腔内清晰,以便利于检查。必要时嘱患者排便后,也可进行检查。

4. 操作步骤 患者取胸膝位(图2-7),先做肛门直肠指诊检查,再将涂润滑剂的镜筒及芯子用右手握住,并用手掌顶住镜芯,将镜管上的刻度向上,借以了解插入深度。

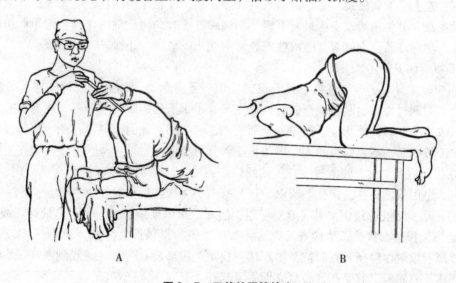

图2-7 乙状结肠镜检查

五步插入法:①向前:将肛镜头端朝向脐部缓慢插入5cm,左右旋转逐渐插入直肠腔,取出镜芯,开亮光源,安上接目镜和橡皮球;②向后:在直视下将镜管改向骶部插入8cm处可看到三个直肠瓣,中间一个常在右侧、上下两个常在左侧;③向左:镜管插入至直肠腔顶端;④向右:用镜管拨开肠腔,在15cm处,可看到肠腔缩窄,有较多黏膜皱襞,即直肠与乙状结肠交界部;⑤向前:将镜管转向脐部缓慢插入乙状结肠至30cm(图2-8)。如肠镜进入盲袋或黏膜窝内,看不到肠腔、肠镜较难推进,绝不可盲目强行插入,以免肠穿孔。可将肠镜退回几个厘米,从多方向寻找肠腔后,方可继续插入乙状结肠，此时患者常有下腹不适感或微痛。非常熟练时，亦可按操作口诀：前、后、左、右、前，插入乙状结肠。

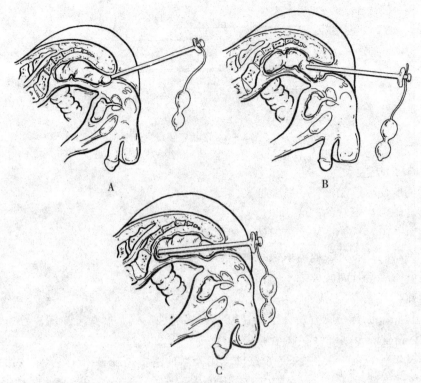

图 2-8　直肠乙状结肠镜插入推进法
A. 指向脐部；B. 指向骶部；C. 平行推进

退镜观察：左右上下旋转镜头，边退边观察肠腔全部，注意黏膜颜色，有无充血、溃疡、息肉、结节、肿瘤、出血点及分泌物等改变。疑有溃疡、息肉和肿瘤时，用病理钳在其边缘钳取组织送检。钳取创面若有出血，用棉球蘸肾上腺素、吸收性明胶海绵或止血散压迫止血。

5. 注意事项　如下所述。

（1）操作应轻柔，一定要在直视下见腔进镜，切忌盲目用暴力插入，以免肠穿孔。特别是乙、直肠处，由于检查时间过长而引起急性弯曲时，或先天、手术所致的解剖变异等，还有检查时由于患者配合不当使体位改变等原因，使肠镜不能顺利全部插入乙状结肠，此时应稍等片刻，再缓慢插入。若因其他原因不能向前伸入时，不要勉强插入，应停止操作分析原因。

（2）切忌注入过多空气，注入过多空气使肠内张力增大，特别是直、结肠有病变时，如癌、憩室、溃疡性结肠炎、息肉等，更容易穿孔。所以，目前有人不主张在检查时注入空气。

（3）切忌在活检时咬取过深，若钳取肠壁组织过深，组织撕拉过多，也可造成穿孔或出血。

（4）凡是当天作过乙状结肠镜检查的患者，如出现下腹部持续性疼痛，逐渐加重，下床活动时腹痛加重，肩背部有放射性疼痛，有时甚至出现休克症状，腹部检查时出现腹膜刺激征。X 线腹部透视可见膈下游离气体。首先考虑肠穿孔，必须立即手术修补。

（5）经验教训：乙状结肠镜是早期发现癌症的手段之一，但往往由于对此检查不慎重，操作不熟练或粗暴，对解剖不熟悉而造成直、乙状结肠穿孔，给患者增加不必要的痛苦。

四、纤维结肠镜检查

1969 年，日本松永滕友研制成光导纤维结肠镜，诊治结肠疾病，得到广泛应用和迅速发展。在较大医院都成立腔镜检查室，由专门医师施行。由于高科技手段的不断介入，相继出现了电子结肠镜（20 世纪 90 年代）、超声纤维结肠镜、磁共振内镜、色素内镜等。纤维结肠镜和电子结肠镜均属于可曲式内镜。可曲式内镜的基本结构分成操作部、可弯曲的镜身以及可调节角度的镜前端（图2-9）。电子计算机已广泛应用于内镜，不仅能摄影、取活检、诊断，而且还能在腔镜内进行多种手术，如摘除结肠息肉和小肿瘤，进行止血、肠梗阻减压、吻合口狭窄的扩张、肠扭转复位等。对带蒂息肉可在镜下应用高频电源装置进行切除，在手术台上可帮助术者检查肠腔内的病变，避免遗漏和过多切除肠管。

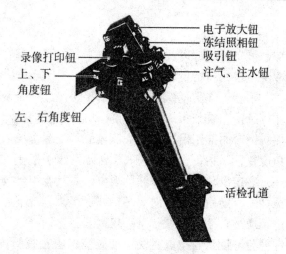

图2-9　电子结肠镜

1. 适应证　如下所述。
(1) 有便血或暗红色血便，考虑病变位置在结肠或直肠时。
(2) 反复交替出现腹泻、便秘和大便带脓血时，排便习惯有改变或排便困难时。
(3) 不明原因的腹痛、贫血或身体消瘦时。
(4) 气钡灌肠或胃肠造影发现异常，需进一步检查结肠或明确病变性质时。
(5) 已发现结肠病变，考虑经结肠镜治疗时。
(6) 大肠息肉或肿瘤术后复查。
(7) 假性结肠梗阻需经纤维镜解除梗阻。
(8) 肠套叠、肠扭转，需明确诊断及复位。
(9) 对大肠癌高发区、老年人、有大肠肿瘤家族史者进行普查时。
(10) 高度怀疑血吸虫病，而多次大便检查均为阴性者。

2. 禁忌证　如下所述。
(1) 严重心肺功能不全。
(2) 严重高血压、脑供血不足、冠状动脉硬化、明显心律失常。
(3) 腹膜炎和中毒性急性消化道炎症（中毒性痢疾、暴发型溃疡性结肠炎、急性胃肠炎等）。
(4) 急性消化道大出血、肠道积血或积血过多妨碍观察者。
(5) 近期胃肠道或盆腔做大手术及放射治疗者。
(6) 因手术及炎症使腹腔内粘连或形成硬化扭曲者。
(7) 肛门狭窄及肛门急性炎症者。
(8) 肠道有狭窄，对狭窄以上的肠道不能勉强进镜。
(9) 精神病患者或不能配合者。
(10) 女性妊娠及月经期。

3. 检查前准备　检查前应向患者做好解释工作，消除顾虑和紧张情绪，取得配合。目前肠道准备方法很多，常用的有四种。
(1) 大肠水疗法：清洁肠道，效果良好。
(2) 甘露醇法：20%甘露醇250mL加温开水至750~1 000mL检查前4小时口服，服药后注意水及电解质情况，但息肉电切时禁用，以防产生气体爆炸。

（3）硫酸镁法：检查当日晨4：30服硫酸镁粉一包（50g）加温开水200mL，再喝开水1 500mL（约一热水瓶），腹泻数次后便出清水样便即可。肾功能不全、心肌受累、心脏传导阻滞者慎用。

（4）番泻叶法：术前一天进半流质，下午3~4点钟用开水冲泡番泻叶3~6g代茶饮，或临睡前服蓖麻油30mL。

4. 操作方法　如下所述。

正确持镜法：应将操作部、镜身前端部以及连接装置三个部位同时握在手中。左手握住操作部，拇指控制上下角度钮，示指负责吸引钮，中指负责送气/送水钮；右手拇指、示指控制左右角度钮。检查一般由术者和助手共同来完成。术者主施肠镜操作，指挥助手缓慢进镜身及实施操作方法。

患者去厕排净粪水。取左侧卧位，直肠指诊后。于肛门口及肠镜前端涂些润滑剂，助手用左手分开肛周皮肤暴露肛门，右手握住肠镜弯曲部用示指将镜头压入肛门，缓慢插入直肠。术者左手握住肠镜操作部，左手拇指控制上、下角度钮，示指负责按压送气、送水和吸引按钮，右手负责左、右角度钮。结肠镜通过肛门插入直肠过程中，必定出现视野一片红色现象，并且看不到肠腔，此时可少量注气使肠腔张开，即可窥视肠腔。当肠镜插入直肠后，指挥助手进镜或退镜，直视下可见三处交错的直肠瓣，使之抵达直乙移行部，然后循腔进镜通过直乙交界处，见不规则肠腔，即已达乙状结肠。镜头通过乙状结肠时，利用角度钮的配合，采用循腔进镜或勾拉取直法，使肠腔保持在视野内，循腔进入，到达降结肠。降结肠位于腹膜后，三面包以腹膜，比较固定，移动范围小，多呈较直的肠腔如隧道样，除少数异常走向外，肠镜一旦通过乙降结肠移行部就比较容易地通过降结肠送达脾曲。通过脾曲是一个操作难点。通常是，N型通过者循腔进镜通过脾曲；P型、α型通过者先顺时针方向旋镜，同时后退镜身以拉直乙状结肠，如不能解圈或解圈中镜头退回乙状结肠者，则应带圈进镜通过脾曲，操作时应注意先旋后拉，然后边旋边拉，到达横结肠。横结肠系膜较长，始段及末段于肝曲、脾曲部固定，多呈M形走向，从而肝、脾曲均形成锐角。一般在横结肠过长并有下垂时采用取直手法，缓慢退镜并抽气，有时需助手顶推下垂的横结肠，使镜身拉平，取直，再缓慢地循腔进镜，达肝曲，进入升结肠。肝曲是最难通过的部位，通过横结肠，多取循腔进镜，结合拉镜法、旋镜法，可通过肝曲，必要时变换体位，进入升结肠。通过升结肠，应反复抽气，退镜找腔，变换体位大都能通过而抵达盲肠，于升结肠、盲肠交界处的环形皱襞上可见到回盲瓣及阑尾窝。只要能通过肝曲，除个别病例外几乎都能通过升结肠抵达回盲部，最后进入回肠末端。如遇到阻力时，绝对不能勉强进镜。其操作原则是：少充气，细找腔，钩拉取直，解圈防袢，变换体位，循腔进镜，退镜观察。

5. 注意事项　如下所述。

（1）有腹腔积液及出血性疾病检查时，应谨慎操作。

（2）需做息肉切除者应查出凝血时间及血小板。

（3）曾做过盆腔手术或盆腔炎患者检查应十分小心。

（4）月经期间最好不检查，以免产生疼痛。

（5）溃疡性结肠炎及痢疾急性期，不要勉强向纵深插入。

（6）进镜一定要在直视下进行。

（7）少注气，因注气过多会引起腹胀、腹痛。

（8）进镜时要慢，边退镜边仔细地观看上、下、左、右四壁，发现问题应该记清楚病变性质、范围及部位。

五、放大结肠镜检查

1. 变焦放大电子结肠镜　最常用的变焦放大电子结肠镜兼有常规内镜和变焦扩大内镜的功能，可变焦扩大达100~200倍。采用染料（靛胭脂、亚甲蓝等）内镜下喷洒可将病变的范围及表面形态清楚地显示出来，然后用放大结肠镜对大肠黏膜腺管开口形态（pit pattern）进行辨认和评价，对于判断是否肿瘤性疾病及早期癌具有重要意义，通过放大镜对pit形态观察可大致预测病理组织学诊断及早期结肠癌的浸润深度。

2. 窄频影像技术（narrow band imaging，NBI） 此技术原理在于肿瘤性息肉或病灶在形成时有新生血管，而非肿瘤性息肉或病灶（如增生息肉）则无此现象。传统的内视镜光源由红蓝绿3种颜色组成（RGB），而 NBI 的光源遇到肿瘤或息肉内血管时因血管为红色而将光线完全吸收，又因窄频而使血管与周围非血管组织对比更强。肿瘤性息肉在低倍下如咖啡豆，非肿瘤性息肉则与周围黏膜颜色无异；高倍下肿瘤性息肉表面可见网状构造，非肿瘤性则无。NBI 与染色内镜有类似的诊断正确率，可称为电子染色内镜（digital chromo－endoscopy）。

3. 共聚焦显微结肠镜（confocal endoscope） 共聚焦显微镜（LCM）因具有超高的光学分辨率（0.001mm），能清楚地显示组织的显微结构，广泛应用于细胞生物学实验室。近年来，将 LCM 整合于传统电子内镜的头端诞生了共聚焦内镜（confocal endoscope）。可生成共聚焦图像，使在内镜检查过程中能对体内组织实时成像，实现了体内组织学检查。其每一个合成图像大致可代表组织标本的一个光学切面，能达到和活检标本病理切片检查类似的效果，在内镜下直接判断病变的组织结构，被称为"光活检"或"虚拟活检"。图像放大可达 500~1 000 倍，不仅可以观察黏膜组织表面的图像，也可观察以下的水平切面，最大观察深度为 $250\mu m$。

六、胶囊内镜检查

胶囊内镜是一项新型的技术，采用微小型的摄像机，随着微型摄像机的吞入，可捕捉到胃肠道黏膜的影像，通过高频发射并接收，下载到电脑进行成像和分析。可模拟产生三维图像，镜头也可由外部控制调节焦距，以获得清晰图像。另外，胶囊内部有一个喷药仓和一个取活检仓，均可由外部控制分别打开其阀门，进行对病灶的喷药或伸出微型钛金属针取活检。目前，胶囊内镜主要应用于检测小肠病变有人提议其同样可应用于诊断结直肠疾病，但其价值仍有待研究。

（张正国）

第五节 肛肠动力学检查

肛肠动力学检查，是近 40 年来新兴起来的检查技术。是一门融力学、应用解剖学、神经生理学、生态学等多门学科为一体的研究肛肠功能及其相关疾病的一门学科，亦即所谓的肛管直肠功能检查法。是在运动状态下对肛门功能进行定性、定量观察。能指导临床诊断、治疗以及评价手术前后肛管直肠功能。常用的检测手段有肛管直肠压力测定、结肠传输试验检查、排粪造影、盆底肌电图、肛管腔内超声检查。有些检测仪器价值昂贵，一般医院没有这种设备，不能常规应用。但了解这些检查的机制、方法、注意事项及其临床意义，对肛肠动力学改变性疾病的诊断有着重要的参考价值。

一、普通肛管直肠压力测定

1. 机制 肛管内外括约肌是构成肛管压力的基础。在静息状态下，80% 的肛管压力是由内括约肌张力形成的，20% 是由外括约肌张力形成的。在主动收缩肛门括约肌的情况下，肛管压力显著提高，其压力主要由外括约肌收缩所形成的。因此在静息及收缩状态下测定肛管压力，可了解内外括约肌的功能。

肛管直肠压力测定仪器很多，但原理相同，均由测压导管、压力换能器、前置放大器及记录仪四部分组成。测压导管分充液式和充气式，以小直径、充液式、多导、单气囊导管为常用。压力换能器是把测得的压力信号转换为电信号。因换能器输出的电信号较小，要通过前置放大器进行放大，并通过计算机显示数字及分析处理。

2. 检查前准备 排净大小便，以免肠中有便影响检查。不要进行指诊、镜检及灌肠，以免干扰括约肌功能及直肠黏膜影响检查结果。事先调试好仪器、准备消毒手套、注射器、液状石蜡、卫生纸等。

3. 操作方法　如下所述。

(1) 肛管静息压、肛管收缩压及肛管高压区长度测定：患者左侧卧位，将带气体的测压导管用液状石蜡滑润后，从肛管测压孔进入达6cm，采用控制法测定，每隔1cm分别测定距肛缘6～1cm各点压力。肛管静息压为受检者在安静状态下测得的肛管内各点压力的最大值。肛管收缩压为尽力收缩肛门时所测得的肛管内各点压力。静息下的各点压力中，与邻近数值相比、压力增加达50%以上的区域为肛管高压区，其长度即为肛管高压区长度。

(2) 直肠肛管抑制反射（RAIR）：指扩张直肠时，内括约肌反射性松弛，导致内压力迅速下降。正常情况下，向连接气体的导管快速注入空气50～60mL，出现短暂的压力升高后，肛管压力明显下降，呈陡峭状，然后缓慢回升至原水平。出现上述变化，则称为直肠肛管抑制反射存在。

(3) 直肠感觉容量、最大容量及顺应性测定：向气体内缓慢注入生理盐水，当患者出现直肠内有异样感觉时，注入液体量即为直肠感觉容量（Vs），同时记录下此时直肠内压（P1）。继续向气体内缓慢注入液体，当患者出现便意急迫不能耐受时，注入液体量即为直肠最大容量（Vmax），同样记录下此时的直肠内压（P2）。直肠顺应性是指在单位压力作用下直肠顺应扩张的能力，故直肠顺应性（C）可按以下公式计算：

$$C = \Delta V / \Delta P = (V_{max} - V_s) / (P2 - P1)$$

4. 肛管直肠压力测定的正常参考值及临床意义　如下所述。

(1) 正常参考值：由于目前国际上尚缺乏统一肛管直肠测压仪器设备及方法，故各单位参考值有所不同，同时还应根据患者具体情况综合分析，不能孤立地根据数值去判断，肛管直肠压各正常参考值见表2-1。

表2-1　肛管直肠测压正常参考值

检查指标	正常参考值
肛管静息压	6.7～9.3kPa
肛管收缩压	13.3～24.0kPa
直肠肛管抑制反射存在	
直肠顺应性	2～6mL/cmH$_2$O
直肠感觉容量	10～30mL
直肠最大容量	100～300mL
肛管高压区长度	女性2.0～3.0cm，男性2.5～3.5cm

(2) 肛管直肠测压的临床意义

1) 先天性巨结肠症：测量时直肠肛管抑制反射消失，据此可诊断该病。

2) 肛门失禁：肛管静息压和收缩压显著下降，肛管高压区长度变短或消失。直肠肛管抑制反射消失者，可致大便失禁。若仍有直肠肛管抑制反射者，不会引起失禁。对肛门失禁者行括约肌修补术或成形术者，手术前后做肛管测压，可观察术后肛管压力回升及高压区恢复情况，为判定疗效提供客观依据。

3) 习惯性便秘：可见直肠肛管抑制反射的阈值增大，敏感性降低。引起肛管及直肠静息压增高，肛管变长，耻骨直肠肌紧张。

4) 痔：桥本等报道Ⅰ期、Ⅱ期内痔肛管静息压与正常人无明显差别，Ⅲ期内痔肛管静息压明显下降，可平均下降22.4cmH$_2$O，手术后可基本恢复正常。

5) 肛裂：Hancock报道肛裂患者肛管静息压明显高于正常人，肛裂为（130±43）cmH$_2$O，正常人为（88±34）cmH$_2$O，高差42cmH$_2$O，同时肛管收缩波可有明显增强，治愈后可恢复正常。如术前肛管测压、对静息压明显升高者行内括约肌切断术，疗效较好，否则效果不佳。

6) 肛瘘：肛瘘术前压力与正常人无明显差别，手术切断内、外括约肌及耻骨直肠肌后，可见肛管收缩压降低,直肠肛管抑制反射减弱,肛门失禁。

7)其他:肛管直肠周围有刺激性病变,如括约肌间脓肿等可引起肛管静息压升高;直肠脱垂者该反射可缺乏或迟钝,巨直肠者直肠感觉容量、最大容量及顺应性显著增加;直肠炎症、放疗后的组织纤维化均可引起直肠顺应性下降。肛管直肠测压还可以对术前病情及术后肛管直肠括约肌功能评价提供客观指标。

二、固态高分辨率3D肛管直肠压力测定

随着微型固态传感器技术上的突破,高分辨率测压技术的诞生,全球消化道动力学诊断领域发生了质的变化。高分辨率测压系统与传统测压方法相比可以更好地帮助医生了解消化道运动功能与症状之间的关系,更清晰地观察消化道静态和动态的动力学变化,更客观地诊断消化道功能性疾病。其更人性化的检查过程,使得该项技术在临床及科研中得到广泛的应用。在固态高分辨率测压技术基础之上建立的3D测压更有了技术上的飞跃。快速的检查方法使获得高质量的消化道动力学检查结果变得更加简便,三维空间图使识别消化道动力异常变得更加轻松。

本章介绍的固态高分辨率3D肛门直肠测压技术是高分辨率固态测压系统(ManoScan 3D AR)(图2-10)。本系统采用ManoView胃肠动力分析软件。可方便地进行分析和显示,适合多种统计学方法处理,可以形象的描绘消化道动力学压力分布,系统全面地观察分析被测部位的功能。

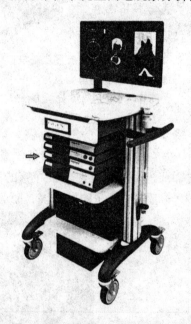

图2-10 固态高分辨率测压系统
除开台车、计算机机箱和显示器外,箭头处即为该系统的核心部分:压力采集处理模块,将测压电极连接于这些模块之上即可进行测压(说明:此图中除了直肠肛管测压模块还包括其他的测压模块如食管测压模块)

1. 机制 其机制是压力感受器将导管所受到的压力变化,经压力换能器转变为电信号,然后再传输给计算机和记录装置,经软件分析处理后显示或打印出直肠肛管压力图形。ManoScan 3D AR高分辨率固态测压系统,是在传统测压技术的基础上发展而来,主要在测压导管工艺及分析软件方面有较大改进。ManoScan 3D AR高分辨率3D直肠肛管测压导管属于固态电容式测压导管,具有256个传感器,可检测到肛管括约肌各个方向的压力值,通过计算机重建形成直肠肛管压力的三维空间轮廓图,完整的记录直肠肛管动力数据,有助于评价括约肌的功能,不但能检测肛肠功能学变化,还能提示肛肠解剖异常。对肛肠手术的定位、评估肛门直肠括约肌和盆底肌的功能以及协调性,及患者术前术后括约肌功能评估有一定的指导意义。

2. 检查设备　ManoScan 3D AR 高分辨率固态测压系统由固态 3D 肛门直肠测压导管、电极防护套膜、高分辨率 3D 肛门直肠压力采集模块、ManoScanAcquisition 数据采集软件和 ManoView 数据分析软件所组成。下面将主要介绍测压系统中最关键的测压导管和与之匹配使用的导管防护膜。

（1）固态 3D 肛门直肠测压导管：固态 3D 肛门直肠测压的导管（图 2-11），共有 256 个电容式压力传感器（铜色区域），以 16×16 方式排列，肛门括约肌测压长度为 7cm，测压传感器间隔为 0.4mm。每层含 16 个环绕测压传感器。环周密集分布的压力感受点能够精细而全面地探测肛门括约肌的压力，借由计算机处理即可重建出肛管括约肌的三维压力分布压力图，这种三维模式的呈现更有利于异常压力的解剖定位。

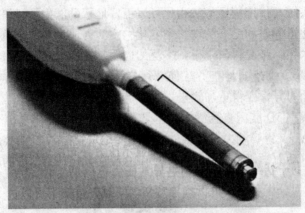

图 2-11　高分辨率 3D 直肠肛管电极

黑色括号囊括的黄色部分即为压力感受器分布区域，共有 16×16 共计 256 个
压力感受点探测环周压力，计算机根据这 256 处压力合成为三维的压力分布图

（2）一次性电极防护套膜：高分辨率 3D 直肠肛管测压电极防护套膜（图 2-12），使用电极防护套膜可减少人力成本、提高工作效率、避免交叉感染。大幅降低电极导管的消毒次数，避免消毒过程中对电极导管的损耗，节约 90% 的清洁和消毒时间，确保电极导管的性能，有效延长电极导管的使用寿命。电极防护套膜包装中含测试过程中全部必需品（防护套膜、消毒纸巾、润滑粉及排气套等）。

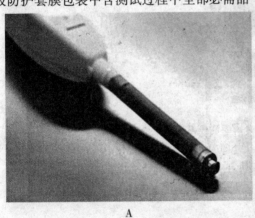
A

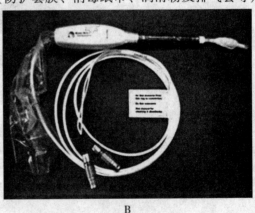
B

图 2-12　高分辨率 3D 直肠肛管测压电极套膜

A. 为高分辨率 3D 直肠肛管测压电极前端；B. 为套膜以后的电极。套膜主要包括前端的球囊和以
后的薄膜。球囊除了可以充气外，其内还有两个侧孔，用于感知直肠压力。薄膜覆盖了整个压力
感受器以及后面的操作手柄和部分的电极连线，可以很好地保护电极，延长使用寿命

3. 检查前准备　如下所述。

（1）详细询问病情，主要症状、用药史、治疗史、过敏史等。

（2）告知患者检查的意义、检查过程、有无痛苦及持续时间。

(3) 检查前2小时予甘油灌肠剂110mL灌肠,排空大、小便。
(4) 检查前避免行钡灌肠和排粪造影。
(5) 检查前行直肠指诊,判断是否存在解剖结构异常。
(6) 签署知情同意书。

4. 检查方法 如下所述。

(1) 打开采集软件,选择电极。

(2) 插管:患者取左侧卧位,屈髋屈膝,保持舒适,平静呼吸。导管涂润滑剂,操作者示指引导下从患者肛门缓慢插入电极。调整电极管位置,使肛门括约肌压力带大致处于固态压力感受器分布的压力捕捉区域的中央(图2-13),患者休息2~3分钟以适应电极导管。

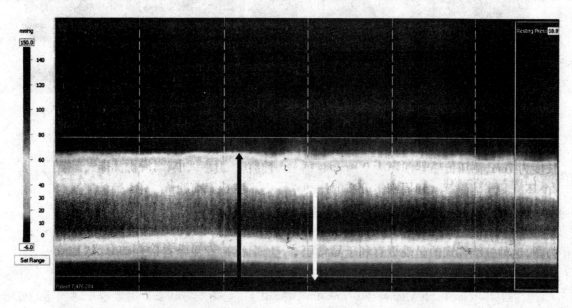

图2-13 导管放置位置(图片陈汉华提供,自0秒开始截取)

图片最左侧为压力标尺,采用不同的颜色代表不同的压力,例如黄色约为60mmHg,绿色约为30mmHg。黑色箭头所示高度为固态压力感受器分布区域即固态压力感受器测压区域,可见肛管括约肌压力带(白色箭头所示高度)大致位于测压范围的中央,此时的测压电极深度为理想深度

(3) 数据采集与保存:嘱患者适应后,根据软件操作向导提示,点击"start"按钮,开始测压和数据采集。在设定时间后(20秒)测压窗口自动关闭,点击"finish"进入下一测试。依次进行收缩动作、排便动作多次测量,一般为3~5次。点击"start"开始向球囊内快速充气10mL,迅速放气,在设定时间后(20秒)测压窗口自动关闭。再重复上述步骤,依次向球囊内充气20mL、30mL、40mL、50mL。按"finish"进入下一测试。

(4) 测试结束,进行数据分析和处理。

5. 压力图像2D/3D模式说明 借助于测压导管密集分布的压力感受器和计算机重建,可以绘制肛管括约肌压力的三维图形(3D模式),通过鼠标的旋转,可以从任意的角度来显示压力分布的情况,有助于括约肌压力特别是异常压力范围的定位,为病因分析和治疗提供指导意义。同时三维图形可以进一步分解为二维平面图形(2D模式),便于进一步的理解和观察(图2-14)。

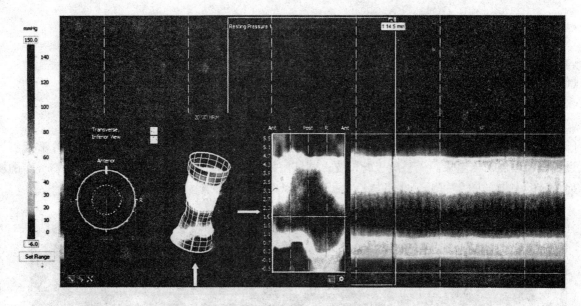

图 2-14 压力图像显示 3D/2D 模式（图片陈汉华提供，静息压框处，2D/3D 模式）

任意时刻的肛管括约肌压力图均可以以三维和二维的方式显示。白色箭头所指即为 3D 模式。可以用鼠标将其做任意方位的旋转。在 3D 模式中，粗白线（白色箭头正上方）为定位的重要标志，表示身体的正前方，类圆柱体上下两边可见紫色圆圈和绿色圆圈，分别代表口侧和肛侧。黄色箭头所指为 2D 模式。该模式是从 3D 模式演变而来，即在 3D 模式中沿着白色前正中线切开后展开的图形。结合 3D 和 2D 模式，即可对压力的特征进行定位。由此图可见，肛门括约肌的压力并非完全对称均匀，存在高低薄弱之分

6. 检测指标及正常参考值　如下所述。

（1）检测指标

1）肛管静息压（anal sphincter resting pressure，ASRP）：是指安静状态下完全放松时测得的肛管压力（图 2-15）。主要由内括约肌张力产生，约占静息压的 80%，反映肛管内外括约肌静息状态下的张力。

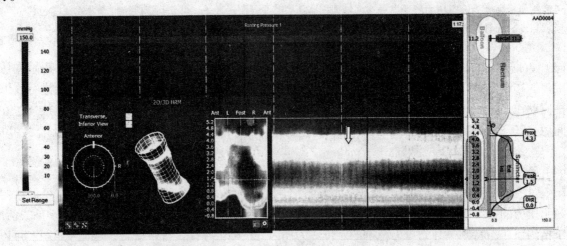

图 2-15 肛管静息压（图片陈汉华提供，静息框配 2D/3D 模式）

图的最右侧绿框内为解剖模拟动画图，以肛门括约肌的最远端（Dist）为坐标原点，可见压力的峰值（Peak）位于距肛门括约肌最远端 1.5cm 处，肛门括约肌最近端距最远端 4.3cm 处。白色箭头所指的是高分辨率测压的普通压力表现模式，可见肛门外括约肌的压力是渐变的，最中央为压力最高的红黄色，介于 60~100mmHg，与之紧接的是黄绿色，压力介于 40~60mmHg，最边缘的为蓝绿色，压力为 20~40mmHg。结合 3D/2D 模式来看，可见此例肛门括约肌的最大压力处（纯红色）位于肛门括约肌的右后侧

2）肛管最大收缩压（maximal squeeze pressure，MSP）：是指受检者用力收缩肛门时测得的最大肛管压力（图2-16）。主要由肛管外括约肌和耻骨直肠肌收缩产生，反映外括约肌收缩功能。

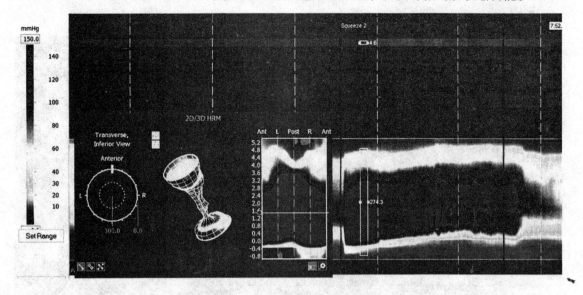

图2-16 最大缩窄压（图片陈汉华提供）

嘱患者夹紧肛门并坚持一段时间（红框），可见在肛门外括约肌和耻骨直肠肌共同的作用下，肛管的压力骤然升高，大部分区域的颜色变成压力很高的紫红色，最高处可达如图中普通模式里所显示的274.3 mmHg。从3D/2D图可以看出紫红色区域只要位于肛管括约肌的下2/3，意味着肛管外括约肌的位置处于肛门括约肌的中远段

3）肛管高压带的长度（high pressure zone length）：耻骨直肠肌和肛门括约肌之间可维持一个长3～4cm的高压带，是维持正常肛门自制的重要结构。主要反映耻骨直肠肌和肛门括约肌的功能。

4）排便弛缓反射（relaxation reflex，RR）：是指耻骨直肠肌和肛管外括约肌在排便状态下压力变化（图2-17）。主要反映盆底肌协调功能。

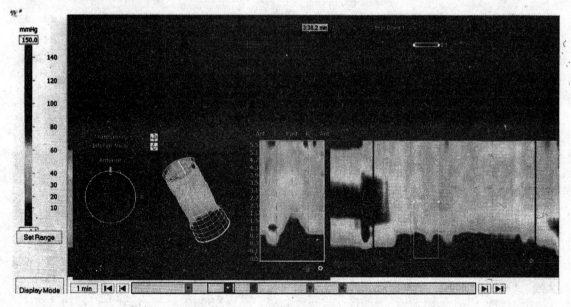

图2-17 排便弛缓反射（图片彭想娇提供，Bear Down 1）

嘱患者开始排便动作并坚持一段时间（红框所示），可见与静息时相比，肛门括约肌压力下降明显（松弛），颜色由先前的红黄色变为了压力较低的绿色或者蓝绿色

5）直肠肛管收缩反射（rectalanal contract reflex，RACR）：反映肛管外括约肌的自制功能。

6）直肠肛管抑制反射（rectalanal inhibitory reflex，RAIR）：直肠扩张时，内括约肌反射性松弛，主要反映肛管内括约肌功能（图 2-18）。

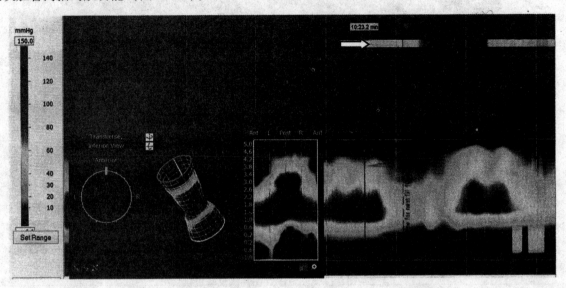

图 2-18　直肠肛管抑制反射（图片彭想娇提供 RAIR 10ML）

白色箭头处指从此时起快速向直肠内注入 10mL 气体，可见肛管括约肌出现了压力下降，颜色由最初的红黄色变成了蓝绿色

7）直肠感觉功能：包括直肠初始和排便感觉阈值及直肠最大耐受量，反映直肠的感觉功能。

(2) 固态 3D 肛门直肠测压正常参考值见表 2-2。

表 2-2　固态 3D 肛门直肠测压正常参考值

检测指标	正常参考值	
	成人	儿童
肛管静息压	50~70mmHg	30~70mmHg
肛管最大收缩压	120~170mmHg	100~180mmHg
肛管高压区长度	2~4cm	2~4cm
排便松弛反射	存在，压力上升/水平相	存在，压力上升/水平相
直肠肛管收缩反射	存在	存在
直肠肛管抑制反射	存在	存在
直肠感觉阈值	10~30mL	37.3~50.7mL
直肠排便阈值容量	50~80mL	N/A
直肠最大耐受容量	110~280mL	N/A

注：成人正常参考值由南京市中医院提供；儿童正常参考值由中国医科大学附属盛京医院提供。

7. 临床应用　如下所述。

(1) 肛门括约肌损伤：①产伤，如分娩时会阴保护不及时造成会阴撕裂伤或修补术后发生感染；②手术损伤，如痔切除手术损伤过多的皮肤皮桥及黏膜，肛周脓肿内口一次切开、肛瘘切除和挂线疗法紧线过快损伤括约肌；③外伤，如车祸、化学等对肛门括约肌直接损伤或形成瘢痕。

(2) 先天性巨结肠症：目前，国内外报道用肛管直肠测压诊断先天性巨结肠症的阳性率已达 90% 以上，已经成为诊断先天性巨结肠症的特异性诊断方法。肛管直肠测压在先天性巨结肠症患儿的表现：①直肠肛管反射消失；②直肠的顺应性升高；③排便时肠道的推进性蠕动波消失，肛管的波相运动的慢波频率减慢。

（3）排便障碍性疾病：①盆底痉挛综合征：由于盆底肌肉持续性收缩，引起盆底肌肉处于轻度收缩状态，当排便时，盆底肌肉和肛门外括约肌松弛，直肠肛管角增大，肛管内压力降低，引起排便的直肠感觉阈值升高。但应注意有人会在情绪紧张时而出现盆底痉挛综合征。②内括约肌失弛缓症：内括约肌失弛缓症和特发性巨结肠在临床上均表现为慢性便秘和直肠扩张，前者直肠肛门抑制反射消失，后者此反射存在，但肛管静息压力可能特别高，大于13.33kPa（100mmHg）。对该两种疾病的诊断有意义。③耻骨直肠肌痉挛综合征：是由于出口梗阻所导致的排便困难的综合征，测压可见肛管静息压和收缩压较正常人升高，肛管高压区延长，直肠肛管反射的松弛波降低。

（4）直肠肛管炎症性疾病：由于炎症刺激黏膜造成直肠肛管压力阈值改变，此类疾病括约肌本身无损害。

（5）支配括约肌神经病变：如脊髓拴系症术后行肛管测压时可见肛管静息压和收缩压均明显下降，肛管高压区短缩，直肠肛管反射减弱，直肠初始感觉阈值，直肠最大耐受量及直肠顺应性也相应降低。

（6）肛门直肠手术前、后功能评价：一些肛门直肠畸形手术的患者，可以通过直肠肛管测压预测其排便功能情况，如术前肛管静息压和收缩压明显降低，肛管高压区明显短缩，提示有肛门括约肌功能不良；向量容积及不对称指数可以显示出肛门括约肌是否有缺损；如直肠感觉阈值、直肠最大耐受量及直肠顺应性明显降低时，术后有可能出现大便失禁。

（7）生物反馈治疗前、后效果评价：采用直肠肛管测压技术可对大便失禁、肛门直肠畸形术后排便功能障碍进行生物反馈治疗。自行通过锻炼改善肛门括约肌功能，改善直肠感觉，使其对小容量的感觉也能及时地收缩外括约肌，防止大便失禁。另外对特发性便秘进行此训练也能获得满意疗效。

三、结肠传输试验

结肠传输试验是目前诊断结肠慢传输型便秘的重要方法，测定结肠传输功能的方法有：不透光标志物追踪法及放射性核素闪烁扫描法。后者因需特殊设备，患者暴露于核素等，使用受到一定的限制。而前者以其简单、易行、廉价、无创性、安全、可靠、不需要特殊设备等优点，得到广泛的应用，现做一介绍。

1. 机制　正常成人结肠顺行推进速度约为8cm/h，逆行速度约为3cm/h，每小时净推进距离约5cm。结肠推进速度可受诸多因素影响。如进餐后进行速度可高达14cm/h，但逆行速度不变；肌内注射某些拟副交感药物后，净推进速度可高达20cm/h，而一些便秘者其净推进速度可慢至1cm/h。不透光标志物追踪法，就是通过口服不透X线的标志物，使其混合于肠内容物中，在比较接近生理的条件下，摄片观察结肠运动情况。尽管结肠运输时间反映的是结肠壁神经肌肉功能状态，但一次口服20粒不透光标志物后不是20粒同时到达盲肠，标志物在结肠内的运动不是以集团式推进，这是由于标志物从口到盲肠的运行时间受进餐时间、食物成分、胃排空功能及小肠运输功能等因素影响，只能了解结肠运动总体轮廓，不能完全反映结肠各段的功能状态。为保证结果的准确可靠，标志物不能过重、应与食糜或粪便比重相似，且显示清楚，不吸收、无毒、无刺激。目前国内外已有商品化标志物供应。

2. 检查方法　从检查前3天起，停用一切可能影响消化道功能的药物，按一定标准给予饮食（每日含14g左右纤维），保持正常生活习惯不作特殊改变。因检查期间不能用泻药，也不能灌肠，对那些已有多日未能排便，估计难以继续坚持完成检查者，待便后再按要求准备。因黄体期肠道转运变慢，故育龄妇女应避开黄体期检查。当日早餐后，吞服装有20个不透X线标志物胶体，于服后第5天和第7天各拍腹部X线片1张。读片法从胸椎棘突至第5腰椎棘突作连线，再从第5腰椎棘突向骨盆出口两侧作切线，将大肠分为右侧结肠区，左侧结肠区、直肠乙状结肠区3个区域，通过这3个区域来描述标志物位置。标志物影易与脊柱、髂骨重叠，须仔细寻找，有时结肠、肝、脾曲位置较高，未能全部显示在X线片上，应予注意。

3. 正常参考值　正常成人在口服标志物后，8小时内所有标志物即可进入右半结肠，然后潴留于右半结肠达38小时，左半结肠37小时，直乙状结肠34小时，正常参考值是口服标志物后第5天至少排出标志物的80%（16粒）第7天全部排出。

4. 临床意义 结肠传输试验是诊断结肠慢传输型（结肠无力型）便秘的首选检查方法（图2-19）。可鉴别结肠慢传输型和出口梗阻型便秘。前者不能轻易手术，严格掌握手术适应证，后者应根据排粪造影结果选择适宜的手术方式。除标志物通过时间延长外，根据标志物分布特点便秘可分4型：①结肠慢传输型：标志物弥漫性分布于全结肠；②出口梗阻型：标志物聚集在直肠乙状结肠交界处。此型多见，常见于巨结肠、直肠感觉功能下降及盆底失弛缓综合征；③左结肠缓慢型：标志物聚集在左结肠乙状结肠区，可能为左结肠推进无力或继发于出口梗阻；④右结肠缓慢型，标志物聚集于右结肠，此型少见。

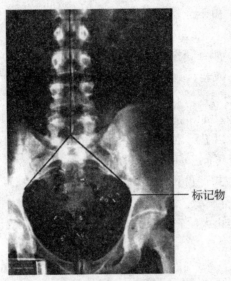

图2-19 第5天显示标记物滞留于乙状结肠直肠内

四、排粪造影

通过向患者直肠内注入造影剂，对患者"排便"时肛管直肠进行动、静态结合观察的检查方法。能显示肛管直肠的功能性和器质性病变，为便秘的诊断、治疗提供依据。此法先由 Broden（1968）用于小儿巨结肠和直肠脱垂的研究。20世纪70年代后期才应用于临床。我国于20世纪80年代中期由卢任华等开展临床应用研究，并制订了相应的标准。

1. 机制 向直肠注入造影剂，观察静坐、提肛、力排，排空后直肠肛管形态及黏膜像变化，借以了解排粪过程中直肠肛管等排便出口处有无功能和器质性病变。

2. 检查设备 如下所述。

（1）专用坐桶：排粪造影用坐桶很重要，是取得优质影像的关键因素之一。桶壁要求与臀部组织的透X线性相近，否则拍摄的X线片中盆底组织结构与盆腔中的结构由于厚度相差太大而不能同时显示（盆底肛管部分太黑，曝光过度而不能分辨；或者盆腔部分肠管太白，曝光不足显示不清），从而大部分测量无法进行；桶身须能升降旋转以便从不同角度观察和完成不同高度患者的拍摄，能够解决排出物的收集和卫生等问题。国内应用的主要是由上海长海医院卢仁华研制的DS-I型坐桶（图2-20）。桶的上口适应臀形，后部中线壁内垂直矢状嵌装有暗比例尺。

（2）机器设备：对排粪造影用机器的要求：X线管焦点0.6~1.2mm，电压90~115kV，胶片25cm×30cm或20cm×25cm。在透视下选择性点片，有条件的可加摄缩影片，录像更佳；用国产200mA机亦可。

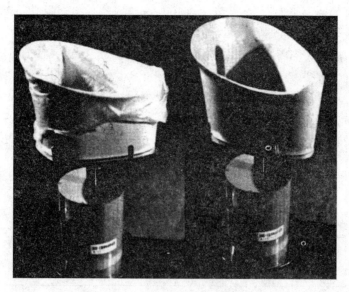

图 2-20 DS-I 型坐桶

3. 检查方法　检查前夜 8 时冲服番泻叶 9~15g 清除积粪。检查时，先将导管在透视下插入肛门，注入钡液约 50mL，使之进入乙状结肠及降结肠远端，拔出导管，向肛门探入注射枪，注入糊状造影剂约 500g。嘱患者坐在坐桶上，调整高度使左右股骨重合并显示耻骨联合。分别摄取静坐、提肛、力排、排空后直肠侧位片，必要时摄正位片，同时将整个过程录制下来。

测量项目（图 2-21）：①肛直角：肛管轴线与近似直肠轴线的夹角。②肛上距：耻尾线为耻骨联合与尾骨尖的连线，它基本相当于盆底位置。肛上距为肛管、直肠轴线交点至耻尾线的垂直距离。③耻骨直肠肌长度：耻骨直肠肌于肛直交界处后方压迹至耻骨距离。④直肠前突深度：前突顶端至开口上下缘连线的垂直距离。

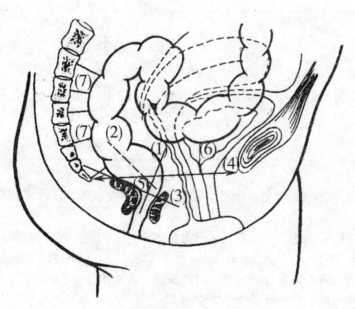

图 2-21　排粪造影测量项目示意图

(1) 肛管轴线；(2) 直肠轴线；(3) 近似直肠轴线；(4) 耻尾线；(5) 肛上距；(6) 乙耻距；(7) 骶直间距

4. 测量项目正常参考值　测量用具为上海长海医院放射科特制含角度仪、米尺、放大、缩小尺的四合一测量尺（图 2-22）。该测量尺是根据坐桶后部中线壁内垂直矢状方向嵌放的暗比例尺在靶片距为 100cm 时所摄取照片的放大（大点片）、缩小（100mm 缩影片）率而制成的 25cm×10cm 的薄透明胶片。其放大、缩小率应与盆腔中线器官在照片上的放大、缩小率一致。用该尺的角度仪量肛直角，用放大、缩小尺分别测量大点片和缩影片上所示的各长度距离，如肛上距、乙（小）耻距、肛管长度、骶直间距、直肠前突的深度长度、直肠内套叠的深度、厚度和套叠肛门距以及其他需测量的指标。该尺是经纬线互相垂直的坐标式的，测量时只需定点，不需要划线和换算即可得出实际数值，既快、又准、用途广，使排粪造影诊断达到计量化标准，使临床治疗和疗效观察判定有计量依据。测量正常参考值见表 2-3。值得注意的是排粪造影是一个动态检查过程，前后对比分析有时比孤立参照所谓"正常值"更重要。

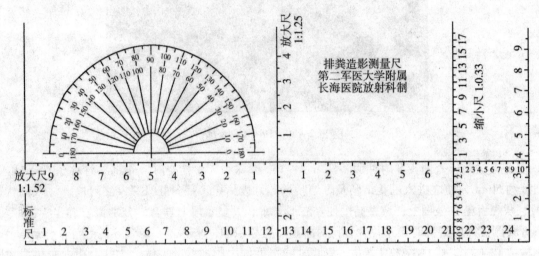

图 2-22　四合一专用测量尺

表 2-3　排粪造影测量数据正常参考值

测量项目	正常参考值	测量项目	正常参考值
肛直角		耻骨直肠肌长度	
静态	70°~140°	静态	14~16cm
力排	110°~180°	力排	15~18cm
提肛	75°~80°	提肛	12~15cm
肛上距	<3~4cm	直肠前突	<3cm，排空造影剂

5. 临床意义　排粪造影是诊断出口梗阻型便秘的重要检查方法，几种常见功能性出口梗阻便秘的造影如下。

（1）直肠前突（RC）：为直肠壶腹部远端呈囊袋状向前（阴道）突出（图 2-23）。该征象可出现在无症状的志愿者中。因此，只有膨出大于 3cm 才有意义。其实并不尽然，口部巨大且开口向下的重症直肠前突也未必粪便嵌塞。真正有病理意义的直肠前突必须开口小，纵深，排粪终末钡滞留三大特征并指压阴道后壁方能排便的病史为重要的参考依据。

（2）耻骨直肠肌肥厚症：肛直角小，肛管变长，排钡很少或不排，且出现"搁架征"。该征是指肛管直肠结合部后上方在静坐、力排时均平直不变或少变，状如搁板。它对耻骨直肠肌肥厚症有重要诊断价值。同时可作为与耻骨直肠肌失弛缓症的鉴别要点。

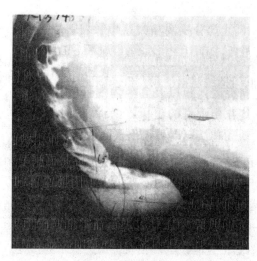

图 2-23 直肠前突测量示意图

(3) 直肠前壁黏膜脱垂及内套叠：增粗而松弛的直肠黏膜脱垂于肛管上部、造影时该部呈凹陷状，而直肠肛管结合部的后缘光滑连接。当增粗松弛的直肠黏膜脱垂在直肠内形成大于 3mm 深的环状套叠时，即为直肠内套叠。

(4) 耻骨直肠肌失弛缓症：正常排便时耻骨直肌松弛肛直角变大，此病力排时肛直角增大不明显，仍保持 90°左右或更小；耻骨直肠肌长度无明显增加，且多出现耻骨直肠肌压迹。

(5) 盆底痉挛综合征（SPFS）：为用力排粪时盆底肌肉收缩而不松弛的功能性疾病。力排时肛直角不增大，仍保持在 90°左右或更小，且多出现耻骨直肠肌痉挛压迹，即可诊断 SPFS。PRMI 的深度和长度的测量方法：画一直肠壶腹远端后缘向前上凹入起点至肛管上部压迹缘处的连线，该线即为其长度；PRMI 顶部至该线的垂直距离即为深度。

本症常并发其他异常，如并发 RC 时，则 100% 出现"鹅征"（图 2-24）。即将力排片竖摆显示：前突为鹅头，肛管为鹅嘴，痉挛变细的直肠远段似鹅颈，直肠近段和乙状结肠为鹅身尾，宛如一正在游泳中的鹅。鹅征对 SPFS + RC 有确诊价值。

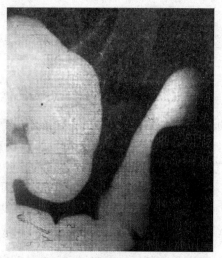

图 2-24 鹅征，直肠前壁中度囊袋状突出并发耻骨直肠肌深切迹

五、球囊逼出试验

将球囊置于受检者的直肠壶腹部，注入 37℃温水 50mL，嘱受检者取习惯排便姿势尽快将球囊排出。正常在 5 分钟内排出。有助于判断直肠及盆底肌的功能有无异常。

六、盆底肌电图检查

肌电图是通过检测肌肉自发或诱发的生物电活动，借以了解神经肌肉系统功能的一种方法。1930年，Beck 首先记录了狗和人的肛门括约肌电活动。Floyd 和 Walls 于 1953 年首次应用于临床诊断。对于研究和诊断盆底的神经肌肉病变十分重要。可精确地反映盆底肌的功能活动，尤其是运动中的功能活动情况，能清楚地显示有些在形态学检查中无法发现的异常表现，如耻骨直肠肌失弛缓症的反常电活动。对先天性或创伤性盆底肌肉缺损有着重要的诊断价值。其另一重要用途是检查盆底支配神经受损情况，如通过诱发肌电图检查运动潜伏期的长短，来判断是否有神经损害，是肛肠动力学研究必要的手段。继 1953 年 Hoyd 采用表面电极研究正常男性外括约肌的电活动变化后，Kawakari（1957）采用针电极比较详细地观察肛肠肌电图以来，有了迅速的发展。目前，临床上采用不同电极进行肛肠肌电图检查。

1. **针电极检查法** 能较详细地记录到每一个刺激点的肌肉电活动情况，可分别记录肛门外括约肌、内括约肌及耻骨直肠肌的肌电图变化。但针电极较痛苦，患者不易接受。

2. **表面电极描记法** 表面电极有两种。一是肛周皮肤电极，二是哑铃形肛塞电极，塞形电极环与肛管接触处直径为 0.8cm，此法主要引导电极下肌肉的整合电位，可较大面积地观察肛周肌肉的动作电位变化，尤其对肛门失禁能较全面地反映出肛周肌肉的功能状态。此法操作方便，无痛苦、易掌握，属无创性检查，患者易接受，尤其适于儿童。

此外，还有单纤维肌电图描记法、会阴肛管反射检查法、阴部神经终末电位潜伏期测定法，前三种主要判断肌肉失神经支配的客观指标，后两种主要判定阴部神经的传导功能状况，临床检查时最好用两种方法来全面判断括约肌的神经肌肉功能情况。凡造成括约肌功能障碍的各种原因，均可进行检查。包括：①肛管、直肠先天性异常；②创伤性：肛管直肠撕裂伤、肛裂、肛瘘、痔及直肠切除保留括约肌等手术损伤；③功能性：大便嵌塞、老年人和身体衰弱者多见；④神经性：脊髓瘤、马尾部病变，智力发育不全；⑤直肠肛管疾病：直肠脱垂、内痔脱垂、肛管直肠癌等。

（张正国）

第六节 肛肠影像学检查

肛肠影像学检查方法很多，常用的包括直肠肛管腔内超声检查、普通 X 线检查、钡灌肠检查、计算机体层成像（CT）、磁共振成像（MRI）、正电子发射体层显像（PET）、CT 仿真结肠镜检查和血管造影术等。

一、直肠肛管腔内超声检查

直肠腔内超声（endorectal ultrasound，ERUS）和肛管腔内超声（endoanal ultrasound，EAUS）主要应用于对肛管直肠疾病的诊断，如直肠和肛管肿瘤的局部分期，以及对肛瘘等肛周良性疾病的诊断。

直肠腔内超声主要用于评估直肠新生物浸润的深度，正常的直肠壁显示五层结构（图 2-25）。超声可通过黏膜下层的完整性与否来分辨良性息肉和浸润性肿瘤，亦可分辨浅层的 T_1、T_2 及深层的 T_3、T_4 肿瘤（图 2-26）。腔内超声判断肿瘤侵犯深度的准确性为 81%~94%。同时能检测直肠周围增大的可疑阳性淋巴结，测定阳性淋巴结的准确性为 58%~83%。在术后局部复发的早期检测方面同样有效。

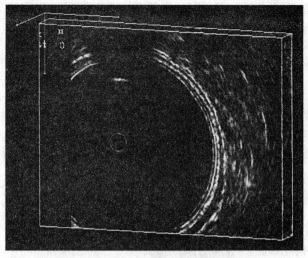

图 2-25 ERUS 的正常直肠壁

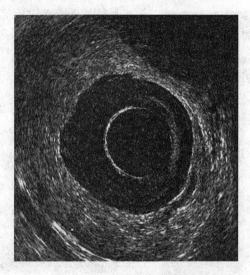

图 2-26 ERUS 直肠癌 T_3

肛管内超声可用于评估肛管周围复杂的解剖结构，能很好地分辨内、外肛门括约肌和耻骨直肠肌。其适用于括约肌缺损及复杂性肛瘘者（图 2-27）。由于括约肌损伤致肛门失禁者，超声可表现为回声中断的缺损区。超声显像脓肿多表现为肛周软组织内低回声或液性暗区，脓肿早期为不均匀低回声，脓肿中期显示不均匀液性暗区，脓肿晚期为均匀性液性暗区。

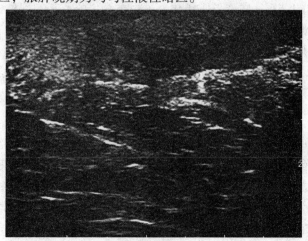

图 2-27 EAUS 显示肛管括约肌间型肛瘘

直肠肛管腔内超声的主要缺点是对有狭窄的病例，探头不能通过狭窄区，不能充分显示病变范围。其次，它仍然依赖操作者的经验。最后，在高位肿瘤和（或）管腔狭窄的肿瘤，由于探头定位困难造成高失败率。

二、X线检查

X线检查时，基于人体组织结构固有的密度和厚度差异所形成的灰度对比，称之为自然对比。依靠自然对比所获得的X线摄影图像，常称之为平片（plain film），如腹部平片。对于缺乏自然对比的组织或器官，可以人为引入密度高于或低于该组织或器官的物质，使之产生灰度对比，称之为人工对比。这种引入的物质称之为对比剂（contrast media），原称造影剂。通过人工对比方法进行的X线检查即为X线造影检查（X-ray contrast examination）。比如结肠钡剂灌肠检查及少量钡剂结肠传输试验等。

（一）腹部X线片

腹部X线片是腹部外科急腹症的首选的影像学检查方法，主要适用于消化道穿孔、梗阻和金属性异物的诊断。对于其余大多数结直肠肛门盆底病变，X线片检查的临床应用价值不大（图2-28）。

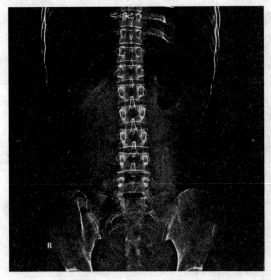

图2-28　腹部X线正常

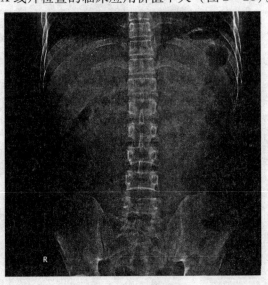

图2-29　消化道穿孔平片，双侧膈下可见游离气体

1. 适应证　如下所述。

（1）消化道肿瘤、炎症、外伤，以及肠道检查治疗等引起的消化道穿孔（图2-29）肠梗阻，并判断梗阻程度。

（2）消化道不透X线的结石；腹部异常钙化，可根据钙化的形态、部位作出诊断。

（3）可观察腹腔内脏器（肝、肾、脾等）的轮廓、位置和大小改变。

（4）对诊断新生儿消化道畸形亦有很大的意义。先天性小肠狭窄时，闭锁以上的肠管内充气扩张并有液平面形成，而闭锁以远的肠管内无气体；先天性巨结肠、肛门闭锁、结肠旋转不良、畸形、胎粪性腹膜炎都能在腹部X线片上有明显的表现。

2. 检查前准备　检查当天早晨禁食，尽量排空大便。

（二）钡灌肠检查

结肠钡剂造影检查具有方便、快捷、准确等优点，多年来得到广泛的临床应用，并一直作为消化道疾病诊断的基本影像检查方法之一，尤其对于较小的局灶性病变如小的溃疡的检出，具有较高的敏感性，此外还可以评估消化道的功能性改变；但结直肠肛门钡剂造影检查具有局限性，即仅能显示腔壁异常，不能评价病变的壁外延伸情况。近年来由于内镜和其他诸如CT等影像技术的发展，其临床应用受到了挑战，但仍不可完全取代。

常用的结肠钡剂检查方法有单对比和双对比检查两种技术。为了较直观的观察直肠肛门的排便功能，还可进行排粪造影检查。

1. 检查前准备　如下所述。

(1) 肠道准备：肠道准备对于结肠钡剂检查相当重要，良好的肠道准备是取得钡灌肠成功的重要条件，尤其是结肠双对比造影。

检查前三天进行肠道准备。需要注意的是严格控制饮食，主要采用低纤维素饮食，可食用如米饭、稀饭、馒头、面条等；禁食含纤维素多的食物如青菜、芹菜等及高脂肪食物如奶油等。在服用药物导泻后，绝大部分患者均会出现多次腹泻，如患者终末排泄物内已无粪渣，呈水状，则肠道准备已符合清洁要求，可不必再做清洁灌肠。如患者用药后腹泻次数很少，仍有较多粪便排出，则需加做清洁灌肠，但清洁灌肠后至少需等2小时以上才能做钡剂灌肠检查，因清洁灌肠后肠道内会存有较多的水分，即刻做双对比钡灌肠会稀释钡浆，造成肠黏膜涂布不良。

(2) 对比剂配制：结肠双对比造影用的钡剂应选用细而均匀的颗粒钡剂。粗细不均匀的颗粒钡剂，因沉淀太快，且易引起凝聚和龟裂，影响涂布和造影质量，决不可采用。钡剂浓度以配制成70%~80%（W/V）为好，太浓易引起龟裂，浓度太低则不易显示结肠的微细结构和使腔壁线显示不清。做普通单对比钡灌肠，则宜用40%（W/V）钡浆浓度。如做稀钡灌肠，钡剂浓度配制成15%~20%（W/V）即可，浓度过高不能透过重叠肠曲，会影响检查时的观察。

(3) 低张药物的应用：目的是松弛肠壁平滑肌，便于肠管舒张，减轻腹胀。国内最常用的低张药物为山莨菪碱（654-2），属抗胆碱能药物，可使平滑肌松弛，解除胃肠道痉挛，并有扩张血管、散瞳和抑制腺体分泌等作用。注射后数分钟即可发生作用，药效可持续1~3小时，一般做肌内注射，每次用量为10~20mg，造影前数分钟给药。注射山莨菪碱后可出现口干、面部潮红和因扩瞳引起的视物模糊等不良反应，一般轻微。但对青光眼和严重的心脏病者禁用，前列腺肥大者慎用，轻度的前列腺肥大患者，可嘱其在造影前先排空小便，然后再用低张药物。

2. 结肠钡剂检查方法　主要用于检查结直肠的形态、位置、器质性状况及其某些较大或较为明显的病灶。但是，总体上说疾病检出率较低，不仅难以检出单发的1cm以下的病灶，甚至有可能遗漏较大病灶。究其原因主要是充盈相检查时肠腔内存积大量钡液，可能淹没或遮盖了病灶；其次直肠、乙状结肠位置较深，肝曲和脾曲位于肋弓深部，这些肠段的肠管弯曲、重叠又难以加压检查，加之黏膜相常因剂不能排空而效果不佳。而却又是病变的好发部位。至于充气后的"双对比"检查则因结肠内存留钡剂较多、钡剂浓度过低，未采用低张等，效果明显不如直接低张法结肠双对比造影。

结肠钡剂造影的绝对禁忌证为肠穿孔和肠坏死，急性肠炎及急性阑尾炎也不能进行结肠造影检查。

(1) 单对比钡灌肠检查：检查前做好肠道清洁准备，但要求不需像双对比造影那样高。造影前准备40%（W/V）浓度的钡浆800~1 000mL，造影时在透视下用经肛管注入钡浆，使各段结肠依次充盈直至盲肠，先摄取全结肠充盈相，再变动患者体位，使重叠的肠曲展开，根据情况适当摄取点片和加压片。为详细观察直肠情况，可于仰卧左后斜位下，摄下直肠、乙结肠充盈相点片；再转至侧卧位，摄取包括骶骨、直肠后间隙和全直肠在内的点片。然后嘱患者排出钡剂后，摄取全结肠之黏膜相片，必要时加摄点片。虽然，目前结肠双对比造影已成为结肠检查的常规方法，但如遇到结肠梗阻，乙状结肠扭转及观察结肠的功能性改变时，单对比钡灌肠检查仍有相当的用处。

临床上，有时为了观察吻合口部是否通畅；或肠道过长、迂曲和重叠过多的患者，也可采用15%~20%（W/V）的钡液浓度作稀钡灌肠。肠道充盈并适当加压后摄取全结肠和（或）各段结肠的加压点片，不必再拍摄黏膜相片。由于稀钡的透过作用，适当加压，可清楚地显示各重叠肠曲的解剖情况，如肠道清洁满意，对肿瘤性病变的检出也有相当高的准确性；对年老体弱和不适宜多翻动的患者，结肠稀钡灌肠也是一种较好的检查方法（图2-30）。

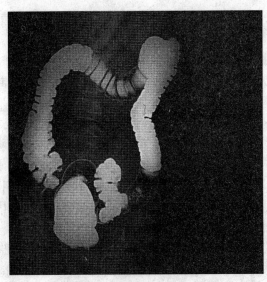

图2-30 正常大肠单对比造影

(2) 结直肠双对比检查

1) 结肠双对比检查法：结肠双对比法检查通过限制饮食、多饮水和给予泻剂等综合肠道准备后。钡涂布质量较做清洁灌肠后再做双对比检查，更易于显示黏膜细节。

在造影前6分钟给予肌注低张药物，也可在肌注低张药物后，就置入肛管并灌注钡浆（浓度为70%~80% W/V），因此时低张作用尚未完全发生，使钡头通过结肠各段。钡浆用量约300mL，如结肠特别冗长可适当增加钡剂的用量。造影时可采用各类灌汤袋和灌肠瓶，其作用原理相似。灌肠袋为一类似补液用的塑料袋，容积为1 000~1 600mL，袋的上端有一旋口，通过旋口可倒入钡剂并进行密封。袋的下端有两根引流管，一端可接肛管，一端可接注气囊，造影时通过气囊注气，使袋内压力增高而驱使钡浆注入肛管，钡浆注完后挤压灌肠袋，使袋内气体注入结肠。停止注钡和注气时，可用夹子把流出管夹住。如注入钡浆量已足够，不需再注钡而注气时，可将灌肠袋倒置，这时钡浆仍置于灌肠袋下端，两根引流管则置于灌肠袋的上方，此时位于灌肠袋上部的气体，可经肛管注入结肠。有时直肠和乙状结肠内钡浆过多影响双对比效果，可将灌肠袋置于低于床面的位置，通过体位变动，使结肠内过多的钡浆回流入灌肠袋，使用灌肠袋可对注入结肠内的钡浆和气体进行调整，相当方便。

检查时患者取俯卧位，倾斜检查台床面，使头低10°~15°，在透视下注入钡剂，一般在钡头通过脾曲到达横结肠中部时即可停止注钡，然后注气，入气体时应缓慢，通过气体的压力将钡向右半肠推进，气体注入的量在700~1 000mL，待右半肠扩张至直径约5cm即可停止注气，然后拔除肛管。让患者做俯卧-仰卧、再从仰卧-俯卧翻转数次。为了避免升结肠内的钡剂过早反流入末端回肠，引起盆部小肠和乙状结肠等影像之间的重叠，翻转时以右侧躯体向下最好。注入钡剂和气体并经数次翻转后，钡剂在结肠表面已形成良好涂布时，即可摄片。

一般先摄取直肠、乙状结肠和降结肠下部的双对比，包括仰卧位和俯卧位相，摄片时应注意适当变动体位，尽可能使重叠之乙状结肠展开。并应包括直肠、乙状结肠部的侧位相，因为直肠中上部与乙状结肠在正位相上常相互重叠，侧位时至直肠在后，乙状结肠靠前，可充分示正位相上的重叠部。接着手取俯卧位，使降结肠内的钡剂大部分流入横结肠，再让患者做右侧卧位，然后将台面升至半立位，这时钡剂大部分流入升结肠和降结肠下方，摄取脾曲、降结肠上中部和横结肠左侧部的双对比相。摄取脾曲双对比相后再放平台面，取仰卧位摄取横结肠的双对比相。再取右前斜位，将台面升至半立位，摄取肝曲、升结肠上部和横结肠右侧部的双对比相。然后敦低床面让患者头侧低10°~15°，使盲肠内的钡剂流出至肝曲段，摄取盲肠和升结肠近端的双对比相，摄完各段肠曲之点片后，让患者再做360°翻转数次，摄取全结肠的仰卧位和俯卧位及立式前后位片，有条件者可再摄右侧和左侧水平侧卧位片（图2-31）。

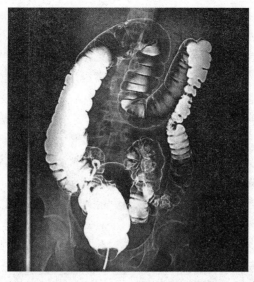

图2-31 正常大肠双对比造影

2）直肠双对比造影检查：通常对直肠进行双对比检查可通过结肠检查来完成。但如临床已对病变明确定位在直肠时，则不妨进行一次只限于结肠远端（包括直肠和乙状结肠）的气、钡双对比检查。它有着许多优点：肠道准备较易，甚至只需用开塞露去除肠腔内积粪即可；肠道内灌注（气体和钡液）量少；检查范围小；方法简单；时间短，所有这些都能减少患者不适，对老年体弱者尤其适合。而最为重要的是由于这种检查只需在直肠和乙结肠中充有钡剂，可避免盆腔内其他显影肠道的重叠，更容易获得满意的直肠双对比相。对年老、体弱、不宜翻动的患者还可选用稀钡法直肠检查，以15%~20%钡液经肛管内灌入直肠内，在患者仰卧位透视下（可辅以适度加压）摄取点片。整个检查中不翻身，不摄黏膜相片。依靠稀钡的透过作用及轻度的加压，也可获得较满意的直肠充盈图像。

三、排粪造影检查

排粪造影（Defecography）通常指将模拟的粪便（如钡糊）灌入直肠乙状结肠内，在患者坐在特制的马桶上进行排便动作，在符合生理状态下对肛直部及盆底肌进行静态和动态影像学观察的一种检查方法。目前常用的是X线排粪造影（图2-32），临床上主要用于诊断直肠内脱垂、直肠前突、会阴下降综合征、盆底痉挛综合征及小肠或乙状结肠疝、会阴疝等排便障碍性疾病。

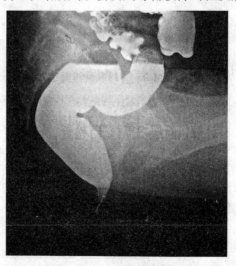

图2-32 X线排粪造影

排粪造影检查国外始于20世纪60年代后期，但一度未能推广应用，直至80年代初再度兴起。国内由上海长海医院于1985年最先开展,此后迅速在国内普及。目前已成为诊断排便障碍性疾病的常规检查。排粪造影方法简便、快速,可重复操作,不但能明确诊断此类疾病,而且可了解病变的严重程度、范围及治疗效果,为临床治疗提供可靠的客观依据。其重要的诊断价值,目前尚无任何一种检查技术能够取代。

随着影像技术的发展,尤其是近年来磁共振成像(magnetic resonance imaging,MRI)技术的进展,MRI作为评价盆底的影像检查手段逐渐得到了大家的认可。通过应用静态的T_2加权序列,盆底形态在细微解剖方面可以得到清晰辨认。另外,通过应用多阵列线圈和快速半傅里叶T加权成像、平衡稳态自由进动(bSSFP)或者梯度回波等快速扫描序列获取患者静息、力排和强忍相的矢状位图像,可以记录动态的排便过程。在这些图像上,影像医生可以清楚地确定耻尾线(代表了盆底的位置)和H线、M线(H线、M线有助于判断有无盆底松弛)。基于这些静态和动态MRI序列,可以解释许多形态学和功能性盆底疾病。

近年来,MRI已经用于提供临床影像资料,帮助选择手术适应证和修订治疗方案。MRI不仅能够在静态成像方面清晰显示盆底细微结构,而且能够采用动态成像方法用于评价盆底。这种动态成像又称为盆底动态MR成像,如果重点观察后盆腔亦可称为MR排粪造影(图2-33)。国内由中山大学附属胃肠肛门医院率先开展了MR排粪造影。

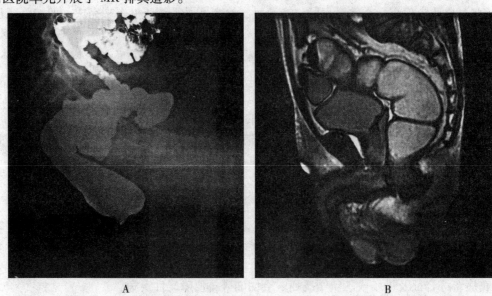

图2-33 A. X线排粪造影发现直肠重度前突;B. MR排粪造影发现耻骨直肠肌痉挛

四、计算机断层扫描(CT)检查

1. 肠道准备 与胃肠道其他器官一样,结直肠CT检查前必须做好肠道准备。肠道清洁是所有结肠检查时,发现和正确诊断结肠病变的前提。CT检查前更要求彻底肠道清洁。对检查前一周内做过胃肠道钡剂造影者,应待钡剂排空后再进行CT检查。

2. 低张药物的应用 肠道蠕动和肠壁舒张程度,对CT图像质量和诊断分析有相当大影响。在CT检查时使用低张药物,可抑制肠道蠕动,减少运动伪影和降低管壁张力,有利于管腔均匀扩张。于扫描前10分钟肌内注射山莨菪碱(654-2)20mg,效果较好。也可使用静脉注射胰高糖素1mg,但后者成本较高。

3. 肠腔内对比剂的应用 为了使管腔扩张充分,CT检查时还必须引入一定量的对比剂,包括低密度(空气)对比剂、等密度(水)对比剂或高密度(有机碘溶液)对比剂。以水灌肠后可使肠道充分扩张,也无阳性对比剂引起的伪影,肠壁组织显示较好,横断面扫描时常用,但三维成像时水与肠壁缺乏密度对比。采用气体作腔内对比剂,此法简便,且在容积扫描的条件下,更适合三维重建与仿真内镜成像，目前应用较多。而有机碘水溶液有利于脓肿、瘘管的显示。具体方法是让患者右侧卧位于检查床上，经插入的肛管或 Foley 管，注气 1 000~1 500mL。结肠充分扩张的标准为乙状结肠直径3cm，降结肠直径4cm，横结肠和升结肠处直径5cm。对已做过结肠造口术的患者不必在肠腔内注入生理盐水，可直接行增强前后扫描。

4. 血管内对比剂的应用　配合高压注射器快速团注，可获得动脉期、门脉期及平衡期多期扫描图像。对大肠病变，特别是肿瘤病变的诊断极为重要，可提高病变的检出率，帮助定性和鉴别良、恶性。使用非离子型碘对比剂（300mg/mL）100mL（1.5mL/kg 左右），经肘前静脉快速团注，以 2~3mL/s 的速度注射。增强扫描的时机由观察的目的而定：观察黏膜面需延迟 40~50 秒，肠壁肌层则延迟 60~80 秒。

5. 应用范围　如下所述。

（1）判定结肠肿瘤的性质，明确恶性肿瘤的分期，以便做出治疗计划。

（2）发现复发的结肠肿瘤，并明确其病理分期，便于临床上及早处理。

（3）明确结肠肿瘤对各种治疗后的反应。评价引起大肠移位的原因。

（4）阐明钡剂检查或内镜所发现的肠壁内和外压性病变的内部结构，便于进一步明确其性质。

（5）对钡剂检查发现的腹部肿块作出评价。明确肿块的起源及与周围组织的关系。通过增强检查还能显示出肿块内部的细微结构。

（6）测定 CT 值可鉴别囊性或实质性病变、脂肪瘤、血管瘤等。还可判断病变有无出血、坏死、钙化和气体存留，这是一般放射学检查所不及的。

6. 临床意义　CT 能独特地显示肠道层面，能将肠壁内、肠壁外以及邻近组织器官显现得一清二楚，对于肠道肿瘤能显示腔内形态，肠壁的浸润程度、肠外邻近组织、器官受累范围，局部淋巴结有无肿大，以及有无远处转移等（图 2-34，图 2-35）。CT 在结肠肛门疾病的诊断中占有重要地位，尤其是目前多层螺旋 CT 快速大范围扫描和强大的后处理功能为结肠肛门疾病检查提供了丰富的影像学信息。

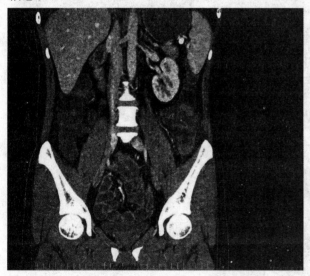

图 2-34　正常结肠 CT 图

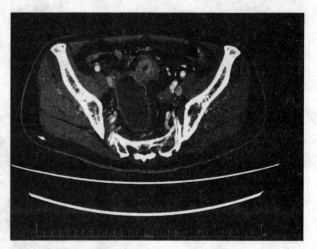

图 2-35　典型结肠病变 CT 图（乙状结肠癌）

五、磁共振成像检查

近年来 MRI 技术迅速发展，MRI 以其多参数、多序列、多方位成像、无辐射和良好的软组织分辨力和获取信息量大等优点，在消化道的应用有了较大的发展。直肠肛管位置相对固定，周围有良好的脂肪组织衬托等解剖优势，经过多年的探索和改进，高分辨力成像能够更好地显示直肠肛管的各层结构和与之相关的解剖细节，MRI 在直肠肛管周围疾病的影像学检查，已经作为首选的检查手段（图 2-36）。

对直肠癌的新辅助放化疗前后的评价，MRI 已经是作为临床应用的常规手段（图 2-37）。MRI 可以清楚地显示肛管及肛周解剖结构，明确病变的部位、累及范围、侵犯程度以及强化方式等，为指导临床诊断与治疗后评价提供有价值的信息。MRI 对肛瘘的分型定位、内口显示、瘘管数量和走行，以及和括约肌之间的关系，已经是不可或缺的确证性影像学检查技术。

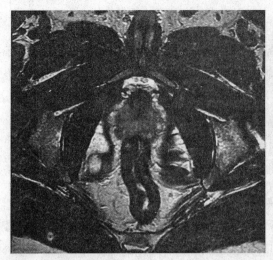
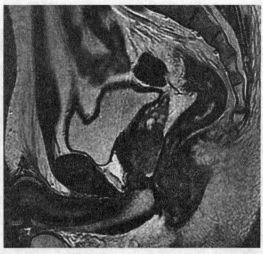

图 2-36　正常直肠 MRI 解剖图

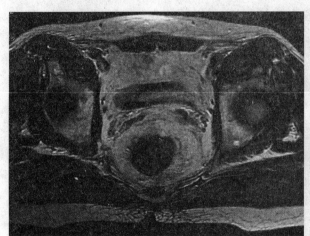
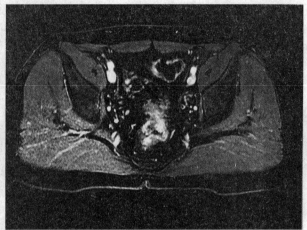
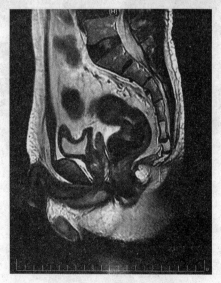

图 2-37　直肠癌 MRI 图

（一）直肠的 MRI 检查

1. 检查前准备　MRI 扫描前的准备工作与 CT 相同，在肠道清洁准备完成以后，扫描前给予低张药物注射，以抑制胃肠道的蠕动和降低肠壁的张力。

2. 腔内对比剂　经肛门插管导入对比剂，如气体、生理盐水或耦合剂 300mL 左右，也有采用 Gd - DTPA 的稀释剂进行灌肠。目的均是使直肠充分扩张。

3. 血管内对比剂的应用　直肠的常规扫描序列包括 T_1WI、T_2WI 序列以及 T_1WI 增强扫描。增强检查应采用团注动态增强扫描方式。

（二）肛管的 MRI 检查

在过去十年中，MRI 已经成为肛瘘术前分类的主要手段。选用合适的序列，MRI 可以清楚地将瘘管及其分支与周围结构区别开来。此外，它能够任意平面成像，很容易确定瘘管的解剖行程（图 2 - 38）。MRI 不仅能够准确进行肛瘘分类，还可以发现其他检查不易察觉的疾病，对手术治疗及最终患者的结果均有显著的意义。

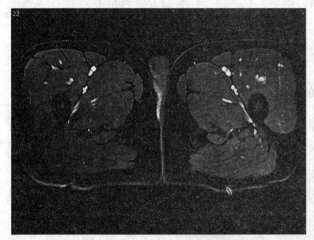
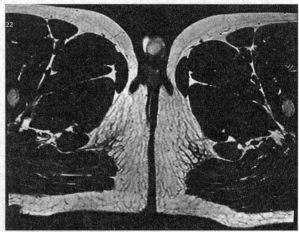
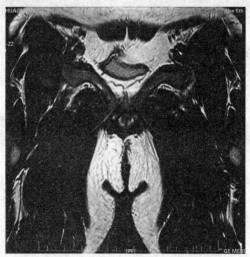

图 2 - 38　典型肛瘘 MRI 图

1. 检查前准备　肛管的 MRI 检查前不需要特殊准备。
2. 腔内对比剂　肛管腔内不需要使用对比剂。
3. 血管内对比剂的应用　增强检查应采用团注动态增强扫描方式。

（三）MR 排粪造影检查

MRI 排粪造影（magnetic resonance defecogra - phy，MRD）目前是全面评价盆底功能障碍性疾病

(pelvic floor dysfunction disease,PFDD)盆腔器官和盆底结构病变的最佳的影像检查手段。MRD包含两个部分，分别为磁共振盆底静态扫描序列和动态排粪造影序列。

MRD足够的空间和时间分辨率可显示排便过程盆底细微的形态学和功能状态的改变。静态盆底矢状位、肛管冠状位和肛管轴位高分辨图像能显示盆底及肛管精细解剖数据，正中矢状位静息、提肛和力排可完整地显示排粪时肛管开放、盆腔器官位置变化、肛直角变化、肛提肌功能以及会阴下降程度等，可定量评估排便情况及盆底功能。

通过盆底HR扫描序列描绘盆底、肛管肌肉的磁共振详细解剖并进行肌肉厚度测量，同时动态观察和测量静息、提肛及力排时正常年轻女性盆底解剖结构形态和功能的变化，旨在获得正常女性盆底肌肉解剖数据和了解不同时相下盆底结构的功能状态，为MRD在PFDD上的诊断和临床应用提供参考标准。

静态高分辨序列冠状位、矢状位和轴位不仅能详细显示前盆腔的膀胱和尿道、中盆腔的子宫和阴道以及后盆腔肛管和直肠，还可以观察到阴道直肠窝、后方骶骨前间隙以及双侧坐骨肛门窝，同时可充分显示肠壁和尿道黏膜、分层等结构，提供详细的解剖信息，可全面评估盆底结构。

动态排粪造影序列，可详细评估膀胱颈、子宫颈、腹膜及肛直肠连接在静息、提肛和力排时的具体位置，并观察肛管长、肛直角、骶骨曲率、骶尾曲率、骶直间距和盆膈裂孔的动态变化。盆底静态高分辨序列得到了盆底及肛管肌肉的解剖数据，动态排粪造影序列发现静息、提肛和力排时盆底结构和形态变化并可定量测量相关数据。

六、正电子放射断层造影术

PET-CT融合了功能和解剖两个方面的信息，它对经新辅助治疗后局部进展期直肠癌治疗效果的监测有价值。在放化疗进行中或者治疗后，SUV值下降是提示效果较好的一项指标。FDG-PET-CT在监测小体积肿瘤（<5~10mm）方面的价值仍然有限。新辅助治疗后，PET-CT对直肠系膜淋巴结转移和小的肿瘤残存方面判断是不可靠的；部分原因是邻近肿瘤的高吸收和膀胱内的排泄所导致的伪影，另一方面原因是放化疗后急性炎症组织反应产生的混杂影像（图2-39）。

PET-CT非常适用于对肿瘤复发的早期诊断。并且，PET-CT可应用于CT已经证实有肝脏转移瘤患者的肝外转移瘤的检查，由此可决定治疗方案是行切除肝脏转移瘤，或者行肝外转移瘤的手术。所以，在行肝脏手术之前做PET全身扫描可以减少一些盲目的开腹手术。

近年来随着MR技术的不断进步，磁共振全身弥散加权成像技术（whole body diffusion weighted imaging，WB-DWI，简称类PET-MRI）开始应用于临床：该技术采用反转恢复回波平面弥散序列（STIR-DWI-EPI），在抑制肌肉、脂肪、肝脏等组织背景信号的基础上，突出病变区域的弥散加权对比，大大提高了对病变的显示，尤其对转移灶的检出率（图2-40）。将来，随着用氢质子的PET-MR技术的出现，利用MRI很高的软组织分辨力，结合PET的代谢和功能信息，一步到位的快速分期方法进入一个崭新的时代。

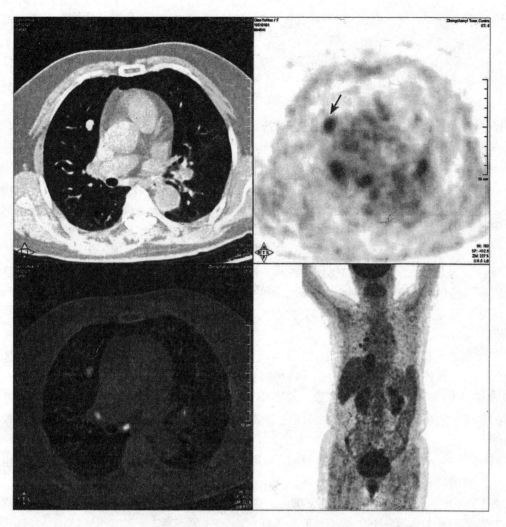

图 2-39 PET-CT 肺转移

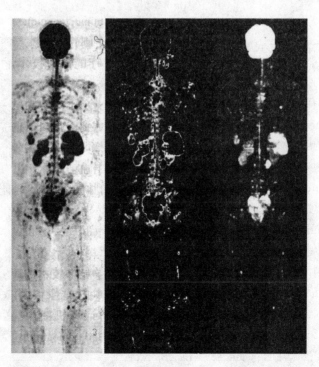

图 2-40 直肠癌腹膜后及盆腔、双侧腋窝淋巴结转移，双肺、肝脏、上段胸椎多发转移

七、CT 仿真结肠镜检查

结肠 CT 仿真内镜（CT virtual colonoscopy，CTVC）检查是一项新的结直肠检查技术，是与计算机技术相结合的产物，由螺旋 CT 先获取结直肠区域的容积数据，经三维表面重建、容积重建和腔内导航而形成类似内镜所见影像。

1. 检查前准备　肠道完全清洁至关重要，否则直接影响肠道的观察。准备方法同纤维结肠镜或传统的气钡双重造影检查。

2. 检查方法　检查前2天，进少渣饮食；前一天，口服50%的硫酸镁60mL（晨30mL，晚30mL），并大量饮水 1 000~2 000mL，禁食至检查前，扫描前 5~10 分钟肌内注射山莨菪碱 10~20mg，嘱患者左侧卧位，经肛门用肛管注入适量空气或二氧化碳 1 000~1 500mL，待患者觉得腹部饱胀时再仰卧位扫定位相，观察结肠内气体足够时再行螺旋扫描，如果有必要再导入气体至结肠充气足够为止。

3. 适应证　CTVC 检查舒适无创、适应范围广和患者易接受，尤其是用于无症状的高危人群的筛选检查，无穿孔、出血等并发症。对结肠梗阻性病变的应用已超出纤维内镜的诊断范围，可从梗阻点远、近端任意观察结肠内腔病变，对 5mm 以上的结肠肿瘤病变的细节显示与结肠镜相似，可作为结肠镜的模拟检查培训。但是，CTVC 不能观察肠黏膜颜色、水肿及细小溃疡、扁平病灶，不能活检。

4. 缺点　如下所述。

（1）技术限度：结肠扫描的范围很长，每一病例的重建图像达几百幅，需较高容量的螺旋 CT 及较高的软硬件配置。另外，图像分析耗时长，每一病例的图像分析时间 20~60 分钟。

（2）临床限度：像钡剂灌肠和结肠镜一样，CTVC 尚有许多问题亟待解决。

1）结肠的粪便伪影易导致假阳性，从理论上讲需要用特定对比剂标记粪便，在处理图像过程中再将标记物删减。

2）凭病灶不容易检出，粪便标记有可能帮助发现扁平病灶，如果粪便标记成功的话，也可以标记正常黏膜，这样的话，很容易区别息肉和新生物，也容易发现扁平灶。

3）肠充气不足，肠液过多影响 CTVC 观察，易导致假阴性。如果充气过度，结肠的黏膜皱襞被展平，则影响黏膜细节的观察；充气的小肠重叠，则影响 SSD 的观察。

八、血管造影术

CT 血管造影（CT angiography，CTA）是静脉内注入对比剂后，在靶血管内对比剂充盈的高峰期进行连续容积采集，经后处理图像重组技术，重组出可立体地显示血管影像，如腹腔干及其分支、脑血管、肺动脉、冠状动脉和肢体血管等（图2-41）。

MR 血管成像（MR angiography，MRA）是利用血液的流动效应，使血管内腔成像的技术。不需要注射对比剂，无创、安全是其优点，但显示小血管及小病变尚不满意。另一种是对比剂增强MRA（contrast enhancement MRA，CEMRA），需要向血管内注射钆对比剂，适用范围更广，实用性更强。

血管介入技术（vascular interventional technique）是在医学影像设备的导引下，利用穿刺针、导丝、导管等器械经血管途径进行诊断与治疗的操作技术。常用的技术有经导管动脉栓塞术（transcatheter arterial embolization，TAE）。TAE 指将导管插入靶动脉并注入栓塞材料，使靶血管闭塞，以达到治疗目的的介入技术。临床上 TAE 技术常用于溃疡、憩室、外伤、肿瘤、血管性病变等所致胃肠道出血。用于治疗各部位的动静脉畸形、动静脉瘘和动脉瘤等。

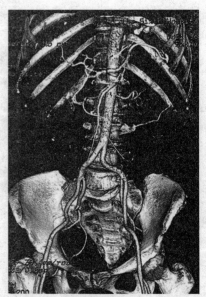

图2-41　腹主动脉腹腔干及其分支 CTA

（张正国）

第七节 核医学检查

核医学是利用核素（nuclide）及其标志物（labeled compound）进行临床诊断、疾病治疗以及生物医学研究的一门科学，是核科学技术与医学相结合的产物，是现代医学的重要组成部分。

核医学的发展有赖于放射性药物和显像设备。目前全世界应用的显像药物有^{99}锝、^{131}碘、^{32}磷、^{133}氙、^{67}镓、^{169}镱、^{111}铟、^{201}铊、^{111}铟等十余种，广泛用于心、脑、肾、骨、肺、甲状腺等多种脏器疾患的检查，在临床中发挥着各自的特性和作用。20世纪70年代以来，随着正电子发射计算机断层显像仪（positron emission computed tomography，PET）、医用回旋加速器及目前PET/CT仪器的问世及推广应用，^{11}碳、^{13}氮、^{15}氧、^{18}氟（^{18}F）等短半衰期正电子放射性核素的应用也逐年增多，在研究人体生理、生化、代谢、受体等方面显示出独特优势，其中^{18}F标记的氟代脱氧葡萄糖（^{18}F-fluorodeoxyglucose，^{18}F-FDG）是目前临床应用最为广泛的正电子放射性药物。

常用的显像设备包括诊疗工作中所使用的各种放射性探测仪器、显像仪器。1958年Anger发明了第一台r照相机（r camera），为核医学显像技术的应用奠定了基础，r照相机成为最基本的显像仪器。20世纪60年代推出了单光子发射计算机断层显像仪（single photon emission computed tomography，SPECT），实现了全身显像和断层显像，从而大大提高了图像的空间分辨率和诊断的灵敏度及准确性，加速了临床核医学的发展。PET是目前临床核医学领域中最先进的显像仪器，被美国2000年《时代周刊》评为20世纪最具有创意且已商业化的三大发明之一。PET与多排螺旋CT整合，就形成了超高档的多功能分子影像诊断仪PET/CT。PET/CT是核医学影像在肿瘤疾病诊断上最具革命意义的创新，它将PET对恶性病灶探测灵敏度高、特异性强的特点与CT精确解剖定位的优势联合在一起，实现了高质量的同机图像融合，对肿瘤进行早期、正确的生物学行为分析和高精度的定位。主要应用于肿瘤的诊断与鉴别诊断；肿瘤的临床分期与再分期；对肿瘤治疗疗效的判断以及监测肿瘤复发；肿瘤的预后评价等。PET/CT缺点是设备昂贵、检查费用高，一般患者难以承受。

（张正国）

第八节 肿瘤标志物检查

肿瘤标志物是指存在于恶性肿瘤细胞或由异常产生的物质或宿主对肿瘤反应而产生的物质。这类物质存在于肿瘤细胞和组织中，也可进入体液（包括血液）。迄今为止，还没有发现具有结直肠癌特异性的肿瘤体液标志，在与结直肠癌相关的肿瘤标志中，癌胚抗原（carcinoembryonic antigen，CEA）敏感性较高。

一、癌胚抗原（CEA）测定

CEA是最常见、最早的肿瘤标志物，是一种具有人类胚胎抗原特异性的酸性糖蛋白。CEA是在1965年由Gold和Freeman等首先从结直肠癌中发现。此抗原也出现在胚胎细胞上，故称为癌胚抗原。

1. 正常参考值　血清<5μg/L。

2. 临床意义　主要用于消化系统恶性肿瘤的诊断，分泌CEA的肿瘤大多位于空腔脏器，如结肠癌、胰腺癌、胆管癌、肝癌等；还可以用于指导各种肿瘤的治疗及随访，如肺癌、乳腺癌等CEA血清含量明显升高，大多显示肿瘤浸润，其中70%为转移性癌。一般手术切除后6周CEA水平恢复正常，否则提示有残留瘤，若CEA浓度持续不断升高，其数值超过正常5~6倍者，均提示预后不良。

CEA增高多见于：①恶性肿瘤：CEA增高可见于肺癌、乳腺癌、霍奇金病、甲状腺肿瘤、膀胱癌、卵巢癌、恶性肿瘤胸腔积液、妇科恶性肿瘤等；②非肿瘤性疾病：肠道炎症、肾功能不全、结肠息肉、肝硬化、慢性肝炎、闭锁性黄疸。结直肠癌患者手术前的CEA测定对预后很有意义，有资料表明手术前测得CEA血清水平低的患者，其复发率明显比CEA水平高的患者要低。

在结直肠癌术后,建议动态观察 CEA 血清水平变化,1 个月内最好测定 2 次,以后则坚持每 2~3 个月测定 1 次,以检查其是否有复发的可能。Denst-mann 等报道,当 CEA 血清水平每月增高平均超过 12.6% 时,则提示已出现肿瘤复发,这种肠癌复发的提示可能要比出现临床信号或用医学影像方法检出早 3~6 个月。手术前增高的血清 CEA 水平,如果术后仍维持在临界值以上,则往往表明预后不好,而且一般认为已无必要再进行第 2 次手术。在行放疗或化疗的过程中,定期检测 CEA 水平,可从其浓度的下降或增高上,更早、更敏感地获得其治疗有效或无效的重要信息。

3. 注意事项　消化系统的某些良性病变如慢性萎缩性胃炎、胃溃疡、结肠息肉、阻塞性黄疸、慢性肝炎及肝硬化、肾功能不全等可使 CEA 升高,但其升高程度不及恶性病变;吸烟、妊娠可使 CEA 升高;正常血清或血浆中存在交叉反应性抗原,不同厂家试剂检测同一标本可能得到不同的结果;为了治疗或者诊断而注射鼠免疫球蛋白的患者血清中会存在鼠免疫球蛋白抗体,从而影响以鼠单抗为基础的测定方法的结果。

总之,CEA 是结直肠癌患者很重要的监测指标,美国国家癌症综合网络(National Comprehensive Cancer Network,NCCN)结直肠癌临床指南(2013)要求:监测 CEA,头 2 年每 3~6 个月 1 次,然后每 6 个月 1 次,总共 5 年。

二、糖链抗原 19-9(CA19-9)测定

CA19-9 是一种低聚糖类肿瘤相关抗原,在血清中以黏蛋白形式存在,不具有器官特异性。CA19-9 是 1979 年 Koprowski 等用结肠癌细胞免疫小鼠,并与骨髓瘤杂交所得 116NS19-9 单克隆抗体,它是一种分子量为 5 000kD 的低聚糖类肿瘤相关糖类抗原,其结构为 Lea 血型抗原物质与唾液酸 Lexa 的结合物。

1. 正常参考值　ELISA:血清 CA19-9 < 3.7 万 U/L。

2. 临床意义　CA19-9 增高:①恶性肿瘤:消化道肿瘤明显增高。胰腺癌,肝、胆系癌,胃癌,结直肠癌的 CA19-9 水平分别为正常值的 683、535、279 和 115 倍,阳性率以胰腺癌为最高,其他恶性肿瘤如结直肠癌、胆囊癌、胆管癌、肝癌和胃癌的阳性率也会很高。②非肿瘤性疾病:慢性胰腺炎、胆石症、肝硬化、肾功能不全、糖尿病、胆囊炎、卵巢囊肿、异位症、消化道出血。CA19-9 增多往往是低浓度的或一过性的,与 AFP、CEA 等联合检测对胃肠道肿瘤的诊断效果更好。唾液污染可以使 CA19-9 升高。

三、糖类抗原 125(CA125)测定

CA125 在卵巢癌中的价值已得到肯定,已被作为主要标志广泛用于卵巢癌辅助诊断、疗效和复查监测。研究表明术前 CA125 阳性的患者较阴性的患者有更高的复发率,术前 CA125 升高也可初步看作是结直肠癌一项不良的预后指标。

1. 正常参考值　ELISA:血清 < 3.5 万 U/L。

2. 临床意义　如下所述。

(1) CA125 是一种糖蛋白,广泛存在于间皮细胞组织中,是很重要的卵巢癌相关抗原,在非黏液性卵巢癌和上皮细胞性卵巢癌细胞株上表达,正常或良性卵巢组织不表达,卵巢浆液性腺癌患者阳性率为 82%,Ⅲ~Ⅳ期的病变阳性率可达 100%,黏液性卵巢癌 CA125 不升高。CA125 升高可先于临床症状出现,因此是观察疗效的良好指标。CA125 阳性患者在手术、化疗及免疫治疗有效时,CA125 浓度可在 1 周后逐渐降至正常人水平。若不能恢复,则提示治疗无效或有残存肿瘤存在。

(2) 其他非卵巢恶性肿瘤也有 CA125 阳性,如乳腺癌 40%、胰腺癌 50%、胃癌 47%、肺癌 41.1%、结直肠癌 34.2%、其他妇科肿瘤 43%。

(3) 某些良性疾病如肝硬化、慢性胰腺炎、肝炎、子宫内膜异位、子宫肌瘤、子宫肌腺症、卵巢囊肿和盆腔炎症等疾病都可见 CA125 升高。其中子宫肌腺症患者 CA125 的阳性率可达 80%。肝硬化时血清中的 CA125 大幅度升高,阳性率可达 90%,而腹腔积液中的 CA125 浓度更高。心功能减退时,

CA125可大幅度升高，胸部疾病所致的胸腔积液中的CA125浓度异常升高。羊水中也有较高浓度的CA125。早期妊娠3个月内，CA125可升高。CA125短期内升高，还可与月经周期有关，月经前10天高值多，增殖期均值也较分泌期高。

3. 影响因素　如下所述。

（1）女性在检查CA125时应避开经期和孕期，以免出现假阳性。

（2）送检标本不能用肝素抗凝，以免影响结果。

四、糖类抗原72-4（CA72-4）测定

1. 正常参考值　0~6U/mL。

2. 临床意义　CA72-4是一种由cc49和B72.3两株单抗识别的黏蛋白样的高分子量糖蛋白，是检测胃癌和各种消化道癌症的非特异性肿瘤标志物。异常升高主要见于胃肠道肿瘤、卵巢肿瘤。对胃癌、卵巢黏液性囊腺癌和非小细胞肺癌敏感度较高，对胆道系统肿瘤、结直肠癌、胰腺癌等亦有一定的敏感性。对于胃癌的检测特异性较高，以>6U/mL为临界值。良性胃病仅<1%者升高，而胃癌升高者比例可达42.6%，如与CA19-9同时检测，阳性率可达56%。

（张正国）

第九节　病理学检查

一、结、直肠肛门疾病的临床病理学检查的意义

（一）标本类型及意义

送检标本主要有二种：活检标本和切除标本。临床医生应该理解不同类型的标本所能提供的信息，以及不同类型标本的局限性。活检的目的是用来证实特殊的诊断或随访特殊病变及疾病的进展。活检还可以决定炎症性肠病的范围，或判断其严重程度，确定治疗反应，发现癌或癌前病变。病理医生和临床医生之间经常沟通，有利于标本的解释和诊断。如临床医生要在病理申请单上注明取材部位，不同部位的标本不要混杂放在一起，要分开送检。临床医生还要了解切开活检和切除活检的不同，前者纯粹是诊断性活检，后者可能既是诊断性的又是治疗性的。切除被用于手术治疗癌或癌前病变、危及生命的缺血、严重的溃疡性疾病、梗阻以及其他不同的疾病。

（二）组织活检时注意事项

（1）病变越大，从中采取的活体组织应该越多，因为可能存在形态的变异，而且可能只有局部区域的病变具有诊断意义。

（2）内镜活检时，若怀疑是恶性肿瘤，至少取6~8粒组织，以获得足够的肿瘤组织，多点活检能提高特殊染色、免疫组织化学及分子病理检测的准确性。

（3）在溃疡性肿瘤，溃疡中心部位的组织可能仅仅显示坏死和炎症，最有意义的是在溃疡周围取包括正常和病变的组织。

（4）活检要有足够的深度，这样才能正确分析肿瘤和间质的相互关系。

（5）位于深部的肿瘤有时伴有明显的周围组织反应，如慢性炎症、充血、纤维化、钙化及骨化，如果活检只取周围组织，得到的可能仅仅是反应性病变。

（6）临床医生在钳取组织时，应该尽量避免造成组织挤压。挤压引起的人工假象常常造成活检不能做出明确诊断。

（三）标本的处理

主要是手术切除标本的处理，切除标本应该纵向切开，清除血液、粪便及其他物质。若是肿瘤根治标本，要用缝线标记远切缘及近切缘，一般沿着肿瘤的对侧剪开肠管，这样就不会破坏肿瘤的完整性。

切忌把未作处理的肠管直接放在固定液内固定，这样固定液不能充分接触黏膜和肿瘤，导致黏膜自溶及肿瘤组织固定不充分，随之而来是形态学失真，更为严重的是免疫组织化学和一系列分子病理检测出现假阴性结果。一些经过新辅助治疗后的标本，肿瘤可能缩减或者不明显，临床医生要在病理申请单上注明，并在标本上用缝线标记。这样病理医生就会对病变处全部取材，并做出疗效评估。

（四）标本的固定

（1）有些标本不需要固定，如需要术中冰冻诊断的标本、需要留取新鲜组织做分子病理诊断的标本，要求送检新鲜组织，放在干净的容器内或塑料袋内，避免放在纱布内。

（2）需要做电镜检查的标本，要用戊二醛固定。

（3）内镜活检标本或手术切开活检标本要求立即固定，固定液一般为10%甲醛溶液缓冲液，固定液的量为标本容量的10倍，室温下固定即可。

（4）内镜下黏膜剥离标本或腺瘤切除标本应用大头针钉于软木板上或塑料泡沫板上。标本离体后需在30分钟内用10%甲醛溶液缓冲液固定，固定液的量为标本容量的10倍，室温下固定即可。

（5）手术切除标本，按切除标本处理后需在30分钟内用10%甲醛溶液缓冲液固定，固定液的量为标本容量的10倍，室温下固定即可。

二、结直肠肛门上皮性肿瘤的临床病理学特点

（一）腺瘤

1. 肉眼所见 单发或多发，广基或带有细蒂。腺瘤大小不等，小者为单隐窝病变，大者直径可达十余厘米无蒂腺瘤。微小腺瘤类似于正常黏膜。典型的腺瘤为小球形，蒂长短不等，部分腺瘤呈细小乳头状，质软，易碎。

2. 组织学特征 分为管状腺瘤、绒毛状腺瘤、绒毛状-管状腺瘤，锯齿状腺瘤等。腺瘤恶变与腺瘤大小无关，主要与有无伴发高级别上皮肉瘤变有关。高级别上皮肉瘤变，指细胞失去柱状形态，细胞变圆，排列紊乱，极向消失，细胞核出现在整个上皮层。具有腺癌形态学特点的病变如果局限在上皮或仅浸润黏膜固有层，但未突破黏膜肌进入黏膜下层。肿瘤无转移的危险性，为了避免过度治疗，WHO推荐使用"高级别上皮内瘤变"取代重度异型增生（图2-42）、原位癌（图2-43）和黏膜内癌（图2-44）。低级别上皮肉瘤变指复层化的异型上皮呈柱状，核卵圆形，细胞核上浮不超过整个上皮层高度的3/4，包括轻度异型增生和中度异型增生。

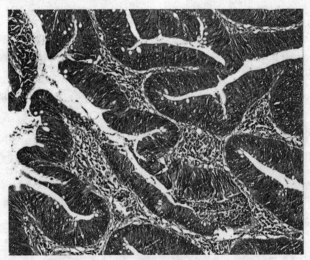

图2-42 绒毛状腺瘤伴重度异型增生

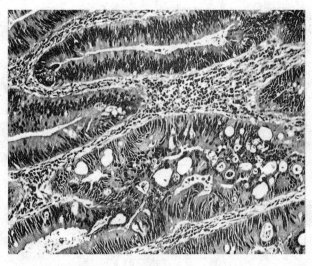

图 2-43 绒毛状腺瘤伴原位癌

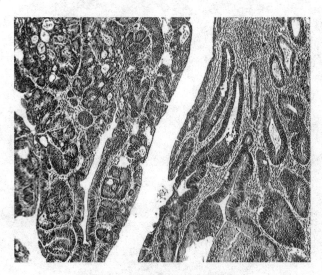

图 2-44 绒毛状腺瘤伴黏膜内癌

（二）结直肠癌

1. 结直肠癌的定义　这个部位只有当肿瘤穿透黏膜肌至黏膜下层时才能诊断为浸润性癌。对活检见不到黏膜肌的病例须紧密结合临床各项检查特别是影像学检查进行综合诊断，以免造成过低诊断贻误治疗。早期结直肠癌指肿瘤组织局限于黏膜下层者。

2. 结直肠癌的大体类型　隆起型即肿瘤突向肠腔形成明显肿块（图 2-45）；溃疡型即形成深达肌层甚至全层的溃疡（图 2-46）；浸润型即肿瘤向肠壁弥漫浸润性生长，肠壁增厚僵硬（图 2-47）。

3. 结直肠癌的组织学类型　乳头状腺癌，腺癌（高分化、中分化、低分化）（图 2-48，图 2-49，图 2-50），黏液腺癌（图 2-51），印戒细胞癌（图 2-52），鳞状细胞癌，腺鳞癌，髓样癌，未分化癌。

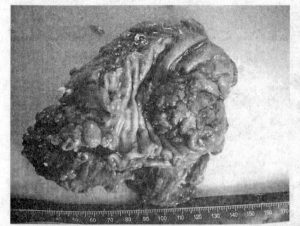

图2-45 隆起型肠癌

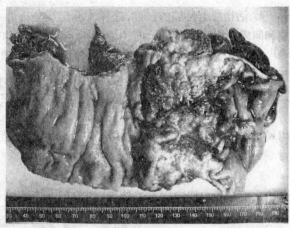

图2-46 溃疡型肠癌

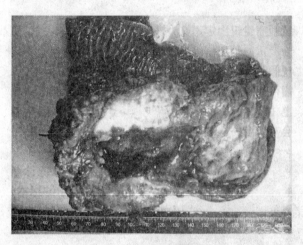

图2-47 浸润型肠癌

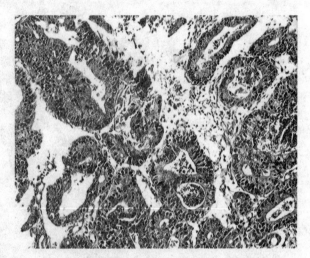

图2-48 高分化腺癌

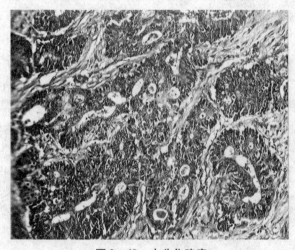

图2-49 中分化腺癌

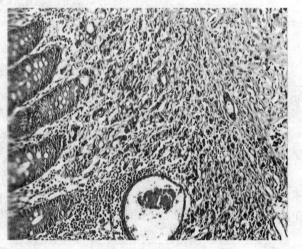

图2-50 低分化腺癌

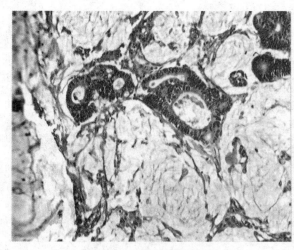
图 2-51 黏液腺癌

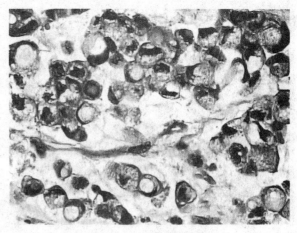
图 2-52 印戒细胞癌

4. 组织学分级　有4级和2级两种分类法。4级分类法：Ⅰ级包括高分化腺癌及乳头状腺癌；Ⅱ级包括中分化腺癌；Ⅲ级包括低分化腺癌、黏液腺癌及印戒细胞癌；Ⅳ级包括未分化癌及髓样癌。2级分类法分为高级别浸润癌和低级别浸润癌，高级别对应4级分类法的Ⅰ级和Ⅱ级，低级别对应4级分类法的Ⅲ级和Ⅳ级。

5. 直肠系膜完整性　中低位直肠癌根治标本需要检查直肠系膜的完整性，这是评价全直肠系膜切除手术效果的重要指标之一，主要是通过对切除标本仔细观察（图2-53），判断标准详见表2-4。

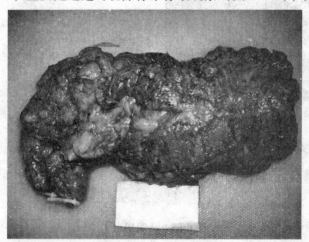

图 2-53 直肠系膜完整

表 2-4　直肠系膜完整性的判定

标准判定	直肠系膜	锥形	缺失	环周切缘
完整	完整，光滑	否	深度小于5mm	光滑、规则
较完整	中等块，不规则	中度	有缺失，但看不见固有肌层	不规则
不完整	小块	中度—明显	深达固有肌层	不规则

6. 环周切缘（CRM）　整个直肠肿瘤和直肠系膜沿横断面连续做大切片，观察其整个周边切缘是否有肿瘤侵犯。若肿瘤浸润最深处距环周切缘的距离小于1mm即为阳性。此评估包括淋巴结内的肿瘤或原发肿瘤的直接浸润，如果CRM的阳性仅仅是由淋巴结内的肿瘤造成，应该在病理报告中特别注明。对接受新辅助治疗的患者而言，阳性CRM更是一个术后局部复发的预测指标（图2-54，图2-55）。部分研究结果显示，相对于原发肿瘤的直接浸润，继发于淋巴结转移的阳性CRM带来的局部复发率

较低。

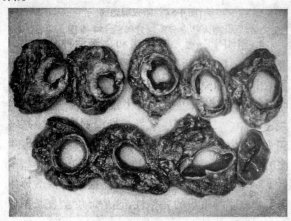

图 2-54 环周切缘 1

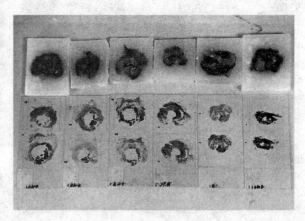

图 2-55 环周切缘 2

7. 直肠癌新辅助治疗后疗效评估 CAP（美国病理学会）指南及第七版 AJCC 分期手册均要求对直肠癌标本检查时应该评价新辅助治疗后的治疗反应。最低要求如下：存在治疗反应；未发现确切的治疗反应。评估肿瘤治疗反应的分级系统改良自 Ryan 等的报道（图 2-56～图 2-59）。判断标准详见表 2-5。

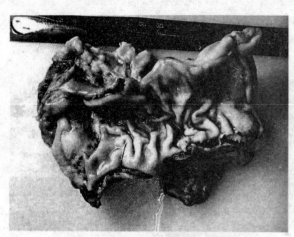

图 2-56 直肠癌治疗后 0 级（1）

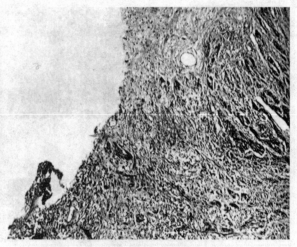

图 2-57 直肠癌治疗后 0 级（2）

表 2-5 直肠癌新辅助治疗后疗效评估

疗效分级	判断标准
0（完全反应）	无活的癌细胞残留
1（中度反应）	单个或小簇癌细胞残留
2（轻度反应）	残留癌灶，间质纤维化
3（反应不良）	仅少数或未见癌细胞消退

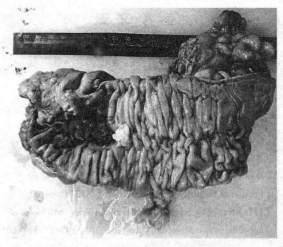
图2-58 直肠癌治疗后1级（1）

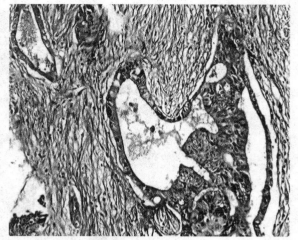
图2-59 直肠癌治疗后1级（2）

8. 结直肠癌病理TNM（pTNM）分期 详见表2-6。

表2-6 结直肠癌pTNM分期

T：T_X—原发肿瘤无法评价	N_{1b}—有2~3枚区域淋巴结转移
T_0—无原发肿瘤证据	N_{1c}—浆膜下、肠系膜、无腹膜覆盖结肠/直肠周围组织内有肿瘤种植，无区域淋巴结转移
T_{is}—原位癌：局限于上皮内或浸润黏膜固有层	
T_1—肿瘤侵犯黏膜下层	N_2—有4枚以上区域淋巴结转移
T_2—肿瘤侵犯固有肌层	N_{2a}—4~6枚区域淋巴结转移
T_3—肿瘤穿透固有肌层到达浆膜下层，或侵犯无腹膜覆盖的结直肠旁组织	N_{2b}—7枚及更多区域淋巴结转移
	M：M_0—无远处转移
T_{4a}—肿瘤穿透脏腹膜层	M_1—有远处转移
T_{4b}—肿瘤直接侵犯或粘连于其他器官或结构	M_{1a}—远处转移局限于单个器官或部位（如肝，肺，卵巢，非区域淋巴结）
N：N_X—区域淋巴结无法评价	
N_0—无区域淋巴结转移	M_{1b}—远处转移分布于一个以上的器官/部位或腹膜转移解剖分期/预后组别
N_1—有1~3枚区域淋巴结转移	
N_{1a}—有1枚区域淋巴结转移	

三、结直肠肛门非肿瘤性疾病的临床病理学特点

1. **炎症性肠病** 最重要的非肿瘤性结直肠病变是炎症性肠病，详见炎症性肠病章节下。其次是先天性异常及获得性疾病。其中最易与结直肠癌相混淆的是孤立性直肠溃疡综合征（SRUS）和深在性囊性结直肠炎。

2. **孤立性直肠溃疡综合征（SRUS）** 溃疡较浅，一般不会深达黏膜下层，常伴有缺血性肠炎改变，伴假膜形成，黏膜及隐窝增生显著呈绒毛状外观，表现为隐窝拉长，扩张，大小不等，固有层内纤维及平滑肌增生，易误诊为腺瘤或高分化腺癌。若表面见较多黏液糊，内见有再生修复的腺体易误诊为黏液腺癌（图2-60）。有效地预防误诊需结合临床、内镜及影像学综合做出判断。

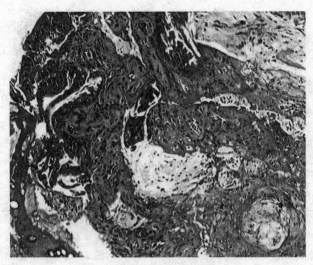

图2-60 孤立性直肠溃疡综合征

3. 深在性囊性结直肠炎 黏膜异位到黏膜下层,可以并发孤立性直肠溃疡综合征,表现为隐窝被增生的平滑肌和纤维组织包绕。内镜检查黏膜可呈结节状隆起。显微镜下黏膜下层或固有肌层可见黏液囊肿,囊肿披覆类似于结肠黏膜的立方或柱状上皮,部分仅见黏液糊,未见披覆上皮,伴陈旧性出血及异物巨细胞反应(图2-61)。囊肿内的黏液可发生钙化及骨化。披覆的上皮细胞一般无异型性。

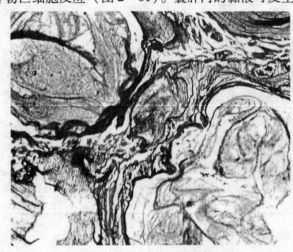

图2-61 深在性囊性结直肠炎

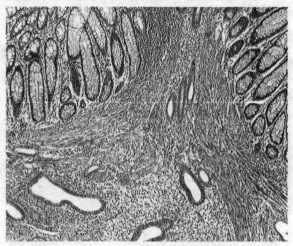

图2-62 直肠子宫内膜异位症

4. 结直肠子宫内膜异位症 临床及内镜易误诊为结直肠癌,活检或切除标本病理可做出明确诊断,肠壁全层出现子宫内膜腺体和子宫内膜间质(图2-62)。

附:肛门直肠疾病常用图形

(一)肛门直肠示意图(图2-63)

(1)横断图:内外两圆,内为虚线表示齿状线,外为实线表示肛缘。
(2)额断图:肛门直肠的额断面。
(3)矢状图:肛门直肠的矢状面。

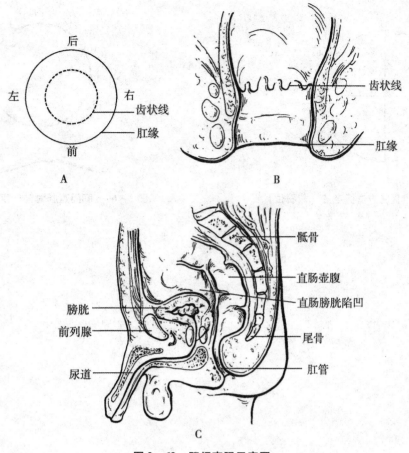

图 2-63 肛门直肠示意图
A. 横断图；B. 额断图；C. 矢状图

（二）肛门直肠疾病常用的表示符号（图 2-64）

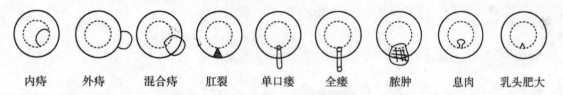

图 2-64 肛门直肠常用的表示符号

（三）肛门直肠手术绘图标定法

（1）方位标定法：即把肛门直肠，分八个方位，前、后、左、右、左前、左后、右前、右后位。原发性内痔多在右前、右后、左位；肛裂及痔哨多在前、后正中位；血栓外痔多在左、右两侧位；环形皮痔多见于经产妇。此法具有表面定位及深部解剖意义，不受体位变换的限制，简便实用，容易记忆，比较常用（图 2-65）。

（2）时钟标定法：把肛门直肠按时钟 12 小时划分 12 个部位，不固定，不论截石位或胸肘位，12 时位在上，6 时位在下。故必须同时标出体位。否则容易混淆，颠倒而弄错。此法仅有表面定位没有深部解剖意义，容易记错，不用为好（图 2-66）。

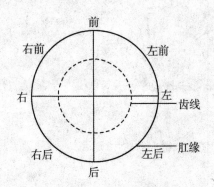

图2-65 肛门直肠方位标定法（截石位）

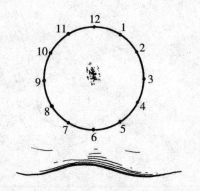

图2-66 肛门直肠时钟标定法（截石位）

（张正国）

第三章

肛肠疾病的常见症状

第一节 便血

血随大便而下，或血便夹杂，或先便后血，或单纯下血，均称便血（hematochezia）。便血又名血便、下血、泻血、结阴等，首见于《五十二病方》，云："牡痔……后而溃出血。""牡痔有空（孔）而栾，血出者。"宋代陈言《三因极-病证方论》中对便血有更为明确的描述："病者大便下血，或清或浊，或鲜或黑，或在便前或在便后，或与泄物并下……故曰便血。"后世医家又以血之清浊而立肠风、脏毒之说，且有"近血"与"远血"之分。与肛门直肠有关的便血，属"近血"范畴，以血出色鲜为诊断要点，是内痔、肛裂、息肉、直肠炎、直肠溃疡、直肠癌等病的共有症状。

一、病因病机

（一）中医

《证治汇补》曰："纯下清血者，风也；色如烟尘者，湿也；色黯者，寒也；色鲜红者，热也；糟粕相混者，食积也；遇劳频发者，内伤元气也。后重便减者，湿热蕴滞也。后重便增者，脾元下陷也。跌伤便黑者，瘀也。先吐后便者，顺也。"由此可见，外感毒邪，饮食不当，起居无时等均可引起肛门血络损伤，血液从肛门而出。

（二）西医

1. 发病因素 引起便血的病因较常见于下列疾病。

（1）消化道疾病：消化道肿瘤特别是大肠癌是便血的首要原因，其次是肠道息肉、肠道特异性炎症感染性疾病、非特异性炎症感染性疾病、肠道憩室病和憩室炎以及肠道血管疾病如肠系膜动脉栓塞、肠海绵状血管瘤、先天性毛细血管扩张症等均可引起便血。

（2）肛管直肠疾病：直肠肛管损伤、非特异性直肠炎、直肠息肉、直肠癌、痔、肛裂、肛瘘等。

（3）全身病变：白血病、血小板减少性紫癜、血友病、维生素缺乏症、肝脏疾病、流行性出血热、败血症等。

某些急性传染病、肠道寄生虫病也可影响消化道，引起便血。

2. 发病机制 根据便血的病因，其发生机制如下。

（1）肠道肿瘤：结肠癌、直肠癌、小肠恶性淋巴瘤等可因癌组织破溃或淋巴瘤组织破溃，而表现鲜红色血便或伴有黏液与脓液的血便。小肠良性肿瘤，如平滑肌瘤、腺瘤等出血较少，但瘤体较大可引起肠梗阻。小肠血管瘤感染、破裂可引起急性大出血。

（2）肠道炎症性疾病：如急性细菌性痢疾、急性出血坏死性肠炎、肠结核、溃疡性结肠炎等，均由不同病因所引起的不同部位肠黏膜的充血、水肿、糜烂、溃疡出血甚至坏死。表现为脓血便、血水便甚至鲜血便。

（3）肛管疾病：痔出血是由于排便时腹内压增高，导致痔内静脉丛压力增高，加上硬粪块的直接擦损使痔破裂所致。肛裂在儿童可见蛲虫感染引起肛周瘙痒，抓破感染而形成，排便时剧烈疼痛伴有便血，量少而鲜红。肛瘘最常继发于肛管直肠周围脓肿，少数继发于肠结核。

下消化道血管病变肠系膜动脉栓塞或肠系膜动静脉血栓形成、肠扭转、肠套叠等，因肠黏膜缺血、坏死、脱落，肠管发绀、水肿和大量浆液渗出，全层肠壁坏死，大量血性液体渗出，可出现腹泻，排出暗红色血便。

二、中医辨证

便血鲜红，多因风热所致，风多挟热，热伤肠络，迫血妄行，则血下溢，故见血出如箭；若伴有口渴、便结、尿赤、舌红、苔黄、脉数者，属风热肠燥；若便血，色红稍晦，挟有黄色脂水，且伴口渴不欲饮，大便溏泻，泻之不畅或肛门灼热，加之小便短赤，舌红苔黄腻者，属大肠湿热；便血色淡，日久量多，伴有头昏眼花，心悸，便结，面色苍白无华，舌质淡，脉细无力者，属血虚肠燥；便血色淡稍晦，量多，伴有纳呆，神疲懒倦，头晕目眩，便溏，面色萎黄，舌淡脉弱者，属脾气虚弱。

三、临床表现

凡便血多而无疼痛者多为内痔；出血而伴刀割样疼痛者，多为肛裂；小儿便血与黏液相混者，且大便次数与形状无明显改变者，多为直肠息肉；血与黏液相混，其色晦暗，肛门有重坠感者，有患直肠癌（锁肛痔）的可能。

四、伴随症状

（1）便血伴腹痛：见于急性出血性坏死性肠炎、肠套叠、肠系膜血栓形成或栓塞等。腹痛时排血便或脓血便，便后腹痛减轻者，见于溃疡性结肠炎、细菌性痢疾或阿米巴痢疾。排血便后腹痛不减轻者，常为小肠疾病。

（2）便血伴发热：见于急性传染病（如细菌性痢疾、败血症、流行性出血热、钩端螺旋体病）、急性出血性坏死性肠炎、炎症性肠病等。

（3）便血伴皮肤黏膜出血：可见于急性细菌性痢疾、流行性出血热、重症肝炎、败血症及某些血液疾病，如白血病、血小板减少性紫癜、过敏性紫癜、血友病等。

（4）便血伴肝掌与蜘蛛痣：可能与肝硬化门静脉高压有关。

（5）便血伴腹部肿块：应考虑为小肠恶性淋巴瘤、结肠癌、肠结核、肠套叠以及炎症性肠病等。

（6）便血伴里急后重、肛门坠胀排便不尽感：提示为肛门、直肠疾病，见于细菌性痢疾、直肠炎、直肠癌等。

（7）便血伴块物脱出及便后剧烈疼痛：多为痔、直肠脱垂及肛裂。

五、辅助检查

1. 大便常规　可有助于病因诊断，如大便镜检发现红细胞、白细胞、脓细胞及吞噬细胞时，提示为细菌性痢疾、鼠伤寒；有阿米巴滋养体时，提示为阿米巴痢疾；有钩虫卵时，提示为钩虫病；有血吸虫卵或粪便孵化后找到毛蚴，提示为血吸虫病；找到结核杆菌，提示为肠结核。

2. 血常规　血红蛋白及红细胞数下降，可反映失血量；白细胞数增高，且有中毒颗粒或空泡，提示有感染。如血小板计数降低，提示血小板减少性紫癜或溶血-尿毒综合征；全血细胞减少，提示再生障碍性贫血；出血时间、凝血时间及凝血酶原时间检查，可提示有无出血性疾病等。

3. 肝功能检查及黄疸指数　异常时可提示有肝脏疾患。

4. 尿常规　若蛋白阳性，镜检有红细胞或管型，则提示有溶血-尿毒综合征、尿毒症等。

5. 纤维内镜检查　必要时亦可行结肠镜、直肠镜或乙状结肠镜检查，可发现溃疡、息肉或其他占位性病变。肛门指诊有助于发现直肠病变。

6. 超声检查　可帮助发现肝脏、胆囊及脾脏等部位的病变，也可探查腹部包块。

7. 动脉造影检查　对反复便血而不能确定出血部位者或持续性出血者，血管造影有助于诊断，如选择性动脉造影等。

（陈瑞超）

第二节　肿痛

肛周肿痛（swelling）是指肛门及其周围以疼痛、肿胀为主的一种症状，多由局部气血壅滞不通所致，多因局部经络阻塞，气血凝滞或渗出而形成。《奇效良方》记载："若夫肠头成块者，湿也。作痛者，风也。脓血溃出者，热盛血腐也。溃成黄水者，湿热风燥也。"本节主要讨论肛裂、肛窦炎、肛周脓肿和外痔、嵌顿痔等疾病的相关症状。

一、病因病机

（一）中医

多因局部经络阻塞、气血凝滞或渗出而形成，其中有虚实之分和寒、热、脓、瘀、气之别。诸邪客于经络，使血行不畅，瘀阻不通，而发生气滞血瘀，肛门发生肿痛。

（二）西医

1. 发病因素　如下所述。

（1）肛门直肠及其周围炎症：如肛窦炎、肛乳头炎、肛周脓肿、肛瘘、炎性外痔以及细菌性痢疾、阿米巴肠病、溃疡性结肠炎等，当其直肠病变较重时或其炎性渗出物经常刺激肛门局部均可引起肛门直肠疼痛。

（2）肛门直肠损伤刺激：如肛裂、肛周皮肤皲裂、肛门异物损伤，过量食入辣椒、烈酒等辛辣之品后，粪便中含有刺激成分，可使肛门疼痛不适。

（3）括约肌痉挛：如肛裂、内痔嵌顿等可引起括约肌痉挛使肛门产生剧烈疼痛。

（4）血栓形成：如血栓外痔、内痔血栓形成均可引起疼痛。

（5）肛门直肠手术后：如痔瘘术后均可引起不同程度的肿痛。

2. 发病机制　肛管齿线以下由体神经所支配，其对痛觉非常敏感。由于肛周手术后创缘循环障碍，使局部原有的静脉、淋巴循环通路被破坏；或者创面压迫过紧，局部循环受阻，组织液滞留，导致肿痛不适。其次术后过早地用力摒粪便，或粪便干燥难解，会加剧肿痛发生。局部的炎症刺激如术中消毒不严、术后引流不畅、创口局部感染，均可发生肿痛。

二、中医辨证

若只痛不肿，且痛如撕裂状者，多为肛裂；坠胀刺痛者属气滞血瘀型，多见于血栓性外痔、内痔嵌顿、肛周外伤；钝痛者，为肛门经络阻滞，可见于肛管狭窄、骶尾部畸胎瘤；重坠灼痛者，为热盛湿阻之阳证表现，可见于肛窦炎、直肠炎、外痔感染或炎性外痔；灼热胀痛，且肛周肿痛高突者，是为湿热下注、气血壅盛之象，可见于肛门直肠周围脓肿、肛瘘并发感染、肛门被异物刺伤而并发感染者，甚或会阴部坏死性筋膜炎；若灼热跳痛，是热盛肉腐成脓之象；若肛周酸胀少痛，伴有面赤颧红、低热、午后潮热盗汗者，属阴虚内热型，可见于结核性肛周脓肿；若肛周肿块坚硬如石，不痛或微痛，日久渐肿胀，时觉掣痛者，属气虚血瘀，多为肛管直肠癌的晚期之象；肛管直肠周围疾病术后1周内，因血液和淋巴液回流不畅，也会导致肛周肿胀，多属湿热或血瘀型。

三、临床表现

1. 肿痛的时间　疼痛与排便同时出现，排便后疼痛缓解，多见于肛裂、肛门狭窄、肛窦炎、混合痔外痔水肿或炎症等。

2. **持续性肿痛** 多见于肛门周围脓肿、血栓性外痔、肛管癌、肛门直肠手术后并发感染，肛门外伤有异物嵌入肛门。

3. **胀痛** 多见于肛门内嵌入异物而不能排出，直肠黏膜下脓肿。

4. **阵发性疼痛** 见于直肠炎症、神经症、阴部神经征候群。

5. **手术后的肿痛** 若疼痛发生于术后，往往由于手术创面神经末梢暴露，局部循环不畅，或受到外界刺激，如粪便、分泌物、药物刺激而引起剧烈疼痛。同时手术麻醉效果欠佳，术后肛内填塞敷料过多过紧，术后肛门水肿、血栓形成，或受到创口内异物刺激造成肛门括约肌痉挛性疼痛。有的患者创面愈合，但形成瘢痕压迫神经亦会导致疼痛。

四、伴随症状

1. **发热** 为各种病原体感染或无菌性坏死物质的吸收所引起。
2. **便血** 若为肛裂、混合痔常并发有便血症状。
3. **流脓** 若为肛周脓肿，肛瘘常并发有流脓。

五、辅助检查

血常规、C反应蛋白、肝肾功能检查等有助于分辨肿痛的病因与诊断。

（陈瑞超）

第三节 流脓

流脓多指肛门周围流脓，系肛周脓肿破溃或久溃不愈，脓水淋漓不尽的症状，也可以包括粪便伴随脓血的临床表现。正如《诸病源候论》中描述的牡痔候："肛边生鼠乳出在外者，时时出脓血者是也。"常见于肛周化脓性感染、肛周囊肿、炎性外痔、肛肠病手术后感染和癌性病变、肠道炎性疾病等。

一、病因病机

（一）中医

中医认为流脓多为外感风热、燥火、湿邪，郁于肠胃，下迫大肠、肛门，蕴结不散，久则化热，热盛肉腐而成脓。或因过食醇酒厚味，损伤脾胃，脾气亏虚，运化失常。或年老体弱，久病大病后素体虚弱，气血不足，邪气留恋。或素体阴虚，外邪不解，郁久化热，耗伤阴液，热毒蕴结，气血瘀滞，肉腐而为脓。

（二）西医

西医认为流脓系疖或（因受伤或疾病而引起的）身体上的类似损害破裂而排出脓性坏死物的过程，常见于以下几种病因。

1. **感染** 肛门直肠周围脓肿、肛裂感染、痔感染、会阴部手术感染、痔注射或手术后感染、产后会阴缝合后感染、前列腺、尿道手术后感染、骶尾骨骨髓炎或骨结核等。
2. **肛门周围皮肤及性传播疾病** 化脓性汗腺炎、毛囊炎、肛门腺炎、蜂窝组织炎、尖锐湿疣等。
3. **全身性疾病** 结核病、溃疡性结肠炎、克罗恩病、糖尿病、白血病、再生障碍性贫血等并发肛周脓肿。
4. **肿瘤** 肛管直肠癌破溃或波及深部、平滑肌瘤、血管瘤、脂肪瘤等感染，骶骨前畸胎瘤等。
5. **外伤** 枪刀伤、直肠内异物损伤后感染。

二、中医辨证

脓水色黄稠厚量多臭秽为湿热邪毒蕴结；脓水清稀，色如粉浆，臭腥晦暗则为阴虚毒恋或脾虚湿阻。临证应根据不同情况区别辨之。

三、临床表现

观察局部脓液及皮肤状态。脓液稠黄量多，多为金黄色葡萄球菌感染所致的急性炎症。脓液色黄而臭，多属大肠埃希菌感染。脓液稀薄如米泔水样，多为结核杆菌感染或体质虚弱者。脓血相混，伴有黏冻样物，应考虑溃疡性结肠炎或肛周癌变可能。皮肤红、肿、热、痛明显是急性炎症的表现。皮肤色泽不变或偏暗，无明显热、痛，多属于慢性炎症。

四、辅助检查

1. 指诊　指诊检查对辨别脓肿的形态、性质、有无瘘管、瘘管走行以及波及肌肉层次等均有重要指导意义。
2. 探针检查、亚甲蓝着色、X线碘油造影　可确定肛瘘瘘管走行及内口位置。对于高位脓肿定位不准确，可先穿刺抽脓，然后向脓腔内注入碘剂等造影剂进行摄片，将有助了解脓肿的位置、深浅、大小、形状，以及扩散途径。
3. 内镜检查　伴随腹部症状或便次较多及带黏液者应行内镜检查，以明确肠道病变情况。
4. 超声检查　查明脓肿的位置、腔隙与肛门腺及肛门括约肌的关系。
5. 脓液细菌培养与药敏检查　了解脓液的病原菌种类、性质、药敏，为临床诊断、治疗及判断预后等提供依据。
6. 病理检查　取脓腔壁组织送检，可确定病变性质，尤其在怀疑病变性质为特异性感染或恶性肿瘤时，此项检查更有价值。

（陈瑞超）

第四节　便秘

便秘是痔、肛裂、肛旁脓肿、肛管直肠癌的常见症状。表现为便次少、排出困难或两者兼有，多伴有腹痛、腹胀、恶心、口苦、口腻、肛痛、便血、下腹及肛门坠胀、烦躁等不适症状。据国外文献，正常排便次数一般在每周3次至每日3次。

因粪块干硬而难以排出者，多继发于便次少；若粪便并不干硬而依然难以排出者，多为盆底出口因素。应该强调，便秘不是一种独立疾病，只是一种症状，病因非常复杂，需仔细诊断，慎重处理。

中医学对便秘的记载可追溯至春秋战国时期，如《内经》就对大便难提出过指导性原则："其下者引而竭之，中满者泻之以内。"主张治疗便秘应"毒药攻邪，五谷为养，五果为助，五畜为益，五菜为充"。汉代张仲景《伤寒论》提出了便秘的分类：阳结、阴结、脾约，提出了相应治法和方药，还首创了肛内栓剂－蜜煎导方。晋代葛洪则发明了灌肠术，所谓"木瓜根捣汁，筒吹入肛内，取通"。后世在辨证治法上进一步发展，金代李杲《兰室秘藏》中的"治病必究其源，不可一概用巴豆牵牛之类下之"，已经意识到治疗便秘不能专用攻下。

一、病因病机

（一）中医

中医传统藏象理论认为，食物的消化吸收依次历经胃、小肠、大肠三腑。胃主受纳，为仓廪之官。受纳饮食，腐熟水谷，通降为顺。胃为水谷之海，五脏之腑，所谓太仓者也。饮食入胃，经初步消化形成食糜，通降于小肠。

小肠主液，受盛化物，分清泌浊。接受食糜，并停留较长时间以进一步消化，其水谷精微及大量水分为人体吸收，其食物糟粕则下传至大肠。

在中医藏象理论中，小肠的消化功能与胃合参，当胃火炽盛时，会移热大肠。大肠热盛，煎熬津液，燥屎内结，导致便秘。

大肠主津，传导糟粕，吸收水分，为传导之官。接受从小肠而来的食物残渣，进一步吸收水分，形成粪便而排出体外。当食物糟粕在大肠中停留时间过长，粪便不能及时排出，则发为便秘。

除上述受纳传输的三腑外，人的消化吸收过程依赖于脾。脾主运化，脾主升清，消化系统统属于脾，一者运化吸收水谷精微，上输心肺，布散全身，滋养人体；二者运化水液，吸收布水液，防止输液异常积聚，维持人体水液代谢平衡。若脾运失调，无力运化，会直接造成食物在消化道内留滞时间过长，发生便秘；此外，脾失健运，消化吸收功能下降，影响全身，造成全身功能低下，同样引发便秘。

肝主疏泄，能调畅人体全身气机的升降出入，调畅情志并疏泄分泌胆汁，使人体内环境平衡有序。一旦肝气郁滞，气滞不行，影响腑气通达，则引发便秘。另肝经绕会阴而行，若宗筋郁闭，功能失常，可影响肛门正常排便，造成排便障碍。

肺主气，与大肠相表里，肺气闭塞，则大肠壅滞不通；肺之燥热下移大肠，则大肠津液枯涸，而成便秘。

肾为先天之本，主五液而司二便，若肾阴不足，肠道津枯，则便干难下；若肾阳不足，大肠失于温煦而传送无力，则大便留滞不通，导致便秘。

总之本病病位在大肠，并与脾、胃、肺、肝、肾密切相关。此外，好逸恶劳、缺乏锻炼、起居失节、痔裂畏便等，中医都认为是引发便秘的原因。

（二）西医

西医学认识到排便是一个由多系统参与、受多因素影响的复杂生理过程。任何造成肠蠕动减缓或排便不畅的因素，均可导致便秘。

肠蠕动减缓即为慢传输型便秘。影响因素牵涉大肠结构、功能、肠壁神经丛、肠容积等。一般认为，食物在小肠中的通过时间仅占全肠通过时间的1/10，所以小肠在便秘的病理过程中不占重要因素。

结肠的结构与功能直接影响结肠运动，与便秘密切相关。某些巨结肠病常导致结肠平滑肌细胞数量减少，并产生纤维化，使肠壁变薄，动力下降；而结肠蠕动方式、内压力的改变和神经系统、内分泌系统等，都会影响结肠功能。肠壁神经丛被称为"肠脑"，在某些并没有巨结肠外观的便秘患者中，其结肠切除标本，显示有明显的肠肌间神经丛异常。结肠容积和黏膜的吸收功能因素，则会影响肠内容物的运行方式和性状。

固态粪便平时一般储存于乙状结肠，也可能储存于降结肠，被直肠瓣和耻骨直肠肌所形成的肛管直肠角阻挡。少数人可在直肠中存有少量粪便，但不引起便意。当乙状结肠收缩时，粪便被挤压入直肠，直肠扩张，内压上升，刺激直肠壁及盆底反射，使肛门内括约肌松弛，盆底肌、肛门外括约肌收缩，产生便意。若响应便意，放松肛门，解除盆底肌、肛门外括约肌的收缩，肛管直肠角变平变钝，盆底下降呈漏斗状，直肠收缩，排便通道平直缩短，则完成排便。若强忍便意，盆底肌、耻骨直肠肌、肛门外括约肌主动收缩，阻止粪便进入肛管，一段时间后，直肠、结肠会适应性松弛，直肠内压下降，则便意慢慢解除，粪便可在直肠逆蠕动的作用下重回乙状结肠。上述排便反射中的任何一环受到干扰，都将引起排便障碍。

二、中医辨证

若大便干结，腹部胀满，按之作痛，口干口臭，心烦易怒，身热溲赤，舌红苔黄燥、脉滑实者，多为实热证；若大便不畅，欲解不得，甚则少腹作胀，嗳气频作，舌淡苔白、脉细弦者，多为气滞证；若大便不畅，腹满喜按，临厕无力努挣，挣则汗出气短，面色㿠白，神疲气怯，舌淡苔薄白、脉弱者，多为脾肾气虚；若大便秘结，面色萎黄无华，眩晕时作，心悸，甚则少腹冷痛，小便清长，畏寒肢冷，舌淡苔白润、脉沉迟者，多为肾阳亏虚；若大便干结，状如羊屎，口干少津，神疲纳呆，舌红苔少、脉细数者，多为阴虚肠燥。

便秘而腹满胀痛拒按，伴口臭、舌红、苔黄、脉数等，多为肠道实热证。腹满作胀、喜按，伴面色㿠白、头晕心悸、神疲乏力，舌淡、脉细无力等，多为血虚肠燥或脾虚不运。

三、临床表现

首先必须理解患者所称便秘的真实含义。有人认为必须每日有 1 次排便才算正常；痔疾患者会把肛门异物感误认为排便未尽，把粪条略干说成大便干结；也有些患者长期服用泻剂，医生若不仔细询问病史往往误判。应明确只有自然排便少于每周 3 次，或大便干硬，或大便虽不干硬而排出困难，并伴有不适症状，才能认为是便秘。

结肠器质性疾病可有肠套叠、肠狭窄、巨结肠、结肠冗长等；精神、神经障碍性疾病可有精神病、精神抑郁、神经性厌食、中枢神经肿瘤等；内分泌疾病可有糖尿病、甲状腺疾病、脑垂体疾病等。另外如鸦片类制剂、铁剂、抗抑郁药物、抗胆碱类药物等，也可引起便秘。肛肠科患者常因排便可能导致的肛痛、便血、痔核或直肠黏膜脱垂而强忍便意，久而形成便秘。若因肛肠科手术如肛门术后狭窄等造成的便秘，则属于医疗损害。

幼年起病可能是先天因素，近期发病多为肠道器质性病变或饮食、环境等因素。不良生活习惯如食量减少、饮水不足、偏食挑食、嗜荤拒蔬果、不进主食而每日吞服营养剂以及惯于忽视便意强忍不排者，自我调节远胜于药石治疗。长期服用泻剂者，应详细询问所用药品名、使用方法、起止时间及用药效果。曾行腹部或会阴手术的，应搞清手术与便秘发生的因果关系。一些较为特异的表现如排便时间过长，反复用力过度，直肠会阴坠胀，排便不全，需用手指伸入肛门或阴道以手助排便的，提示盆底出口问题。

粪便的物理性状亦需留意，长期便秘，排粪如板栗状干硬的，可能是结肠问题；软便而排出不畅，粪条细扁的，病位在直肠、盆底。

再次强调便秘不是一种独立的疾病，对便秘的诊断应力求病因诊断，而非症状诊断。接诊医师应按常规对患者进行全面、系统的检查，尤其在导致便秘的原发病相对隐匿的就诊初期。在书写病历时，"便秘"的诊断下应列出可能的病因。

对一时难以明确原发病的患者，应先排除已知的重大器质性病变，只有在全面系统检查排除后，才考虑进行相关功能性检查。

四、分类

1. 慢传输型便秘（结肠型便秘） 粪便在结肠通过缓慢，水分被肠黏膜过度吸收，导致大便干结，难以排出。

（1）迟缓型：多见于年老体弱，结肠蠕动缓慢或结肠冗长患者。表现为肠鸣音减少，自然便次减少，排粪量少。

（2）痉挛型：多见于器质性病变，如结肠扭曲、肿瘤、炎症等。表现为腹胀满，欲便不能，里急后重等。

2. 出口梗阻型便秘（直肠型便秘） 肛门直肠及附近的组织器官病理性改变，导致排便障碍。

（1）直肠前突（RC）：多见于女性，由分娩产伤或不合理的饮食结构、长期久蹲努责等原因，损伤直肠阴道隔而引起。表现为直肠前壁黏膜呈袋状向阴道突入，排便时，粪便陷入袋中。患者会感觉到粪便向阴道方向堆积而不能排空，伴有肛门下坠、便意频仍，用手在前方加压能帮助排便。本病与盆底松弛（会阴下降）关系密切。

（2）直肠内脱垂（内套叠，IRI）：多见于年老体弱、营养不良或长期久蹲强努之中气下陷患者。因直肠黏膜松弛，脱垂于直肠壶腹内造成。患者在排便前会感觉到会阴胀满，排便时下背部疼痛，排便费时费力甚或需数小时。用手在脐周挤压，有助于排便。

（3）会阴下降综合征（DPS）：多见于老年及多产女子。由于固定会阴中心腱的会阴浅横纹肌薄弱蜕变，盆底肌肉松弛下降使整个会阴下垂，肛门位置变浅，肛管变短，伴阴部内神经受损，直肠感觉功能下降。常与直肠前突、直肠黏膜内脱垂等症伴发。患者便意缺乏，会阴胀满，有排便堵胀感。

（4）耻骨直肠肌综合征（PRMS）：与耻骨直肠肌周围感染，如肛窦炎、肛周脓肿、肛裂等炎症刺激有关。可刺激耻骨直肠肌痉挛、增生肥厚，肌纤维水肿、纤维化等病变。导致肛管延长、狭窄和肛门紧锁。表现为即使用力排便，肛门仍然不放松，甚至反而更加收缩。

（5）盆底痉挛综合征（PFSS）：有学者认为本病与耻骨直肠肌综合征为同一疾病的两个阶段。表现为排便时盆底横纹肌不松反紧，封闭盆底出口，造成排出障碍。指诊可触及盆底肌肥大厚硬、肛管狭窄延长（大于5~6cm）、肛管直肠环呈"搁板"状隆起、后方直肠袋装后突。

（6）内括约肌失弛缓症（ASAI）：因长期强忍便意，神经功能紊乱，导致排便过程中内括约肌不松反紧，表现为无痛性排便困难（与肛裂的疼痛性内括约肌痉挛性便秘相鉴别），便意淡漠，粪便干燥，直肠及尾骶酸胀坠重。

（7）子宫后倾：多见于子宫发育不良、多产保养不当和盆腔炎等，子宫向后下方倾轧，压迫直肠前壁。表现为排便不畅，粪条细扁，排便不尽感，下腹及会阴尾骶酸胀坠痛，可向下肢放射。指诊可在直肠前壁触及光滑厚硬的后倾子宫。妇科检查有助于鉴别本病。

（8）混合型便秘：以上各种因素往往不是独立成病，而是在长期便秘过程中相互影响、数症并存，所以临症应细心鉴别，治疗不能手段单一。

五、伴随症状

1. 粪嵌顿　也称粪栓塞，为多量坚硬粪块留滞嵌塞在直肠壶腹，不能排出。嵌顿的粪块在细菌的分解作用下，会产生液性便糊，由粪块周围不时排出，形成假性腹泻，中医称之为"热结旁流"。粪嵌顿可增加老年人或心脑血管疾病患者排便时猝死的风险，应及时确诊并解除之。

2. 粪石症　粪便中的异物在消化道内留滞过久，钙化而形成的球状坚硬粪块，称为粪石。常见于长期便秘、巨结肠、乙状结肠狭窄及结肠肿瘤患者。粪石中心多为果实种子之类。

3. 宿便性溃疡　粪便长期滞留肠腔，压迫肠黏膜，可引起结肠、直肠溃疡，普通人群少见，可见于长期营养不良、老年人、肿瘤恶病质及长期卧床者。

4. 肛门疾病　痔、瘘、裂及肛窦炎等肛门疾患，与便秘互为因果，多有伴发。

六、辅助检查

1. 视诊　观察肛周皮损、肛门皱褶、痔疮、肛裂、炎性瘘口、会阴下降（臀沟变浅）、盆底肌收缩无力等。

2. 肛门指诊　可诊断直肠前突的程度、肛门括约肌紧张度、耻骨直肠肌肥厚、肛管延长等。

对于直肠前突的分度，国内医学界提出可分为三度：轻度，前突深度为0.6~1.5cm；中度为1.6~3cm；重度≥3.1cm。Nichols等建议将直肠前突分为低位、中位和高位3种：低位直肠前突者多由分娩时会阴撕裂引起；中位直肠前突最常见，多因产伤引起；高位直肠前突是由于阴道上1/3、主韧带、子宫骶骨韧带破坏或病理性松弛所致，常伴有阴道后疝、阴道外翻、子宫脱垂。

肛门内括约肌失弛缓症可触及肌环肥厚、弹性增加、箍紧和触痛。

3. 肛门镜检查　可观察肛乳头、内痔、直肠内脱垂等。

4. 肠道钡灌造影　是诊断结肠器质性病变的主要方法之一。若见肠腔紧张变细呈锯齿状，提示痉挛性便秘；若见结肠冗长、扩张或下垂，提示迟缓性便秘；若见直肠明显扩张，提示出口梗阻；另可观察肿瘤、扭转、憩室、息肉等病理状况。

5. 排粪造影　将钡剂注入直肠、结肠，有时还可口服钡剂以观察小肠。患者坐在能透X射线的便器上，在患者静坐、提肛、强忍、努责及便后的排便过程中，多次摄片或录像，以观察肛管、直肠的影像学改变。对每张摄片均应测量肛直角、肛上距、肛管长度、长耻距、骶直间隙等。直肠黏膜内脱垂可显示武士帽征、环凹征；耻骨直肠肌综合征可显示搁板（搁架）征；直肠前突中度以上者，可见土丘状、囊袋状，并发耻骨直肠肌病变呈鹅头征；肛门内括约肌失弛缓症可见肛管不开放，肛门直肠交界处呈萝卜根征，以及虽排便而钡剂不能完全排空等。

6. 大肠传输试验　也称结肠转运功能检查，是通过追踪口服不透光的X线标志物在肠道内存留、分布、转运、排出的过程，以判断肠道标志物运行速度、受阻部位等传输功能的一种动力学检查方法。口服硫酸钡胶粒（每粒3mm×3mm×3mm，重15mg）20粒，每24h拍摄腹部平片，连续观察72h。正常者排出量应达到80%，留滞于结肠的为结肠传输缓慢，留滞于直肠的为出口梗阻。

7. 气囊排出试验 将一连接气囊的导管插入直肠壶腹，注入100mL气体，让患者做排便动作。5min排出为正常，超过5min或排不出，提示出口梗阻。

8. 肛管压力测定 利用生理压力测定仪器，检测肛管压力，可以测试肛管静息压、舒张压、最大收缩压、收缩最长时间、直肠肛门抑制反射、直射感觉等。

9. 电子全结肠镜检查 主要目的是排除肿瘤性病变，并有助于结肠冗长、巨结肠、肠易激综合征等的诊断。结肠冗长表现为肠段有多处峻急拐弯，肠镜行进难度大；巨结肠病变肠腔显著扩张，大如胃腔，张力低下，蠕动消失；肠易激综合征可因插镜刺激，出现肠腔持久性痉挛。此外，长期灌肠，尤其是用肥皂水灌肠者，可见结肠黏膜水肿、血管纹理不清；长期服用蒽醌类泻剂者，可见肠黏膜黑变，从浅褐色到黑色不等。

10. 盆底肌电图 应用电生理技术，检查盆底肌、耻骨直肠肌、肛门外括约肌等横纹肌及其支配神经的功能状态。如直肠前突、直肠内脱垂的同步肌电图可出现典型失神经点位；耻骨直肠肌肥厚、盆底肌痉挛的同步肌电图在排便动作时表现反常电活动；肛门内括约肌失弛缓症患者，则放电频率、间隔，扩张直肠时基本电节律表现为抑制。

由于该技术对检查者要求较高，检查结果的判读也较难，所以目前仅用于观察模拟排便时盆底肌的放电情况。该技术属于有创侵袭性操作，除了要注意避免医源性损害，还要注意鉴别因横纹肌保护性反射而引起的假阳性，尤其在同时使用多根电极时。

（陈瑞超）

第五节 腹泻

腹泻（diarrhea）指粪便水分及大便次数异常增加，通常24h内3次以上，排便量超过200g，大便的性状比次数更重要。大便质地稀薄，容量和重量增多，或大便含有脓血、黏液、不消化食物、脂肪，或者为黄色稀水，气味酸臭。常伴随有排便急迫感、肛门不适、失禁等症状。腹泻是肛肠外科疾病的常见症状，有时是一种保护性症状，可将肠道内有毒的和有刺激性物质排出体外。但是持续或（及）剧烈的腹泻可使机体丧失大量水分、电解质及营养物质，从而导致脱水、电解质紊乱、酸碱平衡失调，甚至营养不良和全身衰竭。

《内经》称本病症为"鹜溏""飧泄""濡泄""洞泄""注下""后泄"等，且对本病的病因病机有较全面的论述。如《素问·生气通天论篇》曰："因于露风，乃生寒热，是以春伤于风，邪气留连，乃为洞泄。"《素问·举痛论篇》曰："寒气客于小肠，小肠不得成聚，故后泄腹痛矣。"《素问·至真要大论篇》曰："诸呕吐酸，暴注下迫，皆属于热。"《素问·阴阳应象大论篇》曰："湿盛则濡泄。"说明风、寒、热、湿均可引起泄泻。《素问·太阴阳明论篇》指出："饮食不节，起居不时者，阴受之……阴受之则入五藏……入五藏则䐜满闭塞，下为飧泄。"《素问·举痛论篇》指出："怒则气逆，甚则呕血及飧泄。"说明饮食、起居、情志失宜，亦可发生泄泻。此外，《素问·藏气法时论篇》曰："脾病者……虚则腹满肠鸣，飧泄食不化。"《素问·脉要精微论篇》曰："胃脉实则胀，虚则泄。"《素问·宣明五气篇》："大肠小肠为泄。"说明泄泻的病变脏腑与脾胃大小肠有关。《内经》关于泄泻的理论体系，为后世奠定了基础。

汉唐方书将此病包括在"下利"之内，《金匮要略·呕吐哕下利病脉证治》的"下利"包括泄泻和痢疾两病，而对泄泻的论述概括为实热与虚寒两大类，并提出实热泄泻用"通因通用"之法。《三因极—病证方论·泄泻叙论》从三因学说角度较全面地分析了泄泻的病因病机，认为不仅外邪可导致泄泻，情志失调亦可引起泄泻。《景岳全书·泄泻》曰："凡泄泻之病，多由水谷不分，故以利水为上策。"且分别列出了利水方剂。《医宗必读·泄泻》在总结前人治泻经验的基础上，提出了著名的治泻九法，即淡渗、升提、清凉、疏利、甘缓、酸收、燥脾、温肾、固涩，其论述系统而全面，是泄泻治疗学上的一大发展，其实用价值亦为临床所证实。

泄泻一病，《内经》以"泄"称之，汉唐书包括在"下利"之中，唐宋以后才统称"泄泻"。古有将大便溏薄而势缓者称为泄，大便清稀如水而势急下者称为泻，现临床一般统称泄泻。本病与西医腹泻的含义相同，可见于多种疾病，凡属消化器官发生功能或器质性病变导致的腹泻，如急慢性肠炎、肠结核、肠易激综合征、吸收不良综合征等。

泄泻以大便清稀为临床特征，或大便次数增多，粪质清稀；或便次不多，但粪质清稀，甚如水状；或大便稀薄，完谷不化。常兼有脘腹不适、食少纳呆、小便不利等症状，多由外感寒热湿邪、内伤饮食情志、脏腑失调等形成脾虚湿盛而致泻。暴泻多起病急，变化快，泻下急迫，泻下量多，多为外邪所致；久泻则起病缓，变化慢，泻下势缓，泻出量少，常有反复发作的趋势，常因饮食、情志、劳倦而诱发，多为脏腑功能失调而成。

一、病因病机

（一）中医

1. **感受外邪** 以暑、湿、寒、热较为常见，其中又以感受湿邪致泻者最多，因脾喜燥而恶湿，外来湿邪，最易困阻脾土，以致升降失职，清浊不分，水谷混杂而下发生泄泻，故有"湿多成五泄"之说。寒邪和暑热之邪，除了侵袭皮毛肺卫之外，亦能直接损伤脾胃，使脾胃功能障碍，引起泄泻，但多夹湿邪。暑湿、寒湿、湿热为患，即所谓"无湿不成泻"，故《杂病源流犀烛·泄泻源流》说："湿盛则飧泄，乃独由于湿耳。不知风寒热虚，虽皆能为病，苟脾强无湿，四者均不得而干之，何自成泄？是泄虽有风寒热虚之不同，要未有不原于湿者也。"

2. **饮食所伤** 或饮食过量，停滞不化；或恣食肥甘，湿热内蕴；或过食生冷，寒邪伤中；或误食不洁，损伤脾胃，化生食滞、寒湿、湿热之邪，致运化失职，升降失调，而发生泄泻。正如《景岳全书·泄泻》所说："若饮食失节，起居不时，以致脾胃受伤，则水反为湿，谷反为滞，精华之气不能输化，乃致合污下降而泻痢作矣。"

3. **情志失调** 烦恼郁怒，肝气不舒，横逆克脾，脾失健运，升降失调；或忧郁思虑，脾气不运，土虚木乘，升降失职；或素体脾虚，逢怒进食，更伤脾土，而成泄泻。正如《景岳全书·泄泻》曰："凡遇怒气便作泄泻者，必先以怒时夹食，致伤脾胃，故但有所犯，即随触而发，此肝脾二脏之病也。盖以肝木克土，脾气受伤而然。"

4. **脾胃虚弱** 长期饮食不节，饥饱失调，或劳倦内伤，或久病体虚，或素体脾胃虚弱，不能受纳水谷、运化精微，聚水成湿，积谷为滞，湿滞内生，清浊不分，混杂而下，遂成泄泻。如《景岳全书·泄泻》曰："泄泻之本，无不由于脾胃。"

5. **命门火衰** 或年老体弱，肾气不足；或久病之后，肾阳受损；或房室无度，命门火衰，脾失温煦，运化失职，水谷不化，而成泄泻。且肾为胃之关，主司二便，若肾气不足，关门不利，则大便下泄。如《景岳全书·泄泻》曰："肾为胃关，开窍于二阴，所以二便之开闭，皆肾脏之所主，今肾中阳气不足，则命门火衰，而阴寒独盛，故于子丑五更之后，当阳气未复，阴气盛极之时，即令人洞泄不止也。"

泄泻的病因是多方面的，外感风寒暑热湿等邪气，内伤饮食情志、脏腑失调皆可致泻。外邪之中湿邪最为重要，湿为阴邪，易困脾土，运化不利，升降失职，水湿清浊不分，混杂而下，而成泄泻，其他诸多邪气需与湿气兼夹，方易成泻。内伤中脾虚最为关键，脾主运化升清，脾气虚弱，清气不升，化生内湿，清气在下，则生泄泻。其他脏腑只有影响脾之运化，才可能致泻。此外，外邪与内伤，外湿与内湿之间常密不可分，外湿最易伤脾，脾虚又生内湿，均可形成脾虚湿盛，此乃泄泻发生的关键病机。泄泻的病位在肠，但关键病变脏腑在脾胃。若脾胃运化失司，则小肠无以分清泌浊，大肠无法传导变化，水反为湿，谷反为滞，合污而下，发生泄泻。然而脾气之升降又与肝气之疏泄有关，若肝郁气滞，横逆犯脾，则升降失职，清浊不分，发生泄泻；脾胃之运化又与肾阳之温煦有关，若肾阳不足，失于温煦，则脾失健运，水湿内停，而成泄泻。可见本病症的发生尚与肝、肾有密切关系。

（二）西医

1. 病因　引起腹泻的病因有很多，常常可同时先后有几个病因存在，较常见于下列疾病。

（1）急性腹泻

1）细菌及肠毒素、病毒、真菌、原虫、蠕虫等。

2）急性中毒：①植物性。②动物性。③药物和化学毒物等。

3）其他：①肠道疾病：溃疡性肠炎急性期、急性克罗恩病、放射状肠炎等。②变态反应性疾病：过敏性紫癜、变态反应性肠炎等。③内分泌疾病：甲状腺功能亢进危象等。④急性全身性感染：如败血症、伤寒、副伤寒、霍乱、流行性感冒、麻疹等。

（2）慢性腹泻

1）消化系统疾病：①肠原性：肠道感染、肠道肿瘤、肠管病变、功能性肠病等。②胃原性：慢性胃炎、胃大部切除术等。③胰原性：胰腺炎、胰腺癌、先天性胰酶缺乏症等。④肝胆原性：肝硬化、阻塞性黄疸、长期胆管梗阻等。

2）全身性疾病：①内分泌代谢障碍性疾病：糖尿病、肥大细胞增多症、甲状腺髓样癌、肾上腺皮质功能减退症等。②过敏性：药物不良反应、异种蛋白质的摄入等。③其他原因：尿毒症、系统性红斑狼疮、多发性动脉炎等。

2. 发病机制　正常人每24h有大量液体和电解质进入小肠，来自饮食的约2L，来自唾液腺、胃、肠、肝、胰分泌的约7L，总计在9L以上，主要由小肠吸收，每日通过回盲瓣进入结肠的液体约2L，其中90%被结肠吸收，而随粪便排出体外的水分不到200mL，这是水在胃肠道分泌和吸收过程中发生动态平衡的结果。如平衡失调，每日肠道内只要增加数百毫升水分就足以引起腹泻。常见发病机制如下。

（1）高渗性腹泻：在正常人，食糜经过十二指肠进入空肠后，其分解产物已被吸收或稀释，电解质渗透度已趋稳定，故空回肠内容物呈等渗状态，其渗透压主要由电解质构成。如果摄入的食物（主要是碳水化合物）或药物（主要是2价离子如Mg^{2+}）是浓缩、高渗而又难消化和吸收的，则血浆和肠腔之间的渗透压差增大，血浆中的水分很快透过肠黏膜进入肠腔，直到肠内容物被稀释成等张为止。肠腔存留的大量液体可刺激肠运动而致腹泻。

（2）吸收不良性腹泻：许多疾病造成弥漫性肠黏膜损伤和功能改变，可导致消化酶或胆酸分泌不足或缺乏，使食物的分解消化发生障碍；使肠吸收而积滞减少，以及肠黏膜自身吸收功能障碍、细菌在小肠内过度生长、小肠黏膜病变、先天性选择吸收障碍等而导致腹泻。

（3）分泌性腹泻：肠道分泌主要是黏膜隐窝细胞的功能，吸收则靠肠绒毛腔面上皮细胞的作用。各种病原体感染、中毒、肿瘤及某些胃肠激素分泌增加，刺激或损伤肠黏膜，使其分泌大量的黏液，当分泌量超过吸收能力时可致腹泻。

（4）渗出性腹泻：炎性渗出物可增高肠内渗透压；如肠黏膜有大面积损伤，电解质、溶质和水的吸收可发生障碍；黏膜炎症可产生前列腺素，进而刺激分泌，增加肠的动力，引起腹泻。

（5）运动性腹泻：许多药物、疾病和胃肠道手术可改变肠道的正常运动功能，促使肠蠕动加速，以致肠内容物过快通过肠腔，与黏膜接触时间过短，因而影响消化与吸收，发生腹泻。

二、中医辨证

1. 辨轻重缓急　泄泻而饮食如常，说明脾胃未败，多为轻证，预后良好；泻而不能食，形体消瘦，或暑湿化火，暴泄无度，或久泄滑脱不禁，均属重证。急性泄泻发病急，病程短，常以湿盛为主；慢性泄泻发病缓，病程较长，易因饮食不当、劳倦过度即复发，常以脾虚为主。或病久及肾，导致命门火衰，脾肾同病而出现五更泄泻。

2. 辨寒热虚实　粪质清稀如水，腹痛喜温，完谷不化，多属寒证；粪便黄褐，味臭较重，泻下急迫，肛门灼热，多属热证；凡病势急骤，脘腹胀满，腹痛拒按，泻后痛减，小便不利者，多属实证；凡病程较长，腹痛不甚且喜按，小便利，口不渴，多属虚证。

3. 辨泻下之物　大便清稀，或如水样，气味腥秽者，多属寒湿之证；大便稀溏，其色黄褐，气味臭秽，多为湿热之证；大便溏垢，臭如败卵，完谷不化，多为伤食之证。

4. 辨久泻的特点　久泻迁延不愈，倦怠乏力，稍有饮食不当，或劳倦过度即复发，多以脾虚为主；泄泻反复不愈，每因情志不遂而复发，多为肝郁克脾之证；五更飧泄，完谷不化，腰酸肢冷，多为肾阳不足。

三、临床表现

健康人每日解成形便1次，粪便量不超过200～300g。腹泻指排便次数增多（每日＞3次），粪便量增加（每日＞200g），粪质稀薄（含水量＞85%）。腹泻超过3～6周或反复发作，即为慢性腹泻（chronic diarrhea）。腹泻应与肠运动过快所致的排便次数增多和肛门括约肌松弛失禁区别。

四、分类

1. 临床根据病程　将腹泻分为急性和慢性两大类，腹泻在2个月以上的为慢性腹泻。肛肠科常见的腹泻多为慢性腹泻，临证应结合患者年龄、起病和病程、粪便性质、腹泻时间及伴发症等相鉴别。急性腹泻：起病急骤，每日排便可达10次以上，粪便量多而稀薄；慢性腹泻起病缓慢或由起病急而转为慢性。

2. 起病和病程　急性食物中毒、急性痢疾、霍乱发病前有不洁饮食及饮水史，被污染的食物及水源进入人体后，潜伏期较短，很快发病。成人乳糜泻、肠道功能性腹泻常在一次急性腹泻后发病。间歇性腹泻伴有缓解期者常提示非特异性溃疡性结肠炎、克罗恩病、阿米巴结肠炎或糖尿病。结直肠癌患者多先有大便习惯性改变。

3. 粪便颜色、性状　急性细菌性痢疾多见先水样便后为脓血便，伴里急后重；食物中毒多见粪便稀薄如水样，无里急后重；阿米巴痢疾或肠套叠多见粪便暗红色、果酱色或血水样；急性出血坏死性肠炎的粪便带有恶臭、呈紫红色血便。如腹泻、呕吐物呈米泔水样、失水严重，应考虑霍乱或副霍乱；排便带鲜血伴疼痛，病变多在肛门；粪嵌塞时大便不能排出，便意频频，亦可下利少量稀粪，味臭。

五、伴随症状

引起腹泻的病症很多，症状与变化也较复杂，有必要进一步结合伴随症状相鉴别。

1. 腹痛　应首先仔细询问腹痛的性质、部位。痛在脐周，便后不得缓解，而在餐后可诱发者，常为小肠病变；病在脐以下，排便后缓解，常为结肠病变；直肠疾病常位于左下腹，肛门疾病多位于肛管及肛门周围。急性腹痛多考虑阑尾炎、部分肠梗阻、溃疡性肠炎；伴有呕吐，多见于食物中毒、肠变态反应性疾病；腹部隐痛多见于结肠癌、克罗恩病、功能性肠病等。

2. 发热　多考虑急性感染性疾病，如急性菌痢、伤寒、副伤寒等。

3. 里急后重　可见于急、慢性痢疾，直肠癌，溃疡性肠炎，性病淋巴肉芽肿等。

4. 贫血、体重减轻、腹部包块　多见于器质性病变，如消化系统肿瘤。

六、辅助检查

（一）实验室检查

1. 常规化验血常规和生化检查　可了解有无贫血、白细胞增多、糖尿病以及电解质和酸碱平衡情况。粪便常规是诊断急、慢性腹泻病因的最重要步骤，可发现出血、脓细胞、原虫、虫卵、脂肪瘤、未消化食物等。隐血试验可检出不显性出血。粪培养可发现致病微生物。鉴别分泌性腹泻和高渗性腹泻有时需要检查粪电解质和渗透性。

2. 小肠吸收功能试验　粪脂测定、D-木糖吸收试验、维生素B_{12}吸收试验、胰功能试验等。

（二）影像学检查

1. X线检查　X线钡餐、钡灌肠检查和腹部平片可显示胃肠道病变、运动功能状态、胆石、胰腺或淋巴结病变。选择性血管造影和 CT 或增强 CT 对诊断消化系统肿瘤尤有价值。MRI 对明确诊断具有重要作用。

2. 内镜检查　直肠镜、乙状结肠镜和活组织检查对相应肠段的癌肿有早期诊断价值。纤维结肠镜检查和活检可观察并诊断全结肠和末端回肠的病变。小肠镜可观察十二指肠和空肠近段病变并作活检。怀疑胆管和胰腺病变时，内镜逆行胰胆管造影（ERCP）有重要价值。

（陈瑞超）

第六节　瘙痒

瘙痒又称肛门瘙痒，系指肛门及肛周皮肤因受刺激产生痒感，常需搔抓者。《五十二病方》称之为"朐痒"。又如《诸病源候论》云："风瘙痒者，是体虚受风，风入腠理，与血气相搏，而俱往来与皮肤之间，邪气微，不能冲击为痛，故但瘙痒也。"《医门补要》曰："肛门内生虫奇痒……热结脏腑之内……流入大肠，盘居肛门，奇痒异常。"临床常见于肛门瘙痒症、肛门湿疹、肛周尖锐湿疣、肛瘘等疾病。

一、病因病机

（一）中医

中医认为本病为风、湿相互为病，风邪浸淫肌肤，湿邪下注肛门，营卫不和，皮肤受损；又或肛周肌肤营卫空疏，肌表不固，营血不足，血虚生风，血分生热，则形成慢性病损。故有"血虚则生风，风聚则发痒"之说。

（二）西医

西医认为瘙痒是一种自觉症状，其机制尚不明确，病因有全身性及局部性因素两个方面。

1. 全身性因素　如下所述。

（1）内分泌和代谢性疾病：糖尿病、甲状腺功能低下、痛风症、妇女及男性更年期等。

（2）肝肾疾病：梗阻性胆管疾病、胆汁性肝硬化、慢性肾盂肾炎及肾小球肾炎所致的慢性肾功能衰竭。

（3）血液病：缺铁型贫血、红细胞增多症等。

（4）胃肠疾病：慢性及急性腹泻、便秘、胃肠神经症等。

（5）恶性肿瘤：霍奇金淋巴瘤、胃癌、肠癌、白血病等。

（6）寄生虫：血吸虫病、钩虫病、蛔虫病，特别是蛲虫病。

（7）神经和精神疾病：神经衰弱、焦虑症等。

（8）药物：如可卡因、吗啡、砷剂，某些维生素、口服避孕药等。

（9）食物：对某些食物如鱼、虾、鸡蛋等的变态反应。酒类、辣椒、芥末、大蒜等对直肠黏膜及肛门皮肤的刺激。

（10）其他：某些原因不明的肛门发痒，可能与遗传或知觉异常敏感有关。

2. 局部性因素　如下所述。

（1）皮肤病变：肛门湿疹、皮炎、疣、癣、性病以及皮肤、汗腺、皮脂腺分泌的脂肪、蛋白质堆积，粪便留附肛周皮肤皱襞、接触异物（动物毛发、植物细毛、玻璃纤维、干硬纸张及油墨等）。出汗过多亦常致肛门发痒。

（2）肛门直肠及会阴疾病：痔、肛裂、肛瘘、肛窦炎、肛乳头肥大、直肠脱垂、直肠炎、息肉、直肠癌；阴道炎、阴道分泌物、女性尿道炎、前列腺炎等。

（3）环境因素：肛门经常摩擦，冬季因皮脂分泌减少而干燥皲裂；夏季高温多湿妨碍汗液发散，均可使肛门发痒。

(4) 皮肤寄生虫及感染：疥螨、阴虱及霉菌、滴虫感染。

(5) 手术后创面愈合期发痒：主要由于创面肉芽组织生长，创面内血管相互交通而致，一般属生理现象。

二、中医辨证

肛门瘙痒不外乎风，但有风热、风湿、血虚生风之别。临床辨证应分清虚实，虚者多为阴血亏虚，实者多为风、热、湿邪郁阻。其他如虫蛀、痔、瘘等引起的肛门瘙痒，则应针对其致病原因进行治疗。

三、临床表现

病起短暂，肛门皮肤潮湿红润，有粟粒样丘疹，散在或密集成片，局部渗液，痒感较重者为肛门湿疹。病久皮肤肥厚粗糙，色素沉着，弹性减弱，或呈苔藓样改变，奇痒难忍，更有甚者搔抓揉搓不得解，为肛门瘙痒症。肛门作痒，夜间尤甚，有时可在肛周见细小白虫，为肛门蛲虫病。肛门脓水或分泌物刺激一般瘙痒较轻。

四、分类

肛门瘙痒一般可分为原发性瘙痒和继发性瘙痒两类。

1. 原发性瘙痒　不伴有原发性皮肤损害，以瘙痒为主要症状，典型病症有肛门瘙痒症、老年性瘙痒症、冬季瘙痒症，肝、肾、内分泌疾病的瘙痒症及精神性瘙痒症等。

2. 继发性瘙痒　产生于原发性疾病及各种皮肤病，伴有明显的特异性皮肤损害和原发病变，瘙痒常是原发病变的一个症状。痔、肛瘘、肛裂、直肠脱垂等肛门直肠病的肛门发痒，肛门湿疹、湿疣、神经性皮炎、肛门白斑症以及蛲虫、蛔虫等引起的肛门瘙痒均属此类。

五、辅助检查

由于目前尚无测量痒的性质和程度的客观方法，且各人对痒的感受程度存在个体差异，表述也有所不同，其受精神因素影响较大。因此，在诊断时不能单纯凭借问诊内容，而需进行全面体格检查及针对性的实验室检查，包括血、尿常规，粪及虫卵检查，肝、肾功能，血糖及糖耐量试验，甚至皮肤组织活检。

（陈瑞超）

第四章 痔

第一节 概述

"痔"这个字早已见诸古文献中,据说距今3 000年前,在我国殷墟出土的甲骨文中就已查到"痔"字的原型。痔的外文字是:"hemorrhoids"也是早在公元前500—公元前300年就已出现于古希腊语。可是直到20世纪的今天,Thomson(1981)和Bayless(1984)还在哀叹道:"痔这一术语的概念现在变得越来越含糊不清了"。许多人常把众多的肛门症状述说为"痔疮",甚至有些医生也不一定运用的十分准确。究其原因,这是有历史渊源的。

我国古文献中的"痔"并非专用于肛门,而是泛用于人体"九窍"。痔病不是专指现代的内、外痔,而是指肛门部所有疾病的总称,如直肠脱垂称脱肛痔,尖锐湿疣称珊瑚痔,幼年息肉脱出称樱桃痔,结肠息肉脱出称葡萄痔等。古代学者常将"痔"与"瘘"合用,如宋朝王伯学的《痔瘘论》、滑寿的《痔瘘篇》,并非专门论述痔病和肛瘘,而是肛肠病专著。这就不能不使人们对痔的认识更加混乱。

这里需要指出的是,上述我国古文献中有关痔的观念,在当今科学时代来看,似乎是已成历史不屑再提,但是,事实并非如此,这些观念一直沿用至今,而且广泛地流传于民间,如民间俗称,"十人九痔"就是泛指肛门疾病,并非单指痔。中医"痔瘘科"并非专门诊治痔病和肛瘘,而是"肛肠病科"。我国现行中医外科教材《肛门直肠疾病》一章概论中开章明义地指出:痔、肛裂、肛周脓肿、肛瘘、脱肛、直肠息肉及肛管癌等,在祖国医学文献中统称为痔疮或痔瘘(漏)。因而难怪公众至今仍倾向于把有关的全部肛门症状都称为"痔疮"。因此,目前要做到规范名称、统一认识,实非易事。

痔的学说很多,其中大多数应该说是有一定根据的,对促进痔科的发展作过一定贡献。但是不可否认,自20世纪70年代以来,国外对痔本质的研究取得了巨大的或突破性的进展,其显著的标志是,确认了"痔是人体正常解剖结构",即所谓"肛垫学说"。肛垫学说最早由Thomson(1975)提出,随后,在Jacobs(1980)、Alexander-Williams(1982)、Haas(1983)、Melzer(1984)、Gibbons(1986)等著名专家的积极参与下,得到了进一步的充实、完善和发展。到了20世纪80年代后期,国外学者对痔已基本上取得这样的共识,即:"痔不是曲张静脉,确切地讲是血管垫,是胎生期就已存在的解剖学实体,不能认为是一种病;只有肛垫组织发生异常并合并症状时,才能称为病(痔病),才需要治疗;治疗的目的是解除症状,而非消灭痔体"。这一概念比较科学地指出了痔的本质和合理的治疗原则。目前已为越来越多的专家学者所认可和临床医生所接受。

长期以来,痔的传统概念主张:①静脉曲张是痔的本质;②痔是病理组织;③只有消除痔体才能根治。这种论点从Morgani(1761)时代起,在国外已广为流传,后来传入中国,成为我国外科(包括中医痔科)诊断和治疗痔病的理论基础和行动指南。殊不知,早在18世纪国外学者对这种概念已陆续提出质疑。由于静脉学说缺乏证据,经不起日益进步的科学检验,直到20世纪80年代,终于澄清了过去对痔的种种误解和讹传,静脉学说才遭到彻底摒弃,确立了全新的痔的现代概念即肛垫学说。

一、病因病理

关于痔的病因，学说很多，至目前为止尚无统一认识。痔虽然是一种局部病变，但它的形成却与全身有着十分密切的联系。例如：人类特有的长期直立姿势，日常某些饮食嗜好，过量食用辛辣等刺激性食物，直肠血管不规则地斜穿肠壁肌肉以及痔静脉无静脉瓣等因素，都可以促进痔的发生。

总之，痔发生的原因是多方面的，主要与下列因素有关：

1. 解剖学因素　早在18世纪，国外就有人重视这方面的研究。古今中外对这个问题的研究尚有分歧意见，但归纳起来，主要有3个学说。

（1）静脉曲张学说：痔的基本变化是不连续的静脉扩张，关于静脉扩张的原因有：①静脉内压力增高。人类的直立姿势，排便姿势，增加腹压（例如妇女妊娠期，腹腔肿物的压迫等）以及静脉斜穿肠壁肌肉而形成"纽扣孔"样的洞穴等因素都影响静脉回流，促使静脉内压力增高。②静脉壁受损伤后，管壁变薄弱的结果。其原因可能是排便时，直肠末段黏膜下静脉反复受此摩擦、压迫以至损伤所致。

在犬的直肠下段进行人工造痔实验中，分别采用上架组（使之直立）与未上架（四足着地）两组对照，虽然饲养方法，培养痔核的条件都一致，仅有上架与不上架的区别，但结果不同。上架组（直立组）的痔组织病理改变与人类痔的病理改变相符合，而未上架组（四足着地）的病理改变与人类痔的病理改变完全不符。通过上述实验证明，直立姿势是人类患痔的关键因素。

（2）血管增生学说：认为痔的发生是由于黏膜下层类似勃起的组织发生演变所造成。因为直肠末端黏膜下层有丰富的动静脉交通联合支，因此具有勃起的性质（称直肠海绵体）有助于肛门的闭合，而当直肠海绵体增生过度时即产生了痔。

（3）肛垫下移学说：直肠末段黏膜下层的结构确有3处特别发达增厚，状如衬垫，由丰富的动静脉丛所组成，正常排便时即可导致其充血。如支持它的结缔组织损伤，使之下移，则可形成痔。

2. 习惯性便秘因素　由于干硬粪便长时间的压迫刺激，使局部充血及血流发生障碍，导致痔静脉压力升高及静脉壁张力降低。

3. 职业因素　久蹲、久坐、久立等均可使盆腔内血流缓慢和腹腔内脏器充血，导致痔静脉过度充盈，静脉壁压力降低。

4. 饮食因素　低纤维饮食、过度饮酒及过量食用辛辣刺激性食物，以及饮食无规律等因素，都可使盆腔内脏器充血而导致痔的发生。

5. 腹腔内压力增高的因素　腹腔内较大肿瘤，妊娠后期，前列腺肿大，以及中医所说"饱食"等，均可使腹腔内压力增高，妨碍静脉血液回流。

6. 局部慢性刺激与感染因素　慢性结直肠炎、多发性肛窦炎、便秘、腹泻以及肛门部长期受冷热刺激等，都可以影响静脉回流。使静脉壁张力下降，导致痔的发生。

二、分类

临床上按痔的发生、部位及其病理分为：内痔、外痔、混合痔三大类。

1. 内痔　指齿状线上方肛垫移位及病理性肥大。但由于内痔存在病程长短、病变程度的不同，又分为4度。

Ⅰ度：便时带血、滴血或喷射状出血，便后出血可自行停止，无痔脱出。

Ⅱ度：常有便血，排便时有痔脱出，便后可自行还纳。

Ⅲ度：偶有便血，排便或久站、咳嗽、劳累、负重时痔脱出，需用手还纳。

Ⅳ度：偶有便血，痔脱出不能还纳。

2. 外痔　指齿状线以下肛周皮肤和皮下结缔组织炎性增生，静脉扩张或血栓淤滞而形成的肿块。临床又有炎性外痔、血栓性外痔、静脉曲张性外痔、结缔组织性外痔之分。

3. 混合痔　指内痔和相应部位的外痔相融合成一整体。

此种分类法简明易懂，目前国内西医和中医最为常用。

（万伟萍）

第二节 临床表现

一、临床表现

1. 内痔　内痔初期症状不明显，无痛苦，有时可有轻微的肛门不适感。临床表现往往随痔核的逐渐增大而明显或加重。常见的临床症状有以下几点：

（1）出血：出血是内痔最常见的症状，往往是患者就诊的主要原因。临床上出血程度有很大不同。轻者仅在排大便时发现大便表面附有少量血液，或仅有手纸上染有血迹；中等者可在排便时见有鲜血自肛门滴出；重者则在大便后或下蹲做排便动作时即有鲜血自肛门部喷出。

少量出血对患者健康无明显影响，反复大量出血，则可引起慢性失血性贫血。

（2）肛门肿物脱出：由于内痔长期存在及体积逐渐增大，在大便时受到粪便的挤压，逐渐与肠壁肌层分离，以至脱出肛外。最初仅在排便时脱出，便后可自行还纳。如果继续发展，则排便时内痔脱出后，必须经手托或长时间卧床休息方可还纳。更为严重的除排便脱出外，即使是下蹲、举重、行走及咳嗽时也可脱出。脱出的痔核，若不及时还纳，易受感染。常因炎症、水肿致使脱出痔核体积增大，以致还纳困难，造成嵌顿。

（3）黏液外溢、瘙痒：由于痔核的长期刺激，使末段直肠黏膜发生慢性炎症，肛腺及黏膜内杯状细胞分泌量增加，轻者仅在大便时有黏液流出；重者黏液随时流出肛外，尤其是内痔脱出时，分泌物更多。患者肛门周围潮湿不洁，局部皮肤长期受到此分泌物刺激而发生湿疹、瘙痒。

（4）疼痛：单纯内痔一般无疼痛，仅有肛门内坠胀感或感大便排出困难。只有当痔核发生肿胀或痔内有血栓形成时，才会出现肛门部疼痛。一旦痔核脱出不能还纳时，则疼痛加重。当痔核发生嵌顿、坏死时，可有剧烈疼痛。

（5）局部检查：肛门部外观常有黏液性分泌物，单纯内痔患者外观无皮肤隆起。初期内痔在指诊时，一般不易摸到痔核，但在肛门镜等窥镜下，可见齿状线以上有圆形发暗的痔核。晚期内痔由于体积较大，指诊时可在齿状线上方摸到较大柔软无痛性肿物，有时指套上可有血迹带出；因其反复脱出肛门外，致使黏膜变厚，窥镜下见痔核表面粗糙，可见出血点或溃疡面。内痔痔核常见位置有3处，即右前、右后及左正中位（截石位3、7、11点）。在此3处发生的内痔俗称母痔，其余部位发生的内痔称继发性内痔、俗称子痔。继发性内痔无明显规律，齿状线处任何部位都可以发生。

（6）分度：临床上，由于内痔的病程长短和病变程度各有区别，而将内痔具体分为4度，以便于治疗术式的选择。

Ⅰ度内痔：除偶尔大便带少量鲜血外，余无其他症状。肛门镜可见齿状线上方有小的黏膜突起，但黏膜组织正常，痔核表面呈朱红色。黏膜下静脉丛曲张，按之柔软。痔核体积小，不脱至肛外。

Ⅱ度内痔：有间歇性便后滴血的病史，痔核较大，排便时易脱出肛门外，便后可自行还纳。检查时，肛门镜下见黏膜增厚，质地变硬，呈紫红色，并有少量脓性分泌物附着。本期内痔在受刺激或摩擦时易出血。

Ⅲ度内痔：肛门松弛，痔核体积增大且极易脱出肛门外，脱出后不能自行还纳，常需手托还纳。由于经常发炎，故表面可有溃疡、糜烂，分泌物增多等现象，患者感到肛门潮湿不洁。检查时，可见痔核体积增大，呈紫红色，表面有溃疡、糜烂及脓苔样物附着，黏膜增厚，质地硬而脆，触之极易出血。有时因大便干燥而擦破溃疡基底部，引起大量出血，出血呈喷射样，患者常因反复出血而有继发性贫血的表现，临床上可见明显贫血貌。

Ⅳ度内痔：环形脱出，伴严重疼痛多发生血栓、水肿或有组织坏死（嵌顿），不能复位。

2. 外痔 如下所述。

(1) 结缔组织性外痔：此类外痔又称皮赘外痔或赘皮痔，呈黄褐色或黑色，大小形状不等，往往无明显不适感，或只有轻度异物感，或因存在皮赘而难于擦干净肛门而便后有内裤易污的表现。检查时可见肛缘存在散在的或呈环状的、鸡冠状或不规则形状的皮赘，表皮皱褶往往也增多、变深，并常常色素增生，触之柔软无疼痛。在女性患者，结缔组织外痔常见于肛门前侧，尤其在经产妇更是如此。肛裂时伴发的结缔组织外痔多位于肛门前后正中。

(2) 静脉曲张性外痔：静脉曲张性外痔是齿状线以下肛缘处曲张静脉团块。大多无明显自觉不适或伴有轻度的肛门坠胀不适。检查时可见肛门两侧或周围有柔软的或半圆形隆起，且表皮常较松弛，这种隆起可在排便时、久蹲后、久站后出现或变大，而在卧床休息后萎缩变小。无触压痛。

(3) 血栓性外痔：血栓性外痔即肛周皮下血肿。好发于肛门两侧，一般只有1个，有时也有2个以上同时发生，甚或多个小血栓同时集合成块。常在用力排便后，在肛门缘皮下忽然起一圆形或近圆形肿块。肿块越大，疼痛越重，并常在排便或活动时加重，重者可妨碍行走，患者坐卧不安。肿块色紫红，稍硬，可移动，位置比较表浅，触痛明显。有时，肿块小者经 2~3d 后血栓吸收，疼痛减轻，可以自愈。肿块大者则难以吸收，如渗血广泛，皮肤紧张，可以溃烂，血栓排出。偶尔亦有感染化脓者。

(4) 炎性外痔：炎性外痔是肛缘皮赘因感染和炎性增生所致。皮赘红肿隆起，痒热灼痛，排便时加重。检查时可见肛门部皮赘或皱襞红肿充血，甚至鲜红发亮，皮肤纹理变浅或消失，触痛较甚，有时伴有少量分泌物。

3. 混合痔 混合痔兼有内痔和外痔的症状和体征。

(万伟萍)

第三节　诊断与鉴别诊断

根据上述症状、体征和检查，诊断并不困难，有时仅根据症状一项即可做出明确诊断。有时因临床粗心大意，极易误诊，故应与下列疾病相鉴别。

1. 肛裂 肛裂可有急性肛门疼痛和便血，患者常自我诊断为"痔病"，易与皮赘性外痔、血栓性外痔或内痔血栓形成相混淆。其鉴别要点是：肛裂的疼痛多呈周期性，与血栓性外痔剧烈的局限性疼痛不同。内痔很少与急性肛门疼痛有关，除非并发血栓形成。内痔出血是有特征性的，常为鲜血，滴血，有时呈喷射状出血，而肛裂出血一般为在手纸上见到几点血迹。依靠触诊和视诊可在肛门前、后正中等部位查见肛管全层皮肤有纵形裂开或溃疡形成、肛管闭合较紧、肛乳头肥大等变化。

2. 低位直肠息肉 低位直肠息肉易误诊为痔。带蒂的直肠息肉，若脱出肛门外有时误诊为痔脱垂或脱出性痔。正常肛垫在排便期可有一定程度的脱出。有些脱出性痔由于排便时肿胀的肛垫被紧缩的括约肌圈套，可呈充血状态，可是一旦还纳肛内，充血即消失，一般不可能摸到。而息肉的特点是多见于儿童，息肉体隆起于直肠黏膜面，附着在肠壁上。单发息肉多带细长的蒂，或呈乳头状，紫红色，易出血，质较软，指诊可扪及；多发息肉则个体较小，呈颗粒状突起于直肠黏膜，易出血，散在分布。

3. 肛乳头肥大 较大的肛乳头肥大（肛乳头纤维瘤）虽肛内也有肿物隆起，或有脱出，擦破时也可见有便血，有时误诊为脱出性痔，但易被鉴别，因为肛乳头位于齿状线部，呈乳头状或三角形，上覆上皮，色灰白或黄白，质较硬，有触痛，无出血，可回纳。指检时可触到，而痔一旦返回肛管，即不可能摸到。

4. 直肠脱垂 有脱出症状须与内痔脱出相鉴别。直肠脱垂多见于儿童和老年人。脱出的直肠黏膜或直肠呈圆柱状，呈放射状有环状皱襞，色鲜红，表面光滑柔软，无分界线，无痛，无蒂，为正常黏膜色，有时表面有少量黏液，很少有出血，可回纳肛内。但嵌顿时亦表现为肛门不能回纳的肿物。单纯的直肠黏膜脱垂较少嵌顿，其在急性期与嵌顿环形痔较难鉴别，主要应根据病史；直肠完全脱垂并嵌顿在发生坏死前，脱垂黏膜呈环状，表面黏膜有"同心环"皱襞，由于全层脱出，触诊肿物较厚。脱出性痔不论单个或多个脱出时常与静脉丛同时脱出，质地较软，分界清楚，重度内痔常不见回纳，且有灼痛等症状可资区别。

5. **直肠远端黏膜内脱垂** 此类脱垂有时易与Ⅱ、Ⅲ度内痔相混淆,特别是直肠黏膜前脱垂,单纯从临床表现上很难与痔区别,二者均可引起便秘和排便不全感。对两种病应用容积性泻药均有效。但是,压力测定表明,前部黏膜脱垂的患者肛管内压低,直肠感觉异常以及对低容量的直肠充胀反应异常敏感,腹压增大时常引起直肠内压增大超过括约肌的收缩压,痔病患者的肛内压异常升高,并显示超慢波,当直肠充胀时括约肌不松弛。显然,二者的测压特点是十分不同的。

6. **肛管直肠癌** 肛管癌及低位直肠癌因有便血及齿状线上或齿状线下肿块隆起,常易被误诊为内痔。误诊的主要原因是仅凭症状诊断,未进行肛门指诊及肛门镜检查,因此,在痔诊断中一定要做到以上两种检查。直肠癌在肛门指诊下可扪到高低不平的硬块,表面有溃疡,且多与周围组织粘连,而推之不能移动;肠腔常狭窄,指套上常染有血迹。直肠癌引起的直肠出血多为暗红色或果酱色;内痔出血多为鲜红色,多呈间歇性。特别要注意的是内痔或环状痔可与直肠癌同时并存,绝不能看到有内痔或环状痔,就满足于痔的诊断而进行痔的治疗,直到患者症状加重才进行直肠指诊或其他检查而明确诊断,这种误诊、误治的惨痛经验教训,在临床上并非少见,值得重视。对于那些已经确诊内痔的病例,如果发现直肠肛管内同时存在可疑的硬结、溃疡、黏膜下包块等都应提高警惕。

7. **直肠炎** 痔与直肠炎二者均有便血症状,容易混淆,如果对炎性肠病的患者进行痔切除术或冷冻治疗,可能引起严重的问题。肛门镜检查:直肠炎在急性期或亚急性期其直肠黏膜呈紫红色或红色,充血明显,有弥漫性出血点,触之出血较多。但临床上往往见到内痔出血而忽略了直肠黏膜出血,特别是在直肠炎慢性期炎症并不十分明显,仅有黏膜粗糙,颜色呈苍白色,出血点不多时易被漏诊。但只要通过病史及详细检查,根据出血部位,直肠黏膜色泽,有的曾经做过内痔治疗无效,应考虑该病存在。血便多,嘱患者蹲位排便时检查可直接看到内痔是否有出血点,此法有助于排除内痔出血。高位的直肠炎单靠肛门镜检查不足以鉴别,有时需行乙状结肠镜检查。

8. **克罗恩病性皮赘外痔** 克罗恩病时的皮赘外痔多为水肿和糜烂的皮肤皱褶,比一般皮赘大,厚而硬,并有特征性的蓝色。活体组织检查时可见有典型的肉芽肿。

9. **肛门直肠性传播性疾病** 肛门性病病原体感染引发的皮疹表现与痔的临床症状、体征相仿,无明显差异,如不注意鉴别,极易造成误诊,如扁平湿疣误诊为炎性外痔,二期梅毒误诊为炎性混合痔者,临床上屡有报道。二期梅毒皮损形态多变,类型复杂;有的呈大小不等淡红色肿块,散布于肛周或直肠下段。肿块质硬光滑或无痛溃烂。有的肿块恰位于3、7、11点典型痔的位置,伴有黏液血便,肛门潮湿,瘙痒不适等。

造成误诊的原因与没有仔细询问病史、没有全面进行体检及没有进行必要的实验室检查有关。因此必须加强性病防治宣传培训,让医生掌握全科医生的知识,增强性病防治意识。除加强病史的询问外,特别对肛门分泌物、排泄物、皮肤病、不明原因的肿块、溃疡、脓肿、淋巴结肿大、瘘管等应进行必要的实验室检查(如梅毒血清试验,TPPA,USR,分泌物PCR检验)或进行活体组织病理检查,是避免性传播疾病误诊和延误治疗的关键。

10. **肛缘皮下脓肿** 主要症状是肛门部肿痛,常位于后方或侧方皮下部,疼痛为持续性跳痛,易与外痔混淆。检查可见病变处明显红肿、有硬结和压痛,脓肿形成可有波动感,穿刺时可抽出脓液。

11. **肛缘脂肪瘤、粉瘤、纤维瘤** 肛缘处良性肿瘤与外痔的鉴别要点是,脂肪瘤发病缓慢,无疼痛,肿块软,呈分叶状,无触痛。粉瘤无感染时无明显疼痛,发病慢,病程长,肿块边缘清楚,质地软,无触痛,当感染时其表现同脓肿。纤维瘤病程长,多无疼痛,边界清楚,表面光滑,质地较硬,可活动,无明显触痛。

(万伟萍)

第四节 痔非手术治疗

痔的临床表现复杂,病情较长,不同时期,不同类型,痔的治疗方法理应选择不同,不能盲目用其中一种方法，应该强调治疗的个体化。

一、中医治疗

中医学非常重视应用内治法治疗痔病。内治法大致可概括为八大法：即疏风法、利湿法、清热法、润燥法、凉血法、通下法、升举法等。方剂和药物很多，例如：以"泻火凉血"的代表方剂如《外科大成》的"凉血地黄汤"，仲景的"当归赤小豆汤"；以"清热、祛风、利湿"的代表方剂如《医宗金鉴》的"止痛如神汤"，《外科正宗》的"防风秦艽汤"；以"润燥、滋阴、清热化湿"的代表方剂如《外科准绳》的"脏连丸"，《医宗金鉴》的"苦参地黄丸"，《证治准绳》的"地榆丸"，《局方》的"槐角丸"等。这些积累了丰富经验的方剂对痔的治疗发挥了重大作用。这些方剂是在中医的辨证施治理论下拟订的，不仅注重局部治疗，还注重全身脏腑功能的调整以及对饮食结构和大便习惯的调整与治疗，有其独到之处。

（一）中药汤剂

根据《中华人民共和国中医药行业标准》将痔分为下列证型进行辨证施治。

1. 风伤肠络　大便带血、滴血或喷射状出血，血色鲜红或有肛门瘙痒。舌红、苔薄白或薄黄，脉数。

治法：疏风清热、凉血止血，消痔固脱。

方药：凉血地黄汤加减。细生地黄10g，当归10g，地榆10g，槐角10g，黄连10g，天花粉10g，升麻10g，枳壳10g，黄芩10g，荆芥10g，侧柏炭10g，生甘草6g。每日1剂，水煎服。或用槐角丸加减（减当归加葛根15g，秦艽10g，炒荆芥15g）或服用消痔合剂。

2. 湿热下注　便血色鲜红，量较多，肛内肿物外脱，可自行回缩，或脱出物分泌物较多，黏膜糜烂，或伴大便黏滞不爽，肛门灼热，潮湿不适。舌红，苔黄腻，脉滑数。

治法：清热利湿、凉血止血。

方药：①五神汤加减。茯苓10g，金银花10g，牛膝10g，车前子10g，地丁15g，黄芩10g，归尾10g，赤芍10g，甘草10g。每日1剂，水煎服。②槐角丸或止痛如神汤合三仁汤加减。若痔核下脱明显，可加黄芩15g，升麻10g，柴胡10g，以益气升阳固脱。若肿痛明显可酌加蒲公英15g，土茯苓15g，黄芪35g。

3. 气滞血瘀　肛内肿物脱出，甚或嵌顿，肛管紧缩，坠胀疼痛，甚则肛缘有血栓，水肿，触痛明显。舌暗红，苔白或黄，脉弦细涩。

治法：活血化瘀，消痔散结。

方药：①活血散瘀汤加减。当归尾10g，赤芍10g，桃仁10g，大黄10g，川芎10g，牡丹皮10g，枳壳10g，瓜蒌10g，槟榔10g。每日1剂，水煎服。②桃红四物汤加郁金10g，槟榔10g；或用活血散瘀汤加地榆15g，黄芪35g。

4. 脾虚气陷　肛门坠胀，肛内肿物外脱，需手法复位。便血色鲜或淡，可出现贫血，面色少华，头昏神疲，少气懒言，纳少便溏。舌淡胖，边有齿痕，舌苔薄白，脉弱。

治法：健脾益气，升阳举陷，消痔固脱。

方药：方用补中益气汤加减。黄芪30g，党参15g，白术9g，陈皮6g，炙甘草5g，当归6g，升麻10g，柴胡9g，赤石脂15g。每日1剂，水煎服。一般减当归加地榆15g，山药15g，葛根10g，仙鹤草15g。若食欲不佳可加焦三仙30g。或用参苓白术散加黄芩35g，地榆15g，枳壳10g；若年老体虚，伴气虚便秘可用补中益气汤合扶正润肠丸；如有脾胃虚寒，先便后血者，可用黄土汤加减，或四君子汤加地榆15g，黄芪10g，白及15g，仙鹤草15g，无花果15g；若心脾两虚、心悸气短便血者，用归脾汤加地榆15g，阿胶（烊化兑服）10g。

5. 阴虚肠燥　头昏咽干，五心烦热，盗汗，形体消瘦，大便秘结，便时肛门疼痛，痔核下脱，滴血。舌红，少苔或苔薄黄，脉细数无力等。

治法：养阴润燥。

方药：方用六味地黄丸加地骨皮15g，阿胶（烊化兑服）10g，地榆15g，槐角15g，黄精35g；或用扶正润肠丸合消痔合剂。

6. 大肠实热　渴喜饮，唇燥咽干，大便燥结，便时出血较多，滴血或射血，血色鲜红，痔核脱出，糜烂不能回缩，灼热疼痛。舌质红，苔黄，脉洪数。

治法：清热泻火，凉血止血。

方药：选方常用凉血地黄汤合槐角丸加减或服消痔合剂与复方穿心莲片。如腹胀明显、大便秘结，可用小承气汤加地榆15g，槐角15g，仙鹤草15g，生地黄10g，葛根15g；若尚有面红目赤、心烦、脉弦数者，可用龙胆泻肝汤加地榆15g，草决明15g。

（二）中成药

常用内服的中成药，一般具有清热凉血、祛风润燥、清热利湿之功效，如槐角丸、化痔丸、脏连丸、十全大补丸、麻仁丸等。

二、口服药物

痔的口服药物包括微循环调节药和非特异性药物两类。近年来，以肛垫学说为理论依据，针对痔的血管病理生理改变，一些微循环调节药在缓解或消除痔的症状方面取得了满意疗效。其中微循环调节药的代表药物有，地奥司明和草木樨流浸液片等。非特异性药物的代表药物有对乙酰氨基酚等。

三、局部治疗

局部治疗适用于各类内痔及内痔嵌顿肿痛、出血等或伴有外痔发炎者或肛门手术后使用。

（一）熏洗坐浴法

目前在临床上常用于治疗痔的熏洗剂，依其主要作用大致可归纳为以下几类。①清热燥湿类：如起痔汤、祛毒汤、苦参汤等；②行气活血化瘀类：如活血散瘀汤等；③消肿止痛类：如洗痔枳壳汤；④燥湿收敛类：如白矾汤、五倍子汤等；⑤其他类：如熏痔汤、莲房枳壳汤、熏洗方。此外各地医院也大多有适合当地情况的、自己用于治疗痔病的熏洗方。但所有药物不外乎清热解毒、疏风胜湿、行气活血、消肿止痛、收敛生肌、杀虫止痒等。

熏洗法一般无明显禁忌证。但是对于急性传染病，重度心血管疾病，妇女妊娠及月经期间，饮食或饥饿以及过度疲劳时，内痔出血量大时，均不宜进行。缝合术后禁忌坐浴。炎性外痔，在发病24h以内应先局部冷敷，24h后再改为中药坐浴。

1. 操作步骤　如下所述。

（1）坐浴前应嘱患者排除大小便。

（2）将煎好的药物趁热倒入盆内，患者暴露臀部借其熏腾之药气熏患部。

（3）待药汤的温度到40℃时，将臀部坐于盆内泡洗。Dodi通过实验证实，在40℃热水中坐浴15min，肛管静息压可持续降低15~30min，而在5℃、10℃、23℃的水中，则肛管静息压力下降不明显。

（4）坐浴完毕，用干毛巾擦干患处。如有伤口，用消毒纱布擦干患处，然后敷药。

2. 注意事项　如下所述。

（1）冬季坐浴时，应注意保暖，夏季要避风。

（2）药汤温度要适宜。熏洗时间较久，药汤稍凉时，须再加热，持续温热熏洗，才能收到良好的效果。坐浴时不可太热，以免烫伤皮肤或黏膜，也不可太冷，以免产生不良刺激，坐浴温度要以40℃左右为宜。

（3）夏季要当日煎汤当日使用，药汤不要过夜，以免发霉变质，影响治疗效果和发生不良反应。

（4）煎药时，一般在药物中加水500mL左右，沸后煎20min，再将芳香之品加入，烧滚后即可取下使用。每日使用2次，每次熏洗20min左右。疗程长短，则视病情而定。

3. 常用方剂　熏洗常用药物为苦参汤、五倍子汤等。若肛门皮肤瘙痒可用苦参汤加百部 30g，白鲜皮 30g，紫荆皮 15g，川椒 15g 或用祛痒洗散；局部热证明显用苦参汤加千里光 30g，蒲公英 30g，大黄 60g，或用消炎洗散兑开水熏洗；水肿湿甚用苦参汤加苍术 25g，泽泻 25g，土茯苓 30g，芒硝 15g，白矾 15g，或用五倍子汤合苦参汤；兼有风毒、皮疹者用苦参汤加羌活 15g，防风 30g，升麻 15g，柴胡 15g，紫荆皮 15g，黄芪 50g；若肿痛明显用五倍子汤合苦参汤熏洗。

中药熏洗坐浴操作简便，易于推广，不需住院。医护人员在较短时间内就可以熟悉常用药物和熏洗方剂，且疗效显著。上述药物对溶血性链球菌、金黄色葡萄球菌、铜绿假单胞菌、痢疾杆菌、伤寒杆菌、大肠埃希菌以及多种皮肤真菌均有较强的抑制作用。五倍子的鞣酸尚能使皮肤、黏膜溃疡等部的组织蛋白凝固收敛，使血液凝固呈止血作用。川椒、薄荷有局部麻醉作用，止痛效果较好。甘草还有抗破伤风毒素和抗过敏作用，故当内痔脱垂或嵌顿、血栓性外痔初期、炎性外痔（发病 24h 后）、静脉曲张性外痔、结缔组织性外痔和术后水肿等发炎肿胀明显、疼痛剧烈者，在用中药熏洗后，常在 24h 内疼痛逐渐消失。应用时可根据病情辨证，选用不同方药，并应注意有关事项。

（二）外敷塞药法

1. 外敷法　系将药物直接涂敷于患处或肛内，多于熏洗后敷药。主要用于炎性外痔及血栓性外痔及各类痔手术之后，还可用于内痔出血及内外痔手术创面的止血。常用药物有马应龙麝香痔疮膏、消炎止痛膏、九华膏、金黄膏、生肌玉红膏、五倍子膏等。操作方法：将所用油膏装入油膏注射枪中，待患者便后将油膏从肛门注入肛管直肠腔内，或用药物自带接头将接头插入肛门内把药物挤入肛管内即可。

2. 塞药法　是将药物制成栓剂塞入肛门内而达到治疗效果的方法。栓剂适用于各度内痔，但对妊娠期妇女及哺乳期妇女则应慎用或禁用。使用方法：便后洗净肛门后，或在术后换药时，先在栓剂头端涂上少许甘油或油膏等，然后用手指或栓剂助推器放进肛内。常用的栓剂有：九华痔疮栓、麝香痔疮栓、消炎止痛栓、洗必泰痔疮栓等。

（万伟萍）

第五节　痔手术疗法

手术疗法术式众多，但归纳起来临床上大概分为 4 种：内痔手术方式，外痔手术方式，混合痔的手术方式，其他手术方式。

一、内痔术式

目前最常用的是胶圈套扎术、硬化剂注射术、吻合器直肠黏膜环切术（PPH）、内痔手术切除法等。

（一）胶圈套扎法

内痔胶圈套扎法是由祖国医学文献记载的方法发展而来的。祖国医学古籍，如《外科正宗》《太平圣惠方》等就有用结扎方法治疗痔疮的记载。本方法主要利用橡胶皮圈较强的弹性，通过器械紧扎于内痔基底部，阻断其血液循环，人为的使内痔发生机械性绞窄，从而因缺血、坏死而脱落，以达到治疗的目的。

1. 适应证　适用于单纯的Ⅱ、Ⅲ度内痔，尤其适用于已纤维化的较大而又孤立的内痔。

2. 禁忌证　①糖尿病患者；②血液病患者；③门脉高压症患者；④内痔伴有直肠炎，肛周感染等应待其治愈后再行套扎治疗；⑤服用抗凝药的患者，如阿司匹林、波利维等。

3. 术前准备　套扎前的准备：套扎前嘱患者排尽大便，便秘者可用温水 500mL 加液状石蜡 50mL 灌肠 1 次。

套扎器使用前应高压灭菌，但橡皮圈不宜高温消毒，以免变质不能使用，可将其浸泡于 0.1% 苯扎溴铵溶液或 75% 乙醇溶液中，经过 25min 即可使用。如无套扎器时，可将两把无齿直钳代替。

4. 操作方法　患者侧卧位，肛门内插入喇叭状肛门镜，将内痔核充分暴露，用 0.1% 苯扎溴铵棉球或碘仿棉球，充分消毒直肠下段及痔核表面黏膜。将套扎器通过肛门镜套在痔核上，轻扣扳手，将套扎器内产生负压，吸紧痔核，进一步扣动扳手，将橡皮胶圈推出，套住内痔的基底部。根据患者具体情况，每次最多可套扎3个痔核。

如无套扎器，可用两把直血管钳代替。方法是：将胶圈套在一把直钳根部，用该直钳夹住内痔核的基底部，用另一直钳穿入胶圈，扩张拉长胶圈，跨过痔核顶端，套扎于内痔的基底部，然后去除两把钳。

5. 术后处理　套扎后控制排便24h，避免剧烈活动，套扎治疗期间保持大便通畅。

6. 注意事项　如下所述。

（1）在套扎痔核脱落时，局部可遗留一创面，在此期间应避免局部机械检查，防止大便干燥，以免造成继发出血。

（2）女性直肠前壁痔套扎或贯穿缝扎时，一定要注意直肠阴道壁，过度牵拉套扎和缝扎，愈后易造成直肠阴道瘘。

7. 并发症　直肠轻度不适感与充盈感可能会存在数日，但症状多较缓和，一般可通过坐浴与止痛药缓解。另外我们发现还有以下并发症。

（1）迟发性出血：一般多见于胶圈套扎疗法后1~2周。

（2）剧烈疼痛：一般可通过坐浴与止痛药缓解，如不行应考虑其他治疗方法。

（3）外痔血栓形成：血栓形成后，可采用坐浴及大便松软剂治疗，必要时切除血栓。

（4）溃疡形成：胶圈脱落早，一般2~5d脱落，形成溃疡。有的溃疡较大，并发肛裂，可采用坐浴及大便松软剂治疗，必要时行肛门内括约肌切开术。

（5）胶圈脱落：多见于第1次或第2次排便。

（6）败血症：注意术前清洁洗肠；术后肌内注射破伤风抗毒素；应用抗生素。

（二）硬化剂注射法

作用原理：目前公认的是利用硬化剂在组织中产生无菌性炎症，促进痔组织及其周围组织纤维化，将脱垂的肛垫粘连固定于内括约肌的表面，从而达到止血和防止脱垂的目的。

1. 适应证　如下所述。

（1）Ⅰ度内痔，即有便血的非脱出性内痔，可以达到明显止血的目的，效果显著。

（2）Ⅱ、Ⅲ度内痔可以防止或减轻内痔脱垂的症状。

（3）对年老体弱、严重高血压或并发有心、肝、肾等疾病患者可缓解或消除便血或脱出的症状。

2. 禁忌证　如下所述。

（1）任何外痔及有内痔并发炎症或血栓、嵌顿的。

（2）有炎症表现的内痔，如痔黏膜溃疡形成或坏疽、糜烂的内痔。

（3）肛门皮赘、肛瘘、肛裂、肿瘤等。

（4）溃疡性结肠炎、克罗恩病等。

3. 注射前准备　如下所述。

（1）注射前，向患者说明本疗法操作特点，解除患者的思想顾虑，安定患者情绪，同时嘱患者在治疗期间忌食辛辣等刺激性食物，取得患者合作。

（2）对于个别精神紧张的患者，可在注射前1d晚上服用镇静药物。

（3）应了解患者既往出血性疾病及重型高血压史，以防注射后发生渗血不止的现象。

（4）注射前嘱患者排净大便，便秘患者，可在注射前清洁灌肠，以防注射后过早排便，引起痔核脱出、感染、水肿、嵌顿、坏死及诱发大出血。

（5）对于急性肠炎的患者应先积极治疗肠炎，控制肠道炎症，减少排便次数。

（6）药物及器械准备：①消痔灵1支（每支10mL），消痔栓或消炎止痛膏适量。②液状石蜡棉球数个，0.1%苯扎溴铵棉球或碘仿棉球，生理盐水棉球，灭菌干棉球适量，敷料2块。③5mL或10mL注射器1具，6~7号长针头2个，肛门镜1具，弯盘2个，长镊子2把。

4. 用量及操作方法　如下所述。

(1) 用量：成人每千克体重 0.2~0.5mL，小儿用量酌减。

(2) 操作方法：取 5mL 注射器，选用 6~7 号长针头，抽消痔灵及利多卡因按 1:1 备用。患者取侧卧位，肛门镜外涂液状石蜡置于肛门内，充分显露内痔。先用生理盐水棉球清洗痔核表面，再用 0.1% 苯扎溴铵棉球或碘仿棉球对下段直肠及痔核表面黏膜反复进行消毒。注射时，从痔核最高点进针达中心部位，回抽无回血，即可注药，使药液均匀地分布在痔核内，要严防药液注入过深或过浅。然后再将针刺入痔核基底部及痔核稍上方，注入少量药液，以阻断痔动脉的血液供应。注射的药量，视痔核大小而定，每个痔核可注射 1.5~2.0mL，1 次注射 2~3 个痔核。退针后，注射部位如有渗血，可用干棉球轻轻按压止血。注射完毕，肛内放置消炎止痛膏棉球 1 个或消痔栓 1 枚。

5. 注射后处理　注射后嘱患者控制大便 24h，以后每日大便后用消炎止痛膏换药 1 次；或将消痔栓交予患者，嘱其每日大便后自行塞入肛门 1 枚；连续换药 3~4d。注射后第 3~5 天做肛门镜检查，了解注射后痔核萎缩情况，如果痔核萎缩不满意或有遗漏，同时再做第 2 次补充注射治疗。

6. 注射后的并发症及其处理　如下所述。

(1) 下坠感：多在注射后 2h 内出现，这些都是药物刺激而出现的一种正常反应，一般不需处理，4~6h 后即可自行消失。

(2) 水肿：多是由于药液注射过浅，或是注射后患者活动过多，受到强烈摩擦而引起的，可用花椒、食盐水坐浴（花椒 15g，食盐 30g，加水 3 000mL 煮沸，待水温降至适宜坐浴，每日 2 次），或用消水肿膏塞入肛门，每日 1 次，直至水肿消除为止。

对于因水肿而脱出的痔核，可将脱出的痔核复位，局部可涂以消水肿膏，每日 1 次。

(3) 尿潴留：由于药物的局部刺激作用，影响到了支配膀胱括约肌的神经支配，反射性地引起膀胱括约肌发生痉挛，从而导致尿潴留；或者由于患者惧怕疼痛，不敢增加腹压逼尿，也可以出现尿潴留，尤其是在 6 点或 12 点部位的痔核注射后较容易发生。这种反应一般在 3~6h 可以自行缓解。如不缓解，可行下腹部热敷，并配合针刺三阴交穴，强刺激不留针处理后，都能解除。

(4) 疼痛：多因注射部位太靠近齿状线而引起。疼痛较剧烈者，可酌情给予止痛药物来对症处理。

(5) 出血：注射退针后，有时针眼处可有少量出血，多为针尖刺破小血管造成，用干棉球轻轻按压片刻即可止血。注射 3d 以后发生的出血，多因注射技术不熟练，或某一痔核注射过量药物，导致痔核坏死、脱落而造成。对于少量出血，一般经再次在出血点旁注射消痔灵及利多卡因按 1:1 的 2.5mL 后即可达到止血目的。

(6) 发热：注射后 12h 内出现的发热，可能为患者对某种药物过敏而引起的变态反应性发热，酌情口服脱敏药即可缓解。注射 1d 后出现的发热，多由于药液误注入前列腺引起急性前列腺炎，或注射后换药不及时而引起继发感染所致。治疗以抗炎为主，给予广谱抗生素，必要时可静脉滴注，配合加减三黄汤保留灌肠。

(三) 吻合器直肠黏膜环切术（PPH）

1. 手术原理　PPH 环形切除直肠下端 2~3cm 黏膜和黏膜下组织，恢复直肠下端正常解剖结构，即肛垫回位。同时，黏膜下组织的切除，阻断痔上动脉对痔区的血液供应，术后痔体萎缩，也被认为是 PPH 治疗痔的机制。因为 PPH 仅切除直肠下端黏膜和黏膜下组织，在感觉神经丰富的肛管和肛周不留切口，理论上减轻术后疼痛。因为吻合口位于肛管直肠环以上，括约肌损伤的机会相对减少。

2. 适应证　如下所述。

(1) 直肠黏膜脱垂、直肠黏膜内套叠。

(2) Ⅲ度、Ⅳ度内痔，特别是脱出呈环状、伴有黏膜外翻和黏膜脱垂的患者。

(3) 进展期的Ⅱ度内痔：Ⅱ度内痔以便后痔块自行回纳为特点。

3. 禁忌证　如下所述。

(1) 直肠壁全层的脱垂被视为 PPH 绝对禁忌证。

(2) 女性直肠阴道隔薄弱时不宜行 PPH 手术，因为术中荷包缝合或吻合器击发时易损伤阴道壁，导致直肠阴道瘘,属于相对禁忌证。

(3) 有肛门直肠手术史的患者,术后瘢痕挛缩,吻合器置入困难或术后痔回缩受限,也应谨慎使用吻合器。

(4) 脱出物为肛乳头,反复脱出致脱出物硬化纤维化、脱出物可疑其他病理改变等,肿物回纳后致患者术后肛门坠胀、异物感。

(5) 溃疡性结肠炎、克罗恩病等。

(6) 嵌顿痔:为痔的急症,以脱出物水肿、剧痛为特点。

4. 术前准备　一般术前1d采用硫酸镁或聚乙二醇电解质散行肠道准备,排除肠道内宿便,使患者手术日和术后第1天无成形便通过吻合口。手术日晨起清洁灌肠,清洁手术野。女性患者还需行阴道冲洗。

5. 麻醉的选择和体位　一般采用骶麻,其操作简便,安全,有效,很大程度上减少术后尿潴留的发生。一般采用截石位或剪刀位。

6. 手术步骤　如下所述。

(1) 探查:探查中应注意:①仔细检查直肠、肛管,排除不能行PPH的一切情况,如肿瘤、溃疡、肥大纤维化的肛乳头等。②判断内痔的位置、大小、脱出程度,外痔、单发、环状、皮赘的情况。③确定齿状线的位置,预计荷包缝合的高度。④对于难以回纳的外痔和皮赘,用纱布尽量回推,可以初步判断术后回纳的效果,对于回纳程度差、内痔脱出轻的患者可以放弃PPH手术。⑤探查结束后决定是否行PPH。

(2) 置入扩肛器和肛门镜:3把或4把无创伤钳向外牵拉肛缘,润滑扩肛器后旋转进入肛管。前后位正中各固定1针。也可以将固定线预先留置在肛缘,向外牵拉预留线后将肛门镜置入肛管,系紧预留线固定肛门镜,取出内芯(扩肛器)。肛门括约肌张力高或有肛管狭窄时,可先置入扩肛器,并持续1~2min,一般不需要手法扩肛。

(3) 荷包缝合:借助半弧形肛门镜,在3点位置进针,顺时针缝合一圈。荷包缝合是PPH手术的关键,以下问题值得关注。

1) 荷包缝合的位置:齿状线以上至少2cm。<2cm吻合时易损伤齿状线,导致术后疼痛。在痔脱垂的情况下,齿状线可能发生移位,特别是不均匀脱垂时,齿状线也可能不在同一水平,加上扩肛器挤压,齿状线难以辨认。因此也有人建议在距离肛缘4~6cm处,或距离痔核顶点2cm以上行荷包缝合。

2) 荷包缝合的深度和距离:荷包缝合深及黏膜和黏膜下层。如果太浅,仅缝合黏膜层,影响痔的回纳效果,向下牵拉痔核进入钉仓时易导致黏膜撕脱,导致吻合不全。太深则易致括约肌损伤。荷包缝合应连续,不留间隔。在黏膜皱褶处或缝至10~12点时,对女性患者要特别注意不要缝穿直肠阴道隔全层而导致直肠阴道瘘,缝合后阴道指诊可以确定。

3) 单荷包和双荷包:根据国内外报道,以术者的经验决定。

(4) 置入吻合器、击发:旋松吻合器,在荷包缝合线之间将吻合器头端送入直肠。收紧荷包缝合线,将其系于吻合杆上,分别从侧空引出。向下牵拉荷包缝线,打开保险装置,旋紧吻合器至安全刻度,击发,保持击发状态20~30s,逆时针旋松并取出吻合器。检查吻合口是否完整和出血。手术结束后,肛管内留置保护黏膜的栓剂和薄片油纱,以利于术后观察和引流残余血液。术后检查切除标本,黏膜应呈均匀环状,并送病理检查。

7. 手术中注意事项　如下所述。

(1) 吻合前用手指再次检查确保黏膜环完全进入钉仓。

(2) 保持"适当"张力牵拉荷包缝合线,并保持吻合器纵轴与直肠方向一致,否则易损伤直肠壁肌层。

(3) 在旋紧吻合器时,女性患者还需阴道内触诊,防止直肠阴道隔全层进入钉仓而导致直肠阴道瘘。

(4) 击发后吻合口多有渗血,可压迫、灌注生物纤维蛋白胶或局部注射肾上腺素盐水,如有搏动性出血需用 0 号或 1 号丝线缝合止血。

（5）吻合不全或痔核回纳不充分时需要补缝或切除痔核。残留孤立皮赘也应切除。

8. 术后处理　术后预防性应用抗生素 1~3d，麻醉恢复后即可下地活动，一般不用控制饮食，但需缓泻 1 周。患者排便后坐浴，不用换药。如无特殊情况，1 周后行肛门指诊。术后处理应注意以下事项。

（1）PPH 术后疼痛轻微，一般服用非甾体类药物镇痛可以有效地控制术后疼痛，少数情况（多数在出现并发症的时候）需要静脉或肌内注射哌替啶或吗啡。

（2）控制术中出血的主要方法是减少术中创伤、术后彻底止血、缝合出血点，留置薄片油纱的目的是为了观察术后出血和引流残余血，切勿采用大卷油纱或肛门排气管压迫止血，增加患者疼痛，因为吻合口在肛管直肠环以上，很难达压迫止血的目的。

（3）术后缓泻非常重要，可以减少因用力排便而导致的并发症。一般采用乳果糖类泻剂。

（4）术后麻醉恢复后即可下地活动，一般不控制饮食，但为了减少术后尿潴留的发生，需减少手术中和手术后输液量和输液速度，并限制患者过多饮水。

9. 并发症　吻合器痔切除是一种治疗Ⅲ度、Ⅳ度内痔和混合痔的新方法。虽然多数随机临床试验证实 PPH 治疗痔脱垂具有安全、有效的特点，并且与传统痔切除相比明显减轻术后疼痛，很快恢复正常生活和工作。但经近 10 年的临床应用，还是有多家报道一些临床并发症。如继发性出血、直肠狭窄、尿潴留、下腹痛，甚至严重的腹膜后感染、直肠穿孔等并发症的发生。

（1）吻合口出血：最常出现于术后 12h 以内，鲜血外渗容易诊断，有些患者因鲜血积存于直肠内而仅觉肛门坠胀。术后活动性出血经保守治疗不缓解者需在麻醉下结扎出血点、局部注射肾上腺素盐水或止血纱布压迫。术后渗血或少量排便带血往往不需要特殊处理。

（2）尿潴留：发生比例各家差异较大，与术后肛门疼痛和麻醉方式有关。

（3）肛门疼痛和下腹痛：PPH 环状切除直肠下端黏膜，在感觉神经相对丰富的肛管没有切口，因此术后疼痛轻，多数患者术后感觉轻微疼痛。当吻合口接近齿状线或位于齿状线以下时，会感觉术后剧烈疼痛。但多数患者感觉下腹牵拉痛或坠胀感，其发生机制尚不明确，可能与牵拉和吻合口刺激有关。一般无须特殊处理，术后 1 周逐渐缓解。如有持续性的肛门疼痛、下腹疼痛伴有发热、便嵌塞等症状，应高度怀疑有肛周或腹膜后感染的可能，肛门指诊和腹部 X 线平片可以协助诊断。

（4）吻合口狭窄：Seow-Choen 报道 8.8％患者发生吻合口狭窄，与术后不遵医嘱服食纤维素食品有关。

（5）手术无效：PPH 与外剥内扎手术不同的是手术依靠对痔上方直肠黏膜切除，将肛垫向上方牵拉，使肛垫复位。如果荷包缝合部位过高，尤其是重度痔脱垂患者，手术可能完全无效，使术者处于非常尴尬的境地。因此荷包缝合线位置应在齿状线以上 3~4cm 处为宜，对于脱垂>3cm 的患者可以通过双荷包缝合，切除更多的组织，提高悬吊作用。如果出现痔核回缩不全，应当追加外剥内扎手术，避免二次手术。

点评：PPH 术式适应证为直肠黏膜内脱垂，环状内痔。它存在几点不足：①费用太昂贵，不适合乡村等医疗单位推广使用。一般 1 例患者治疗费用为万元左右。②环状内外混合痔，只能消除内痔，对外痔还得切除，不能一次完成。③在吻合钉未完整脱落前，多数患者有肛门下坠感加重，有的钉子脱落时易出血。④在直肠黏膜荷包缝合时，女性患者前壁不慎缝合过深，易造成直肠阴道瘘。

尽管 PPH 为重度环形脱垂性痔的治疗提供了一种简单、有效、痛苦小的手术方法，但其只是对原有痔治疗方法的一种补充，而不是替代。由于其本身的特点，应当加强手术适应证的合理选择和并发症的预防，使其达到应有的治疗效果。

（四）内痔缝扎切除术

1. 适应证　Ⅲ度、Ⅳ度内痔。

2. 手术步骤　肛周皮肤肛管常规消毒，用 0.25％丁哌卡因（或 1％普鲁卡因）于肛管做局部菱形或扇形浸润麻醉；或常规消毒骶尾部在两骶角连线中点垂直进针进入骶裂孔内，将 0.25％丁哌卡因

10mL注入下段骶管内做低位骶管麻醉，然后进行如下操作。

（1）内痔切除钳下缝合法：扩肛显露痔核，碘仿消毒，用小血管钳钳夹内痔顶部上提，再用中弯血管钳在齿状线上0.5cm处于内痔根部钳夹，用剪刀剪去中弯血管钳上部钳夹之痔核，然后用2-0肠线在钳下连续贯穿褥式缝合以关闭伤口，同法处理其他痔核。为预防术后出血，可在传统母痔（即3、7、11点）上部即痔上动脉区用肠线缝扎一针深达黏膜肌层。

（2）内痔切除绕钳缝合法：扩肛显露痔核，碘仿消毒，用小血管钳钳夹内痔顶部上提，再用中弯血管钳在齿状线上0.5cm处于内痔根部钳夹，用剪刀剪去中弯血管钳上部钳夹之痔核，然后用2-0肠线围绕弯钳连续缝合黏膜，边退钳边抽紧缝线打结关闭伤口。

以上为单钳连续缝合法。另外尚有双钳连续缝合法、边切边缝法以及全程缝合法。双钳法是在单钳切去钳上痔组织后，再置一弯钳，然后进行连续缝合，肠线绕过双钳，缝至齿状线处，松去下钳，上钳提起缝线，边退钳，边逐个收紧缝线，切勿颠倒顺序，以免影响紧线，造成出血。

（五）内痔结扎术

1. 适应证　Ⅲ度、Ⅳ度内痔。
2. 手术步骤　如下所述。

（1）单纯结扎法：在麻醉下常规消毒肛周和肛管，显露痔核，于齿状线上痔核高突点用蚊式血管钳钳夹牵拉固定痔核，用碘仿消毒后，再用中弯血管钳于痔核底部齿状线上0.5cm处钳夹痔核高突部位，然后用7号丝线做单纯结扎。

（2）8字缝扎法：在麻醉下常规消毒肛周和肛管，显露痔核，于齿状线上1.5cm处，即内痔核上端用组织钳或蚊式血管钳钳夹黏膜上提使下脱痔核复位或向上移位，再用中弯血管钳于组织钳下部钳夹，一般选择截石位3、7、11点结扎或3、7、9、11点结扎。用圆针穿7号丝线于中弯血管钳钳夹处上中1/3交界处进针做8字缝扎。

（六）分段贯穿结扎术

1. 适应证　Ⅲ度、Ⅳ度内痔。
2. 手术步骤　扩张肛管，常规消毒后将痔核牵出肛管；以中弯钳自齿状线上约0.3cm夹住痔基底，取长约50cm的10号丝线，自线两端各穿一圆针，将痔核于钳下分段贯穿2针，结扎3段。

（七）内括约肌部分切断术

1. 适应证　内痔伴肛管静息压增高的患者。
2. 手术步骤　如下所述。

（1）直尖剪刀皮下切开法：消毒皮肤肛管黏膜后，左手示指伸入肛管作指示，与5点位或7点位切一个放射状切口或用直尖手术剪刀在距肛缘1.5cm处刺入皮下，然后分离进入内括约肌外侧。

在左手示指引导下，经内括约肌外侧分离至齿状线，张开剪刀喙部，用左手示指将内括约肌下缘推入剪刀喙并剪断，此时即刻有肛管松解感。

退出手术剪刀，左手示指在内括约肌切开处能摸到缺损并用力压迫，此项操作目的有三：①检查内括约肌切开情况，如果切开满意，应能扪及局部缺损；②凭借示指向外压力，使未断裂的内括约肌纤维断裂；③通过2~3min的压迫，以防切口渗血。

退出左手示指，缝合切口1针，肛管内填塞油纱条，无菌纱布加压包扎，以防渗血和水肿。

（2）手术尖刀皮下切开法：消毒后，左手示指伸入肛管作指示，用4号手术尖刀在9点位括约肌间沟刺入，刀在内括约肌内侧面潜行，进刀的多少根据切开内括约肌的宽度定。

转刀180°刀刃向内括约肌，并向外下方用力，切断内括约肌下缘。

拔出手术刀，在切断内括约肌处用示指尖稍用力向外压迫。退出示指，缝合切口1针，肛管内填塞油纱条，无菌纱布加压包扎，以防渗血和水肿。

（3）内括约肌直视切开法：消毒后，左手示指伸入肛门，扪清括约肌位置后，在7点位距肛缘1cm处放射状切口长约1cm。用中弯血管钳由切口经括约肌间沟在皮下与内括约肌间向上分离至齿状线。

退血管钳回括约肌间沟,在内括约肌外侧分离至齿状线,向上向内用力,将内括约肌挑出,直视下切断。

缝合切口1~2针,肛管内填塞油纱布,无菌纱布加压包扎。

二、外痔手术方式

根据病变的类型选择不同术式。

(一)血栓性外痔剥离摘除术

1. 适应证　如下所述。

(1)发病急,疼痛剧烈,48h内不见缓解。

(2)保守治疗后仍有剧烈疼痛,肿块仍较硬较大,不易自行吸收消散者。

(3)肿块已经发生破溃、感染。

2. 手术步骤　如下所述。

(1)在痔核外侧皮内注射0.5%~1%利多卡因注射液,先做皮丘。然后由皮丘将利多卡因注射液2~5mL均匀地注入痔周围的组织中。

(2)以血管钳夹起痔核表面皮肤,切开一个与肛管长轴平行的小切口。

(3)对孤立与周围组织无粘连的血栓,用拇指和示指将血栓向外全部挤出即可。

(4)对有粘连的血栓,提起创缘皮肤,用弯剪刀或蚊式血管钳沿皮肤和血栓之间分离,完整游离血栓。

(5)将血栓取出,切除多余皮肤,用纱布压迫止血。重新消毒创口,缝合切口1~2针。

术后每日或大便后用1:5000高锰酸钾温溶液坐浴,再以油膏纱条嵌塞,外盖纱布块,直至愈合。

3. 注意事项　如下所述。

(1)分离时勿钳夹栓体,以免包膜破裂。

(2)血栓剥离后余留皮瓣较大时,可切除一部分,以免留下皮赘。

(3)血栓挤出应彻底,不要遗留小血栓。

(4)如果疼痛严重,血栓累及范围不足肛周的一半,可在门诊或急诊室局部麻醉下立即手术切除,不提倡单纯切开排出血栓,因为血栓复发率很高。

(二)结缔组织性外痔切除术

1. 适应证　如下所述。

(1)肛周皮赘较大,常有水肿发炎。

(2)多发肛周皮赘,影响局部清洁。

2. 手术步骤　如下所述。

(1)常规消毒肛周肛管,用1%普鲁卡因或0.25%丁哌卡因或长效止痛液做局部浸润麻醉。

(2)用中弯止血钳将欲切除之结缔组织外痔由根部钳夹一会,取下血管钳,再用剪刀顺钳痕剪除外痔,也可顺钳夹血管钳上方将外痔剪除。

(3)观察无出血,创面敷云南白药或生肌散,纱布包扎术毕。

3. 注意事项　如下所述。

(1)若伤口较宽或有明显出血可缝合固定1~2针。

(2)如果多个外痔切除,应注意保留痔间皮桥,以防肛管狭窄。

(三)结缔组织性外痔切除缝合术

1. 手术步骤　如下所述。

(1)肛周肛管常规消毒,局部浸润麻醉铺巾。

(2)对于结缔组织性外痔伴静脉曲张者,用血管钳钳夹外痔顶端做放射菱形切口切除皮赘,再用小血管钳将其下曲张静脉丛牵出用剪刀清除干净，然后用小三角针1号丝线全层缝合伤口1~3针，上生肌散，外盖纱布包扎即可。

（3）若为弧形增生的结缔组织性外痔，用血管钳将外痔顶端钳夹固定，由根部平行将其剪除，伤口修剪整齐，再用1号丝线三角针全层缝合，上生肌散纱布包扎术毕。

2. 注意事项　术中若有多个外痔切除要保留足够皮桥防止肛门狭窄。

（四）结缔组织性外痔锥形剥离切除术

1. 适应证　如下所述。

（1）界限明显的结缔组织性外痔。

（2）孤立较小的静脉曲张性外痔。

2. 手术步骤　如下所述。

（1）常规消毒手术野后，用血管钳提起要切除的痔核，在痔核上1/3与下2/3交界处做棱形切开，切口方向与肛缘平行。

（2）在切口皮下锐性分离至痔核的基底，在基底部切除痔组织。

（3）彻底止血后将切口对合。如果发现保留的皮片过长，可适当修整，直到切口能满意对合为止。然后用无菌纱布覆盖切口胶布固定，丁字带加压包扎。

（五）静脉曲张性外痔剥离切除术

1. 适应证　单个孤立状静脉曲张性外痔。

2. 手术步骤　如下所述。

（1）取侧卧位（病侧在下）常规消毒铺巾。

（2）在齿状线下做V形切口，切开皮肤后，用血管钳在两侧皮下做潜行分离，用钳提起曲张静脉团块，用组织剪在皱皮肌浅面剥离出团块并切除之。

（3）两侧皮瓣稍加修平，少许渗血，可盖上明胶海绵压迫止血，或电灼止血，覆盖敷料。

（六）静脉曲张性外痔潜行旁剥缝合术

1. 适应证　肛缘环状或半环状静脉曲张性外痔。

2. 手术步骤　如下所述。

（1）取俯卧折刀位，阔胶布牵开臀部，常规消毒铺巾，肛管局部浸润麻醉。

（2）沿曲张静脉外缘做弧形切口至皮下，沿切口向肛管方向潜行剥离曲张的静脉团块全部剔除，电凝、钳夹后结扎止血。

（3）细丝线间断缝合皮肤皮下组织，如果在摘除曲张静脉丛后皮片过长，应适当修剪多余皮肤后缝合切口。同法处理其他部位的静脉曲张性外痔。

（4）术毕消毒缝合创面，无菌敷料加压包扎。

3. 注意事项　如下所述。

（1）剔除静脉团时注意勿损伤肛门括约肌。

（2）若同时伴有结缔组织增生，可在剥离切除曲张静脉丛时将多余结缔组织切除。注意设计皮瓣，防止过多损伤皮肤。

（七）炎性外痔切除术

1. 适应证　如下所述。

（1）已形成血栓肿痛明显的炎性外痔。

（2）肿痛明显的局限性外痔，炎症消退后会形成明显皮赘者。

2. 手术步骤　如下所述。

（1）常规消毒肛周肛管皮肤黏膜，根据炎性外痔的病变情况，决定手术切口的部位。一般情况下切口应选在肿胀明显或者已经形成血栓的部位。

（2）钳夹并提起外痔，在痔的基底用剪刀剪一放射状V形口，扩大切口，摘除全部血栓，剪除多余痔组织,彻底止血,活跃出血点可以结扎或电凝,渗血用于纱布压迫止血,用同样方法切除其他痔核。

(3) 肛缘注射长效麻药,切口用油纱条无菌纱布覆盖,胶布固定,丁字带加压包扎。

3. 注意事项 如下所述。

(1) 炎性外痔疼痛一般均较显著,术后因切除病灶而减轻,为避免疼痛可用长效止痛液做切口周围局部封闭。

(2) 若肛周呈环状发炎水肿,可选择痔核高突点明显者进行切除,可缓解其他水肿,或同时做放射状切口减压。

三、混合痔手术方式

目前,临床上最常用的混合痔的术式是外剥内扎术、外剥内扎注射术、环形混合痔整形术、内外痔分离术等。

(一) 外剥内扎术

1. 适应证 混合痣,尤其是较孤立的混合痔或外痔部分较大的混合痔。

2. 手术步骤 如下所述。

(1) 麻醉后用组织钳夹住痔核部位皮肤向外牵拉,显露内痔。在痔核基底部两侧皮肤用小剪刀做V形切口,注意只剪开皮肤。不要剪破痔静脉丛。

(2) 夹取皮肤,用包有纱布的手指钝性分离外痔静脉丛,沿外痔静脉丛和内括约肌之间向上分离,并将痔核两侧黏膜切开少许,充分显露痔核蒂部和内括约肌下缘。

(3) 用弯血管钳夹住痔核蒂部。蒂上用7号粗丝线结扎一道,再贯穿缝合结扎一道,防止结扎不牢出血,最后剪除痔核。若痔核较大,也可用2-0号肠线连续缝合痔核蒂部,皮肤切口不必缝合,以利引流。

(4) 用同法切除其他2个母痔。一般在切除的2个痔核之间,必须保留一条宽约1cm的正常黏膜和皮肤,以免发生肛门狭窄,创面敷以凡士林纱布。

3. 注意事项 如下所述。

(1) 痔核基底部两侧皮肤不宜切除过多,以防肛门狭窄。

(2) 将混合痔、外痔部分钝性剥离至内痔处,一般不会有出血。

(3) 痔核蒂部应做双重结扎。

(4) 两个创面之间应留有皮桥,以防肛门狭窄。

(二) 外剥内扎注射术

1. 适应证 同外剥内扎术。

2. 手术步骤 如下所述。

(1) 消毒、麻醉、铺巾、扩肛。

(2) 显露痔核,用小血管钳分别于齿状线上0.5cm处钳夹内痔,碘仿消毒痔表面,参照硬化剂内痔注射,首先进行硬化剂内痔注射。注射完毕后,取下血管钳钳夹外痔顶部在其外缘(或下缘)做V形或棱形切口,切除外痔剥离静脉丛至齿状线下0.3cm处,将剥离切除外痔组织连同内痔上提用中弯血管钳于内痔下半突出部钳夹,然后用圆针7号丝线在中弯血管钳下中上1/3交界处做8字贯穿缝扎,修剪多余残端组织。同法处理其他混合痔。

(三) 环状混合痔整形术

1. 适应证 适于Ⅲ、Ⅳ度环状混合痔。

2. 手术步骤 如下所述。

(1) 内外痔上方结扎止血:在充分暴露痔核后,在距其上方约1cm处(黏膜)做贯穿缝扎1针,在痔核基底部下方约1cm(皮肤)行贯穿缝扎1针(其目的是减少术中出血,并有利于手术野清晰),

待手术完毕后，再将内外缝扎线拆除，以恢复局部血液供应，切不可遗忘。

（2）在肛门左右两侧内外痔交界处切开皮肤及黏膜，分别做3~5个呈W形切口，并利用切口潜行剥离外痔皮肤及黏膜（向上跨越齿状线上方0.5cm处）向上翻转，将已剥离的曲张静脉团及其结缔组织切除，结扎活动性出血点。

（3）利用外痔皮肤修剪成W形皮瓣，稍做游离并向上方推移，直肠黏膜游离后向下移行亦修剪成W形，再将内外W形皮瓣行上下对角缝合1针，缝合是在黏膜角尖端处深缝至肌层，单缝针至皮肤处宜在角尖端浅浅缝合即可（入针深出针浅），注意缝合时只做角对角缝合，各个边不另做缝合。缝合后切口缘呈波浪形（其目的是切缘不在同一水平线上，减轻术后瘢痕挛缩）。

（4）对角缝合完毕后，在后侧5点或7点肛缘皮肤线上方做约0.5cm横切口，用蚊式钳挑出外括约肌皮下层部分纤维切断（其目的是减轻术后括约肌痉挛致肛门狭窄）。

3. 本术式特点　如下所述。
（1）术前在内外痔的上下方行贯穿缝扎减少术中出血，令术野清晰。
（2）术中保留部分肛垫结构组织，使术后功能不受影响。
（3）利用外痔皮肤制成皮瓣呈W形，移行于创面覆盖，以缩短愈合时间。
（4）手术设计成环形大W形，使切口不在同一水平线，防止术后瘢痕挛缩造成的环形狭窄。
（5）术毕行外括约肌部分纤维切断以减轻术后水肿、疼痛，并防止术后肛门狭窄。
（6）术后肛门完整、平坦，保证肛门闭合功能正常。

4. 术后处理　术后应用有效抗生素预防感染。局部每日清洁换药保持干燥，参照整形植皮术后处理原则。术后4~6d视伤口情况拆线，拆线前禁止坐浴及使用膏油类药物外涂伤口。

（四）内、外痔分离术

1. 适应证　混合痔齿状线未消除者或同一方位内痔、外痔高突隆起而尚未相融合者。
2. 手术步骤　如下所述。
（1）外痔切除＋内痔单纯结扎术：适用于混合痔的外痔皮赘较小、内痔较大者。
（2）外痔剥离＋内痔单纯结扎术：适用于外痔是血栓或者是静脉曲张性外痔，内痔较大的混合痔。
（3）外痔潜行旁剥离缝合＋内痔单纯结扎术：适用于外痔是半环形或环形静脉曲张性外痔，内痔较大的混合痔。
（4）外痔切除缝合＋内痔单纯结扎术：适用于结缔组织外痔和内痔都比较大的混合痔。
（5）外痔锥形剥离切除＋内痔单纯结扎术：适用于外痔是孤立的圆形，外痔内痔较大的混合痔。
（6）外痔切除＋内痔注射术：适用于结缔组织性外痔与较小的内痔组成的混合痔。
（7）外痔切除＋内痔套扎术：适用于外痔较小、内痔较大的混合痔。

四、其他手术方式

（一）冷冻疗法

一般是应用-196℃的液态氮或-89℃的液态一氧化氮，通过特制的探头与内痔接触，通过快速冻结内痔组织及随后快速解冻来达到组织细胞坏死的目的。内痔坏死后，通过修复，纤维组织收缩，使内痔皱缩，达到治疗目的。

1. 适应证　如下所述。
（1）适用于Ⅰ、Ⅱ度内痔或脱垂性混合痔、血栓外痔或结缔组织外痔。
（2）年老体弱或伴有心、肺、肝、肾功能不良而不宜手术者及其他方法治疗后复发者。

2. 禁忌证　如下所述。
（1）有急性肛窦炎或肛周炎的慎用。
（2）严重高血压者。

3. 并发症　如下所述。

（1）继发性出血：据文献统计痔冷冻后出血率为1%～3%。一旦发生出血，应及时静脉滴注止血药物，创面应用止血粉或凡士林纱布填塞。所以重在预防，对高血压及便秘患者应先治疗，后再手术。

（2）肛门肿痛：多与操作不当有关，冷冻范围过大，易造成肛管皮肤损伤，愈后遗留肛管皮肤黏膜缺损，甚至造成狭窄。目前对冷冻疗法不提倡使用，因术后局部水肿、疼痛较重。

总之，冷冻疗法缺点较多，主要是术后疼痛较重，肛门渗液时间较长，创面愈合时间过长（6周左右），易发生继发性出血。以及残留皮赘和复发痔需要再处理等。因此，现在该方法很少使用。

（二）红外线凝固疗法

治疗原理是：由特制的14V（伏特）卤素钨丝灯发出的光通过镀铝反光器反射后成为红外光汇聚一点，再经过石英热导管将红外热能传递到治疗器的探头，在短时间内温度骤升到200℃以上，在治疗时利用红外线光束的高热能作用于痔组织，使组织凝固变白，产生无菌性炎症，1周后发展为黏膜的浅表溃疡，2～3周后形成瘢痕，黏膜下纤维化，固定肛垫，减轻脱垂，术后痔萎缩，症状缓解，达到治愈内痔的目的。红外线凝固作用经过测定大约为直径深3mm/s，精确地确定对组织的作用量，根据作用量测算，一般内痔大致需要照射1.5～2s。

1. 适应证　如下所述。

（1）内痔出血及Ⅰ度内痔。

（2）年老、孕妇和伴有其他疾病而不宜手术者。

2. 禁忌证　如下所述。

（1）陈旧性肛裂。

（2）血栓性外痔。

（3）嵌顿痔。

（4）有结肠、直肠炎症者。

总之，红外线凝固疗法虽然具有操作简单、止血快等特点。但对混合痔效果欠佳，治愈率低，治疗时患者有剧烈的热感和针刺感，现在此方法很少使用。

（三）激光疗法

激光是20世纪60年代出现的光电子技术，70年代开始用于治疗痔疮。原理是利用激光束的能量集中，方向性好，聚焦点微小等特点，使组织凝固、炭化和汽化，而达到治疗目的。目前常用的激光器有氦－氖激光器、二氧化碳激光器、Nd：YAG激光器。

不同性质的激光对生物体的作用不同，在痔疮治疗中适应证不同，采用的方法也不同。

（1）照射法：使用低功率的氦－氖激光器。激光照射局部组织可使血流加快，血液及淋巴循环改善，代谢增强，促进康复；激光的光化学作用及生物刺激作用能促使局部新生血管形成，加快创面愈合；氦－氖激光具有抑菌作用，增强局部抗感染能力，达到消炎、消肿、镇痛、促进创面愈合之目的。

（2）烧灼法：一般使用高功率的二氧化碳激光器和Nd：YAG激光器。激光作用组织，局部组织吸收光能后可产生200～1 000℃高温，同时由于激光的压强作用可使被作用组织发生凝固、炭化、汽化，从而消除病变，达到根治痔疮的目的。

（3）切割法：临床上多用二氧化碳激光器。激光聚焦光斑非常细小，可小至0.2mm，用此光斑沿预想的切割线移动，可迅速切开组织，称为"激光刀"。治疗时用激光刀对准血管钳夹提的痔根部，在钳上0.2～0.3cm处切割，可彻底切除痔组织。

1. 适应证　烧灼法与切割法激光治疗适用于各度内痔、外痔、混合痔。多发的或环行痔一般不宜一次切割，以分期分组切割为宜，待第1次手术切面愈合后，再行第2次手术。

2. 禁忌证　有严重主要脏器功能障碍、衰竭等病变不宜手术；痔核糜烂、感染、水肿炎症期或肛门湿疹不宜手术。

3. 手术步骤 如下所述。

(1) 术前准备：局部备皮，术前清洁灌肠。

(2) 麻醉：骶麻或局部浸润麻醉。

(3) 操作方法：患者取患侧侧卧位，上腿屈膝、手术野以0.1%苯扎溴铵溶液或碘仿溶液充分消毒后，1%利多卡因局部浸润麻醉，注药后略做扩肛，暴露痔核，用组织钳夹住拟切除的痔核，以弯血管钳夹其基底部，用消毒生理盐水纱布在钳下包绕痔核四周，保护邻近正常组织以防误伤，然后手术医生戴防护眼镜，将CO_2激光器功率调至40~60W，对准钳上痔核进行切割，切除后的创面再减低功率至20W左右，进行炭化凝固止血，必要时缝扎止血，最后撤去纱布及血管钳，塞入凡士林纱条、敷上塔形纱布，术毕。

4. 并发症 如下所述。

(1) 出血：烧灼凝固不充分、血管内栓塞不全或焦痂脱落过早，活动过多均可能出血。大便干燥，用力过猛，长时间下蹲用力排便等也易造成出血。少量的血性分泌物不需处理，活动性出血应及时重新止血。

(2) 水肿：一般术后3~7d可消退。较重的可用中药熏洗坐浴，可得到缓解。

(3) 疼痛：一般较重，不需处理。疼痛重的可应用止痛片或布桂嗪（强痛定）100mg肌内注射。

(4) 大小便困难：术后排便困难、尿潴留者很少见，无须导尿。一般可于术前术后口服润肠通便药。

总之，激光疗法有操作简单；切除速度快、出血少，并发症少；不需住院，术后不需特殊护理及用药，但术后水肿、疼痛重。如操作失误，术后有大出血及肛门狭窄的可能。因此必须掌握好激光功率、适应证，现在此方法很少使用。

(四) Utrold疗法（直流电疗法）

Utrold装置是20世纪80年代从美国进的电子痔疮治疗仪。治疗原理是利用直流电阴阳极作用于痔组织时，电解作用在阳极下产生酸，阴极下产生碱；酸使组织凝固变性，碱使组织蛋白溶解破坏，造成局部化学损伤，继而纤维蛋白渗出，组织机化，出血停止，痔核缩小，达到治疗目的。

Utrold治疗机是一个单极低电压装置，包括一个电源、一个可连的手柄、一次性无菌探头、一个基垫和一个绝缘的肛门镜。适合各期内痔和混合痔的内痔部分。

总之，据有关文献报道，Utrold疗法对内痔治疗的临床疗效较好。但其不足之处是治疗时间长，操作者必须在一个固定姿势下操作，极易疲劳；对外痔无效，如混合痔的外痔部分。在内痔治疗发生炎症时，则需再次手术；远期效果较差，现在此方法很少使用。

(五) 双极透热疗法

双极透热疗法（bipolardiathermy）是1987年Griffith首次报道，其原理如同红外线凝固疗法一样，通过电发生器使电流集中到探头，探头放在痔核上，直至痔组织凝固而达到治愈。双极透热疗法起先用于治疗消化性溃疡出血，以后又用于缓解食管癌及直肠癌的症状。电流在探头顶端两个邻近电极之间的组织通过。就单极凝固疗法、激光凝固疗法或红外线凝固疗法等其他疗法相对而言，双极透热疗法理论上的优点为：保持了一个较短而且局限的电流路径，因此，即使多次使用后其穿透深度仍较为有限。

总之，这种治疗方法的优点是安全、简便、清洁，对出血症状疗效较好，但对痔脱出等的效果不甚理想，且操作时间长，现在此方法很少使用。

(六) 微波热凝疗法

"微波"是指波长在1m至1mm，频率在300MHz（1兆赫等于100万赫）到300GHz（1吉赫等于1 000MHz）之间的电磁波。它在本质上与无线电广播用的中波（波长545~182m，频率550~1 650kMz）和短波（波长130~136m，频率2.3~22MHz）相同，只是它的波长更短，故称为微波。微波的频率极高，振荡周期很短，仅10-9~10-12s，目前，临床上常用的微波是2 450MHz，波长12.5cm。

当微波作用于人体时，体内电解质即随频率的变化而发生趋向运动，在振动与转动的过程中，彼此摩擦或与周围媒介相摩擦而产生热效应。使机体局部升温，加速血液循环，增进组织的新陈代谢，改善微循环，有利于血管和神经功能的恢复，达到消炎、消肿止痛的作用。大强度的微波功率可使蛋白质迅速凝固。

微波治疗内痔的原理是通过微波产生高频热量，促使局部血液循环，并可使痔血管丛细胞变性而纤维化，达到止血硬化的效果。

1. 适应证　Ⅰ、Ⅱ度内痔、血栓性外痔、炎性内痔疗效最好。Ⅲ度内痔和环状内痔严重脱垂者、血管瘤性内痔效果较差。

2. 手术步骤　微波电凝治疗电极分为双极型和单极型电极两种。使用双极型电极时，要将内外电极同时接触病灶，微波热凝型电极又可分为接触式电极和刺入式电极，使用接触式电极时将电极压在病灶表面电灼，火化电灼容易使组织炭化。注意因为微波电凝作用有一定范围，考虑热凝效果有一定穿透力，电极刺入痔体底部，不要紧靠根部。

患者取膀胱截石位、左侧卧位均可。在肛门镜下暴露痔核，用苯扎溴铵或碘仿棉球消毒后，将辐射器平行于直肠壁插入痔核内黏膜下，插入密度间隔5～10mm，基底中心部微波输出时间可稍长，25W功率可8～10s，30W功率5～8s，40W功率辐射3～5s，此时可见辐射器周围黏膜成苍白改变。处理完痔核基底部以后，改变辐射器插入方向，由痔核左右顶点方向分别插入辐射器，其余痔核均用同法治疗，但一般每次固化不超过3个痔核。结束手术后，用甲紫（胆紫液）涂于创面，缓缓退出肛镜。行外痔治疗时，需局部麻醉或骶麻醉，用止血钳夹住痔核基底部，用针式辐射30～50W强度，沿止血钳上缘辐射，视痔核大小需5～9s。

3. 注意事项　如下所述。

（1）选择合适的磁控管电流强度，即MA量（W），应能使病变接触部位迅速汽化，白色凝固，而又不炭化。MA量不宜太大或太小，过大则组织炭化粘连显著，既不利于操作，又易产生深溃疡，反致撕裂出血，过小则不起治疗作用。

（2）务必使病灶充分暴露，以利于微波灼除而不伤及正常黏膜。

（3）不能治疗电极空载，治疗间隙及时停止微波散放。

总之，微波治疗有方法简便、快速、安全、疗程短、疗效高、不需住院的优点。而且止血、止痒效果好，无瘢痕而且反应轻。但微波对早期内痔效果较好，对晚期内痔尤其重度痔及静脉曲张性外痔、环状混合痔的疗效较差，远期疗效不肯定，易复发。

（七）射频疗法

射频也属于高频电范畴，作用于组织时能产生60～80℃高温，可使痔组织表面凝固坏死，血管内血栓形成，止血效果好。仅用于内痔治疗。

（八）磁场疗法

20世纪70年代起，国内用磁治疗内痔，实验用磁栓，外形如手枪子弹，磁场强度为300～500高斯，重2.55～5g。其治疗原理是在病灶周围形成磁场，加快病灶部血液循环，使组织恢复生理状态。治疗方法是将磁栓上涂上液状石蜡，插入肛内2～3cm，每日1次，每次1粒，连用7d。本法对Ⅰ、Ⅱ度内痔有明显疗效，特别对伴有出血和炎症的内痔有显著疗效，无疼痛及不良反应。缺点是复发率高，对Ⅲ度内痔疗效较差。

（九）ZZ肛肠综合治疗仪

系利用高频电容场对生物体产生内源性热作用和直流电在生物体产生的电解以及利用直流电药物离子导入等原理，而研制成功的多功能治疗仪。针对痔疮的病理特点设计研制出专用的电容式痔治疗钳，钳的两内侧面为高频输出电极。使用该电极钳夹住痔基底部，可达到200℃高温，作用3～5d，可使血管闭合，组织干结凝固，但不发生组织炭化，凝固的痔组织在3～5d后脱落，达到治疗目的。

1. 适应证　适用于各度内痔、外痔、混合痔，对于较大的混合痔根据情况分次间断治疗，外痔部分每次不宜超过3个。此法治疗内外痔无须结扎，再发出血的可能性极小。

2. 手术步骤　患者左侧卧位，常规消毒铺巾，局部浸润麻醉，必要时可采用骶麻。将 ZZ 型肛肠综合治疗仪接通 220V 电源，打开开关预热。肛镜暴露痔核，1‰氯己定液消毒肛管直肠。用其电极钳沿直肠纵轴方向夹住内痔核基底部，注意保留齿状线处正常敏感区。在电极钳前端及下方置纱条以保护周围组织。踏下脚踏开关，仪器开始工作。3~5s 后，仪器自动报警断电。痔核组织基底部钳夹处干结凝固。松开电极钳，无须结扎和剪除。同样方法逐一钳夹其他痔核，痔核间要保留皮肤及黏膜约 0.5cm，一般治疗 3~4 个痔核。各钳夹顶点连线呈齿形，不在同一平面。混合痔的外痔部分用其电刀切除止血，切口呈放射状 V 形。术毕用洗必泰痔栓塞肛，凡士林纱条加马应龙痔疮膏填压创面，外盖无菌纱布压迫固定。

总之，临床报道用该治疗机治疗各类痔的有效率为 68%~87%。方法简单，痛苦少，愈合快。由于该仪器是利用高频电容场产生的内源性热，热源是被作用物的本身，所以，具有热的可控性好，局限性强、定向性准、产热快，作用部位与邻近组织有明显温差界限等优点，不同于激光、红外线等外源性热。外源性热为传导热，作用部位与邻近组织无明显温差界限。这就使 ZZ 型肛肠综合治疗仪对治疗部位以外的组织产生较小的影响。高频电容场痔疮治疗技术系靠组织内带电离子和偶极子在两极间高速振荡产热，当带电离子耗竭至组织间液干结时，两极间的电阻值增加，仪器自动停止工作，因此，被治疗组织只能达到干结而不会出现炭化现象，更不会造成立即脱落而导致的大出血。干结组织数日后脱落，在内源型热作用下，3~5d 各种凝血因子在局部增多，再加上血管闭塞黏合等因素，极少发生治疗后的再次出血，不仅如此，且对较大血管的出血有很好的止血作用。但治疗痔核过大、过多者，有肛门皮肤缺损、肛门狭窄可能。

（十）铜离子电化学法治疗

铜针的临床应用始于治疗海绵状、蔓状血管瘤。漫无边际的海绵状血管瘤、广泛的高低流速的脉管畸形虽属良性疾病，但危害极大，常导致肢体残疾、面容改变或器官损害，严重影响患者身体健康和精神状态。手术治疗创伤大、出血多，常危及患者生命，效果多不理想。1998 年，国内多家医院将铜针留置结合通电疗法（铜离子电化学疗法）用于痔的出血和脱出。临床应用的结果，铜离子电化学疗法有效地治疗痔出血和脱出，手术方法简单、创伤小，可在门诊完成操作和治疗，无严重并发症之虞，因此也被认为是治疗痔的一种新方法。

铜针留置及通电疗法（铜离子电化学疗法）治疗内痔的原理：痔的发生机制相对复杂。通常认为，痔是肛垫的移位而产生，肛垫黏膜下有丰富的静脉丛和动脉静脉吻合网。当腹内压增高、慢性便秘等持续性肛管静息压增高时，肛垫支撑组织变性、退化，甚至断裂，肛垫移位，脱出肛门外形成痔。痔属于血管性病变，铜针留置及通电疗法同样适用于痔的治疗，推测其机制如下：①纤维组织形成。包绕或限制黏膜下静脉丛（和动脉丛）。如果铜针直接置入在痔体内，纤维组织形成可以起到支持和保护层的作用，减少静脉丛在粪便排除时受到的创伤，减少出血。也可以作用于静脉丛，阻塞管腔并导致血栓形成。血管的闭塞从止血的角度讲，起到了止血的作用。如果铜针作用的部位更高，在痔上直肠黏膜，纤维化的形成将会限制并且完全阻塞痔上静脉的根部，同时痔蒂部位的痔上动脉及其分支也被阻断。因此痔体萎缩，在用力排便时痔不会过度的充血、肿大，减轻出血。②肛垫和直肠壁之间纤维组织的瘢痕挛缩使痔的支撑结构加强，使痔固定在黏膜下肌层，这样在排便时不至于脱出肛门外。

1. 适应证　如下所述。
(1) 出血为主要症状的 Ⅰ、Ⅱ 度痔。
(2) 部分出血的 Ⅲ 度痔。
(3) 以脱出为症状的 Ⅱ、Ⅲ 度痔。

2. 禁忌证　如下所述。
(1) 脱出难以回纳的 Ⅳ 度痔，如果患者不能耐受手术治疗也可以作为保守治疗的方法使用。
(2) 以皮赘和外痔为主的混合痔。
(3) 痔伴发肛乳头肥大、息肉、直肠炎等疾病的患者。
(4) 有恶性肿瘤的患者。

3. 术前准备、体位和麻醉　铜离子电化学疗法方法简单、创伤小，可在门诊完成全部操作和治疗。术前明确诊断，除外无须或不能行铜离子电化学疗法的情况。常规术前检查包括血、尿常规和凝血功能检查。治疗前灌肠1次。根据医生习惯和喜好选择左侧卧位、截石位和剪刀位。因剪刀位暴露好，患者舒适，医生从上往下操作，利于助手协助和教学，因此受到更多医生青睐。离子电化学疗法方法全部操作在齿状线以上，痛觉不敏感，仅是在置入肛门镜时感觉疼痛不适，一般采用局部麻醉即可满足手术要求。

4. 手术步骤　①常规消毒，铺无菌巾。碘仿或苯扎溴铵棉球消毒肠腔，直肠镜或乙状结肠经检查，确定痔核部位、大小，再次除外不能行铜离子电化学疗法的情况。②将铜针探头刺入齿状线上痔核，深8～15mm。按照治疗仪默认的参数治疗280s，取出铜针。同法处理其他痔核。以脱出为主要症状的患者，可以选取齿状线上痔核根部更高的位置置入铜针。③治疗后取出肛门镜，纳入黏膜保护剂或消炎栓。

5. 注意事项　①治疗期间要注意观察患者痔核部位的变化情况。②每一个痔核可同时治疗3次，每次治疗最多4个痔核。③出血为主要症状的患者一般治疗1个痔核即可起到明显作用，而以脱出为主要症状的患者，需扩大治疗范围，治疗区域一般选择在截石位3、7、11点，脱出严重的可以适当地增加在1或9点的治疗。④出血的患者可以将铜针直接刺入痔核内部，脱出的患者则需要将治疗区域上移，在痔核根部或痔上区域。

6. 并发症　铜针留置法治疗血管瘤时，因为铜针为手工制作，而且在体内留置时间长，部分患者可见到体温升高、厌食及局部疼痛。铜离子电化学疗法经过不断改进，用于痔的治疗尚未见到上述并发症，也没有发现出血、水肿、局部感染、发热、剧烈疼痛病例。

总之，铜离子电化学疗法操作简单、对患者创伤小，符合现代微创医学观点，而且手术不切除痔，仅通过铜离子导入和通电治疗，使痔静脉丛血管闭塞、纤维硬化，在肛垫与支撑组织之间形成无菌性炎症和纤维化粘连，达到治疗痔出血和脱出的目的，符合痔的现代观念和解剖生理特性。李东冰等的临床试验证实，铜离子电化学疗法用于痔的出血和脱垂，主要症状缓解率高，未观察到明显的并发症发生。但试验中，虽然采用了对照方法，铜离子电化学疗法与自制栓剂对比，其可比性仍须进一步关注。临床试验中仅单独针对痔出血或者脱出做单一症状观察，痔的其他症状的缓解或加重情况尚不清楚。术后患者肛门功能（失禁和便秘）和远期效果有待长期随访证实。

（十一）枯痔法

枯痔法治疗内痔已有1 000多年历史。目前改进的枯痔钉疗法和中西医结合的枯痔注射疗法都是在我国传统枯痔散疗法基础上发展起来的。枯痔散的主要药物是"砒"和"明矾"。而其他药物（轻粉、朱砂、乌梅肉、雄黄、蟾蜍等）只是作为"佐药"和"使药"来用的。传统的枯痔钉是由砒、矾、乳香、没药、朱砂、雄黄、糯米粉等药物配制而成。呈两端尖并有一定硬度的钉状物，直接插入痔核。由于并发症多而且严重，目前临床已不用。

痔是常见病。常有"十人九痔"一说。在痔、瘘病例中，痔约占68%的比例。目前对"痔"的治疗方法繁多，但缺乏针对的辨证施治原则，常不按分类进行选择最佳的治疗手段。往往在介绍一种疗法时，"谓之"一统百病，如某注射药物疗法除"痔"外，还治肛裂、肛瘘、内外混合痔等，实际上目前还没有一种疗法什么期的痔都能治好。不论哪一种治疗方法都有它的适应证，哪一种治疗方法都不是万能的，不分轻重、对任何人的痔的病理变化、性质、个体差异、年龄大小、病史长短，一律使用统一治疗方法是错误的。

选择治疗方法，依据痔的分期，病理改变、性质再选择保守或手术治疗，才是科学的方法。

1. 非手术疗法　适用于痔的早期、炎症期，予以局部消炎，外涂"活血化瘀"的水剂（喷雾）、软膏，配合中药坐浴，饮食调整（忌刺激性食物、饮酒，多吃清淡宜消化的食物，多喝白开水，保持粪便软化）采用上述方法，大多的Ⅰ、Ⅱ期早期痔可以不注射或不手术，完全可以自行消退。

2. 注射疗法　对Ⅱ、Ⅲ期内痔又伴有轻度脱出、痔核表面糜烂出血。年老体弱，患糖尿病、心脑血管疾病的患者，不适应手术者，可采用注射疗法：宜采用消痔灵1∶2的浓度，注射痔核中心，每一痔核内注射0.5~1mL。目前国内使用的注射药液品种太多，从药理机制上分类，可分为两类作用的药液。一种是起促使组织脱水"硬化"的作用，还有一种是"坏死剂"，两种药液使用上比较安全易掌握的是前一种"硬化剂"。笔者不主张"低浓度大剂量注射"。大剂量在直肠黏膜下注入易造成3种后遗症：①直肠末端黏膜与直肠壁肌层粘连，直肠正常的排便功能下降，致"出口梗阻"；②大剂量注入正常直肠黏膜下，会形成环状硬化带；③一旦感染就会大面积的形成溃疡，甚至肠坏死。所以，笔者的意见是低浓度小剂量的注入痔核体中心即可。

3. 外剥内扎疗法 此种手术适应证是环形混合痔。痔核脱出肛门外，不易自行还纳。痔核组织已形成纤维化，体积较大，不适应注射及保守疗法，可采用此种治疗效果较为理想的疗法，但应注意几点：①外剥结扎不应超过3个痔核，否则肛门术后易狭窄；②结扎痔体之间一定要留健康的皮肤黏膜，否则脱落后形成溃疡不宜愈合；③结扎的痔核外加以胶圈套扎，可加速坏死脱落，以防出血；④外痔剥离到结扎痔核的根部时，应在此处皮肤缝合1~2针，以防痔核脱落时坠入创面或摩擦创面致出血；⑤主张在外痔部位纵行切开皮肤后，在剥离切除曲张的静脉纤维团组织后，切口皮肤修剪整齐，一次性间断缝合；笔者将此称为"外修内扎术"，避免留下过大的瘢痕；⑥结扎的痔残断端内注入"消痔灵"使痔膨胀，以促进残端硬化加速，防止术后出血。

4. 痔环切术 此种手术的适应证为内外混合环形痔。这种术式目前我国基本不提倡使用，因它的术后并发症较多。其3大后遗症：①不全性失禁（感觉性）；②环形瘢痕挛缩；③肛管皮肤黏膜缺损。

5. 外涂枯痔散 此种方法是古老的"疗法"，通过敷药使组织坏死腐蚀一圈肛门皮肤。全国肛肠学会早已禁止使用坏死、腐蚀、烧灼性治疗方法。目前有人推行所谓"不开刀、不住院、无痛苦"快速根治痔的疗法。在门诊施治，涂药后肛门内外痔全被腐蚀坏死，致肛门一周形成溃疡创面，愈合后创面瘢痕挛缩造成"狭窄"，还需行再次肛门整形。

6. PPH 此种方法是近3年由国外引进的新方法。国内开展的医院较少，有报道术后易造成直肠阴道瘘，直肠狭窄，长期直肠内异物刺激下坠感等并发症，而且手术费用昂贵。关于这种疗法，远期疗效如何，还待观察随访，总而言之应从"少花钱治好病"的国情出发。PPH手术笔者认为适合直肠黏膜脱垂的患者。

7. 铜离子、红外线照射等物理疗法 适合单纯性内痔，对外痔无效，对内痔Ⅰ、Ⅱ度痔有一定的疗效，消炎作用强。对那些不适应手术的病例，可采用物理的保守治疗。

8. 电烧、激光、射频等疗法 对一些单纯性外痔治疗可以使用，但不要一次切除多个外痔，最好分期治疗。此类疗法对内痔不太合适，因直肠内遗留创面，不宜愈合且容易出血。

9. 环状混合痔整形术 本术式适于Ⅲ、Ⅳ度环状混合痔。此为环状混合痔最佳手术方式。

（万伟萍）

第五章

便秘

第一节 慢性顽固性便秘

慢性便秘是由不同的病因所引起的十分常见而又复杂的临床症状,主要是指不经常排便或排便困难以及排出干结的粪便。便秘患者可能就诊于不同的学科,但顽固性便秘常就诊于消化内科和肛肠或胃肠外科。美国每年有400万以上的人因便秘就诊,发病率约2%;每年有200万~300万便秘患者用泻剂辅助排便,住院患者的出院诊断中有便秘一项者有92万人,约900人死于便秘或与便秘有关的疾病。北京、天津地区普通人群的便秘患病率相近,分别为4.6%和4.43%。60岁以上老年人的便秘患病率明显增高,天津地区对普通人群的调查显示,60岁或60岁以上的便秘者达50%以上,脑力劳动者多于体力劳动者,分别为5.7%和3.4%。

一、定义

便秘不是一种疾病,而是一种可见于多种疾病的症状群,不同的患者有不同的含义,近年来,对慢性便秘的定义提出了量化的指标。在不用通便剂的情况下,1周自发性排空粪便(spontaneous complete defecation, SCD)不超过2次,且1/4以上的时间内至少具有硬便、排便困难或排便不畅三项之一,为时3个月以上,称为慢性便秘。便秘患者可伴有腹痛、腹胀等症状。顽固性便秘患者常依赖于药物才能排便,或对各种治疗无反应。重度或顽固性便秘患者常焦虑不安,不能坚持工作和正常生活,生活质量受到明显影响。临床上,因便秘诊治的病人数量和耗资巨大。不少患者由于疗效不佳,滥用泻药,反而加重了病情。

二、病因

正常排便要求结肠和肛门直肠有正常的功能。粪便在结肠内以正常的速度通过,到达直肠后刺激直肠引起肛门直肠反射,再依赖于正常的盆底肌群的协调运动,使粪便顺利排出。以上排便生理上任何环节的异常均可导致便秘,包括:①平滑肌功能异常,导致肠内容物通过减慢,直肠感觉阈值增加,低级或高级中枢神经功能异常,排便反射敏感性降低;②肛门和盆底肌群的功能不协调,使排便时肛门括约肌呈反向性收缩,导致肛门出口阻力增加,排便困难。

1990年11月在全国便秘诊断、治疗标准研讨会上对便秘的原因进行了详细地探讨,将便秘的病因分为六类二十七条。

1. 不合理的饮食习惯和不良的排便习惯　①饮食摄入量不足(食物含纤维素少);②过度吸收(粪便量少);③平日运动量少;④人为抑制便意;⑤滥用泻剂;⑥环境改变。

2. 结肠、直肠功能性障碍及器质性病变　如下所述。

(1) 结肠机械性梗阻:良性与恶性肿瘤、扭转、炎症(憩室炎、阿米巴病、结核、性病性肉芽肿)、缺血性结肠炎、吻合口狭窄、慢性套叠、子宫内膜异位症等。

(2) 直肠、肛管出口处梗阻:①肛管,狭窄、痔、裂;②直肠,直肠前膨出、直肠黏膜内套叠、盆底痉挛综合征、会阴下降综合征；③结肠神经病变及结肠肌肉异常，先天性巨结肠、后天性巨结肠、传输性结肠运动缓慢、结肠易激综合征。

3. 结肠神经异常 ①中枢性：各种脑部疾患、脊髓损伤、肿物压迫、多发性硬化症；②支配神经异常。

4. 精神障碍 ①抑郁症；②精神病；③神经性厌食。

5. 医源性 ①药物（可待因、吗啡、抗抑制剂、抗胆碱剂、铁剂）；②制动。

6. 内分泌异常及代谢性疾病 ①甲状腺功能低下；②甲状旁腺功能亢进；③高钙血症；④低血钾症；⑤妊娠；⑥糖尿病；⑦垂体功能低下；⑧嗜铬细胞瘤；⑨原发性或继发性脱水；⑩铅中毒；⑪老年、营养障碍。

在国外，对便秘的分类方法较多，如有根据病因将其分为原发性和继发性的；有根据部位分为结肠型、直肠型的；也有根据病理分为功能性和器质性的。在这些便秘当中，与外科治疗关系密切的主要是结肠、直肠的器质性病变，如乙状结肠冗长、出口处梗阻等。

三、检查方法

为了制订合理的治疗方案，治疗前详细评估便秘的动力障碍类型非常必要。目前，用于调查便秘的方法有结肠通过时间测定、肛门直肠测压及排粪造影等（表5-1）。

表5-1 调查慢性便秘的有关检查方法

检查方法	检查目的
胃肠通过时间	测定通过时间和判断便秘类型
肛门直肠测压	测定肛门括约肌功能和神经反射
直肠壁感觉和顺应性测定	测定排便阈值和直肠壁的顺应性
排粪造影	检测排粪功能及肛门直肠角的变化
肛门外括约肌肌电图测定	了解是肌源性或是神经源性异常
阴部神经潜伏期测定	了解是否存在神经传导的异常
超声内镜	判断有无肛门括约肌受损及其程度和方位

1. 结肠运输时间测定 是采用不透X线标志物测算胃肠通过时间（gastrointestinal transit time, GITT）。包括全胃肠、结肠及不同节段结肠的通过时间。1992年国内所制定的统一标准：口服1枚内装20粒不透X线标志物的胶囊72h后摄片，结肠标志物剩余数72h≥4粒，可诊断为结肠慢传输型便秘（STC）。实际上STC的诊断不仅要根据72h标志物剩余数的多少，还要看剩余标志物在各部结肠分布的情况，以助评估慢传输结肠病变的程度、部位和范围及是否有出口梗阻。结肠运输实验的结果易受到被检者的生活规律、情绪、饮食等多种因素的影响，所以不能仅凭检查的结果而轻易作出诊断。最近同位素扫描法被认为是肠道运输的金标准，常用 ^{111}In 标记颗粒检测从回盲部到直肠的运输过程，24~48h可获得结果，但目前尚未普及应用。这是诊断结肠慢传输型便秘不可缺少的检查，但应与其他生理检查进行综合分析。

在多数情况下，结肠节段运输时间延长是出口处梗阻的结果，随着梗阻的解除这种异常可以恢复正常。只有在直肠排空功能正常或治疗后排空功能恢复正常后仍有便秘的情况下，结肠传输试验才能发现真正的原发性结肠慢传输型便秘。

2. 肛管直肠压力测定 患者取左侧卧位，先不做直肠指检，将球囊或探头置于肛管内，测量肛管静息压和最大缩窄压。然后将球囊送入直肠壶腹部测量直肠静息压，导管接拖动装置测括约肌功能长度。换双囊导管，大囊置于壶腹，小囊置于肛管，向大囊内快速充气50~100mL，肛管压力下降且时间大于30s为肛管直肠抑制反射阳性。所测得肛管括约肌的压力、直肠容量及其顺应性以及肛管直肠抑制反射（RAIR）是否存在，并可协助诊断有无直肠前突和黏膜内脱垂。若RAIR存在，则可除外巨结肠症；若 RAIR 不存在或有疑问，则可行肛管直肠切断术以协助诊断。

3. 排粪造影检查 经肛管注入 300~400mL 钡剂，让患者坐在特制的排粪桶上，X 线侧位透视下调整位置，使左右股骨重合并显示耻骨联合。以通过肠腔内钡剂的显影来观察直肠和盆底在动静态下的 X 征象，为功能性出口梗阻的诊断奠定了基础，特别是对直肠形态的改变判断已很准确。由于盆腔造影同步排粪造影可使盆腔同时显影，所以增强了对盆底病变的观察。四重造影进一步使直肠、盆腔、子宫、膀胱全盆脏器同时显影，使对肠疝、腹膜疝、子宫后倾、膀胱脱出等诊断更为准确。

4. 直肠感觉功能测定 包括直肠扩张试验和直肠黏膜电感觉试验，分别通过直肠内球囊注气或电感受测试直肠感觉阈值。方法是将球囊导管插入壶腹，每隔 30s 注气 10mL，当受试者刚开始有直肠扩张感觉时，记录注入的气体量，此即为直肠感觉阈值，以后每次注入 50mL，当受试者出现排便紧迫感时，即为排便容量阈。继续注气当出现无法忍受的排便感觉时或疼痛时为最大耐受容量。慢性便秘患者直肠感受功能常常下降，而结直肠炎患者直肠敏感增加。

四、治疗

便秘治疗宜采取综合措施和整体治疗，以改善或恢复肠道动力及排便的生理功能。

1. 一般治疗 注重改变生活方式，对那些饮水量很少、膳食中纤维太少以及活动少的便秘患者，应鼓励增加晨起一次性饮水量、每日的膳食纤维摄取量和活动量。增加饮水和膳食纤维能增加和保留粪便内的水分，使粪便变软，体积变大。膳食纤维能加快胃肠通过速度。同时，应消除某些诱因尤其是引起便秘的药物因素。避免滥用泻药，因为长期服用大剂量刺激性泻药，可以损伤肠壁神经丛细胞，加重便秘。

2. 药物治疗 药物治疗的目的是软化粪便，促进肠道动力，刺激排便。临床上可根据便秘的程度、类型和性质，选用合适的通便剂（表 5-2）。

表 5-2 便秘的药物治疗

药物分类	举例	作用
长性泻药	欧车前、麦胶等	强吸水性，增加容积，松软粪便，加强刺激
渗透性泻药	福松（聚乙二醇 2000）	增加容积，松软粪便，加强刺激
	杜秘克（乳果糖）	
盐类泻药	镁盐，如硫酸镁	高渗盐吸收大量水分，增加容积，松软粪便
润滑剂	液状石蜡、麻仁润肠丸	润滑和松软粪便
刺激性泻药	番泻叶、鼠李、酚酞、蓖麻油	刺激肠道动力和分泌
肠促动力药	西沙必利、普卡必利	作用于肠神经丛（ENS）的 5-HT$_4$ 受体，并刺激神经递质，刺激肠动力
软化剂	开塞露、灌肠	松软粪便，刺激排便
中药	通便灵、新清宁片	辨证施治
微生态制剂	培菲康、丽珠肠乐	纠正肠内异常菌群

3. 心理和生物反馈治疗 除药物以外，有些便秘患者需要接受心理或生物反馈治疗。严重便秘患者常有焦虑或伴有抑郁，有一半以上盆底痉挛综合征患者有应激史，包括手术、分娩等，焦虑可加重便秘，因而，这些患者需接受心理治疗。虽然抗抑郁、焦虑药有引起便秘的不良反应，但有些便秘患者由于症状严重，终日虑及如何排出粪便，精神异常焦虑，对该类患者抗焦虑治疗是必要的。

对一些盆底痉挛综合征的患者，如治疗不满意，可以选择生物反馈治疗，纠正患者在排便时肛门括约肌和盆底肌的不协调运动。该法系让患者在排便时腹肌用力，而盆底包括肛门外括约肌则放松，使之引起适宜的腹内压和肛门括约肌的压力梯度，从而达到排便的效果。

4. 外科治疗 便秘手术治疗的主要适应证是慢通过型便秘。对一般治疗和药物治疗无效、严重影响工作和生活的患者，可以考虑手术切除结肠。但在对慢通过型便秘手术治疗的评估中，应注意有无并发出口梗阻性便秘。对于出口梗阻性便秘的手术治疗指征，目前已逐渐取得一定的共识。由于出口梗阻性便秘常并发肛门直肠以及盆底的解剖结构异常，如直肠前膨出、直肠脱出等，因此对是否需要手术和怎样手术，应进行分析和判断，对手术后疗效做出术前预测。某些肛门痉挛的患者并发的直肠前膨出，在进行直肠前膨出纠正术后，仍可能存在排便困难，这在术前应充分估计到，要在患者全面理解，完全同意的基础上才能进行。

（李　敏）

第二节　习惯性便秘

习惯性便秘（habitual constipation，HC）是指原发性持续性便秘。如果只是排便间隔时间超过48小时，无任何痛苦时，则不属于便秘。习惯性便秘在临床上把它视为一个独立的疾病。便秘是指比健康时便次减少、粪质干硬、排便困难及患者有不舒适的感觉而言。笔者在临床上经常遇到这类患者，虽然中老年人较多见，但每个年龄组均可见到，在治疗上均感到棘手。

一、病因

1. 原发性（功能性）便秘的原因　正常情况下，从横结肠开始的推进性集团蠕动每日发生3~4次，使粪便进入直肠，引起便意。这种蠕动是胃-结肠反射引起，故常发生在进食后。一般正常人多于每日早餐前后形成了排便1次的习惯。便秘常见原因有：①结肠功能紊乱：如肠易激综合征；②食物过少或过精，缺少纤维残渣对结肠运动的刺激；③妊娠：妊娠后期平滑肌动力减低，可能是由于黄体酮的作用所致；④生活规律的改变；⑤某些药物：如阿片、吗啡、可待因、抗胆碱能和神经节阻滞药、镇静药、抗郁药、某些制酸剂（碳酸钙、氢氧化铝）等。此外，经常应用灌肠和服用泻药，可使肠道的敏感度减弱，以致引起或加重便秘。

2. 便秘一般分类　①按病因性质分为原发性（功能性）便秘和继发性（器质性）便秘；②按解剖部位分为结肠性便秘和直肠性便秘；③按结、直肠平滑肌状态分为弛缓性便秘和痉挛性便秘。

二、临床表现

1. 一般表现　便秘患者由于粪块在乙状结肠和直肠内过度壅滞，常觉左下腹胀压感，且有里急后重，排便不畅等症状。痔疮常为便秘的继发症而出现。习惯用泻药或洗肠的患者，由于胃肠运动功能的紊乱，可有中上腹饱胀不适、嗳气、反胃、恶心、腹痛、肠鸣、排气多等表现。长期便秘部分患者可有食欲缺乏、口苦、精神萎靡、头晕、乏力、全身酸痛等症状。少数患者有骶骨部、臀部、大腿后侧隐痛与酸胀感觉，系由于粪块压迫第三、四、五骶神经根前支所致。

粪便形状常成为患者的特有的主诉。直肠便秘者排出的粪便多数粗大块状，而结肠便秘则多为小粒，类似羊粪状。硬便的机械性刺激引起直肠黏膜分泌黏液，常覆在硬粪的表面及缝隙间，有时呈黏液膜状排出。便秘患者有时于排便过程中，突然腹痛发作，开始排出硬便，继之有恶臭稀便排出称为"假性腹泻"。

2. 便秘者多无明显体征　痉挛性便秘者，可触及痉挛收缩的肠管；直肠便秘时，左下腹部可触及质硬肿块，系滞留的粪块，在排便后肿块消失。

3. 钡餐检查　对观察胃肠运动功能有参考价值。在张力减退性便秘者，可看到钡剂到达结肠后排空明显延迟，在左侧结肠内长期停滞，能显出扩张的直肠壶腹。痉挛性便秘者，可见钡剂在结肠内被分成许多小块，并可见由于逆蠕动已到达降结肠或乙状结肠的钡剂，有时又逆行到横结肠的征象。胃肠X线钡剂检查的更大意义在于排除肿瘤、结核、巨结肠症等器质性病变致梗阻而引起的便秘。

4. 直肠、乙状结肠镜及纤维结肠镜检查　可直接观察肠黏膜的状态、肿瘤、狭窄等，并可做组织活检，明确病变的性质。在习惯性便秘患者，由于粪便的滞留和刺激，结肠黏膜特别是直肠黏膜常有不同程度的炎性改变，表现为充血、水肿、血管走向模糊不清。在痉挛性便秘者，除炎症改变外，有时肠镜下可见肠管的痉挛性收缩，表现为肠壁向腔内聚拢，肠腔收缩变窄，推进肠镜困难，稍停片刻痉挛可缓解。

三、诊断与鉴别诊断

习惯性便秘的诊断须依靠病史，分析便秘的原因，配合指诊可做出便秘的诊断。必要时可进行胃肠道X线钡灌肠和（或）结肠镜检查，以排除器质性疾病，确定习惯性便秘的诊断。便秘患者的发病年龄有时可提供线索。如年幼开始就有顽固性便秘时，应想到过长结肠和先天性巨结肠症的可能；中年以上患者，排便习惯一向规律，逐渐发生顽固性便秘时，应注意除外结肠癌，选择必要的X线检查及结肠镜检查尤为重要。

四、治疗

根本的治疗在于去除病因。对于习惯性便秘者，应建立合理的饮食和生活习惯。纠正不良习惯、调整饮食内容，增加富含纤维素的蔬菜和水果，适当摄取粗糙而多渣的杂粮，如标准粉、薯类、玉米、大麦等。油脂类的食物、凉开水、蜂蜜均有助于便秘的预防和治疗。

合理安排工作和生活，做到劳逸结合。适当的文体活动，特别是腹肌的锻炼有利于胃肠功能的改善，对于长期脑力劳动，久坐办公室少活动者更为有益。

养成良好的排便运动习惯。建立每日按时排便运动产生条件反射。对神经衰弱的患者，可适当服用安慰剂调节自主神经中枢的功能。对有肛裂、肛周感染、子宫附件炎的患者，应及时给予治疗，消除其以反射方式影响排便，造成便秘。

经上述处理未能解除的顽固性便秘患者，主要应选择润滑性药物治疗，必要时可考虑酌情使用下列药物。如甘油或液状石蜡，硫酸镁或氧化镁、山梨醇、半乳糖果糖苷、酚酞、番泻叶、大黄苏打片、通泰胶囊。另外还可以采用温盐水或肥皂水灌肠以及使用开塞露或甘油栓剂均有一定疗效。

（李　敏）

第三节　结肠慢传输型便秘

结肠慢传输型便秘又称结肠无力，其病因尚未完全明确。除肠壁神经丛的神经节细胞减少或缺如以外，可能与水分摄取、性别、年龄以及神经内分泌改变、体液变化等因素有一定关系。长期大量使用泻药也会造成结肠运输缓慢。本病以中老年女性发病率较高。1908年Arburthnot首次提出经腹手术治疗慢性顽固性便秘，1911年Chapple也报告50例慢性顽固性便秘的外科治疗。手术方式主要有次全结肠切除及回肠乙状结肠吻合（ISA），结肠转流及回肠乙状结肠吻合，结肠转流及回肠-直肠吻合（IRA）。早期报道成功率不高，且有一些严重的并发症，但却给慢性顽固性便秘的外科治疗打下了基础。

一、临床表现及诊断

在慢性顽固性便秘中结肠慢传输型便秘（STC）约占45%，其绝大多数是由于结肠结构变异或结肠神经节病变（如缺如、萎缩甚至消失）引起结肠蠕动张力下降和推进速度减慢所形成的不完全或假性肠梗阻。结肠慢传输型便秘者常有腹部膨胀及不适，患者无自行排空大便史，用泻剂的效果比用灌肠，栓剂及手法助排便为好，结肠传输时间测定可发现结肠明显弥漫性延迟。排粪造影及肌电图可发现耻骨直肠肌有阵发性收缩。若单有结肠无力，可考虑行结肠切除术治疗便秘；若并发有耻骨直肠肌阵发性收缩，则应首选反馈治疗以改善肛管括约肌功能。当训练完毕应重做生理学检查，若结肠传输时间测定仍有结肠无力，而耻骨直肠肌阵发性收缩已改善，则可行结肠切除术。

二、治疗

结肠慢传输型便秘患者的肠道功能丧失是一个渐进过程，为尽早减轻患者痛苦，避免病变加重和病情复杂化，对经正规系统保守和联合治疗 6 个月无效者，在排除出口处梗阻型便秘和手术禁忌证的前提下，积极慎重的外科手术治疗应作为慢传输型便秘的首选，Rex 认为下列几点是长期严重便秘患者行结肠切除术的指征：①有确切结肠无张力的证据；②无出口处梗阻；③肛管有足够的张力；④临床上无明显的焦虑、忧虑及精神异常；⑤无弥漫性肠道运动失调的临床证据，如肠激惹综合征。此外还须考虑以下 3 点：①对发病时间短的患者不要轻率行结肠次全切除术；②对须做结肠次全切除术者，不要轻易接受精神科的评价而下结论；③不要以单项检查来诊断出口梗阻型便秘。对轻型患者仍首先考虑保守治疗为主。

手术目的是使慢性便秘患者结肠解剖关系得以恢复以改善排便功能。自 1908 年 Arburthnot 首先提出经腹部手术治疗慢性顽固性便秘至今，国内外关于手术治疗慢传输型便秘的主要方式有以下几种。

1. 全结肠切除术　切除从回肠末端至直肠上段范围内的结肠、施行回肠直肠吻合，是国外治疗慢传输型便秘的经典手术，术后长期有效率约 90%，该术式彻底，复发率低，已作为国内外公认的标准术式。据国内外总的综合资料分析，其治愈率为 50% ~ 100%。主要并发症包括腹泻，其发生率为 30% ~ 40%，尤其是短期腹泻几乎 100%，主要是由于切除了回盲部，短期内腹泻发生率较高，需经 0.5 ~ 1 年不断治疗和训练方可望好转，但若术中发现盲肠功能差，不做切除，术后腹泻同样不可避免，甚至更加严重，故大多学者认为，术前或术中发现盲肠功能差，扩张明显者应选用此术式，可减少腹胀、腹痛和腹泻。另一常见并发症为小肠梗阻，发生率为 8% ~ 44%，小肠梗阻发生率如此之高，除了粘连性肠梗阻缘故外，可能由于肠肌层神经反射障碍，而影响肠道功能。也有学者认为，这种障碍也可能影响近端小肠。约 10% 的患者术后便秘复发，其中 41% ~ 100% 须再次手术。其他的并发症有吻合口漏和盆腔感染。因此，除从严掌握手术适应证外，还需在术中特别注意手术技术，以免发生粘连性梗阻和便秘复发。

2. 结直肠全切除、回肠储袋肛管吻合术　切除回肠末端至齿状线范围内全部大肠，取 30cm 回肠做 15cm J 型储袋，行储袋肛管吻合术。鉴于该术式创伤大，操作复杂，术后可能出现吻合口漏、储袋炎、储袋排空障碍、性功能及排尿功能障碍等多种并发症，不作为慢传输型便秘的常规手术方式，仅在结肠（次）全切除术后效果不佳，经测压、排粪造影等证实存在直肠无力时采用，有助于改善其生活质量。Kalbassi 报道 15 例，均行暂时性去功能回肠襻式造口，无吻合口漏，2 例因顽固性盆腔疼痛切除储袋，平均排便次数 5 ~ 8 次/天，患者生理功能、社会功能和疼痛记分明显改进。Aldulaymi 报道 1 例慢传输型便秘术前直肠排空正常，但最大耐受容积达 700mL，行结肠次全切除后仍然便秘而行回肠储袋肛管吻合治愈。Hosie 等也报告 13 例手术治疗的经验。8 例结肠无力行结肠次全切除及回肠－直肠吻合，5 例有巨直肠、便秘及肛门失禁。巨直肠施行手法回肠肛管吻合，其余的用吻合器吻合。随访 20 个月，排便白天 4 ~ 8 次，晚间 1 ~ 2 次。白天污染内裤 1 例，晚上污染内裤 6 例，11 例（85%）对手术效果满意。

3. 结肠次全切除术　有切除升结肠至直肠中上段、施行盲肠直肠吻合，以及切除盲肠至乙状结肠中下段、施行回肠乙状结肠吻合两种方法。前者又有顺蠕动和抗蠕动的盲肠直肠吻合两种，均保留盲肠、回盲瓣和末端回肠襻，有助于控制食糜进入结肠的速度，同时盲肠作为一生理性容器，保留了代谢未消化的淀粉和制造短链脂肪酸的结肠菌群，有助于形成正常的粪便，维持正常的水分、钠和维生素 B_{12} 吸收，减少术后腹泻发生，预防肾、胆结石等；但升结肠须从右侧翻转 180°，操作较复杂，增加肠梗阻发生率，切除直肠可能损伤腹下神经，顺蠕动吻合须还保留 5 ~ 10cm 升结肠，术后便秘复发率及腹痛发生率较高。后者保留全部盆腔结直肠，术后无性功能及排便功能障碍，也保留了末端回肠，操作简单；但术后一段时间内可出现腹泻。结肠次全切除术疗效不低于全结肠切除术而术后腹泻发生率却明显降低，损伤也较之减小，恢复较快，已作为国内外推荐术式。刘勇敢等报道用次全结肠切除盲肠直肠端端吻合术治疗 73 例，复发 1 例，并发肠梗阻 1 例，短期腹泻 19 例，与全结肠切除术相比，腹泻发生率降低了 26.6%；刘勇敢等又报道用次全结肠切除（旷置）盲肠直肠端侧吻合术治疗 12 例，手术均成功，术时平均 85 分钟，出血 50 ~ 200mL，平均 72mL，术后无肠梗阻和切口感染，排便 1 ~ 3 次/天，而对照组做次全结肠切除盲肠直肠端端吻合术 34 例，手术成功 33 例（1 例因肠吻合口梗阻次日回肠造口），术时平均174分钟，失血200~750mL，切口感染2例，排便1~5次/天，两组术后随访1年均无症状复发，两组相比，治疗组具有疗效确切、手术时间短、出血少、损伤小及术后并发症低等优点；Vasilevsky曾报道用次全结肠切除回肠乙状结肠端端吻合术（ISA）治疗46例，有效率79%，术后排便2~8次/天，有60%伴有多种并发症，且有5例再次手术治疗，他认为严格选择该术式对治疗特发性便秘患者还是有意义的。1992年Pena报告了Vasilevsky的105例行次全结肠切除术患者长期随访结果，术前排便次数为4~6次/周，随访8年（1~15年）。共随访84例。结果：10%排便明显改进，28%仍用泻剂，16%仍用灌肠。术后排便次数每天3次，27%患者主诉腹泻，89%患者感觉满意。

4. 结肠部分切除术　根据结肠传输试验和结肠压力测定，若动力障碍局限于某一肠段，可行选择性肠段切除，如乙状结肠切除或左半结肠切除等。由于对结直肠生理病理的认识尚不全面，如扩张的直肠是否影响近端肠道的传输等；以及各种功能检查本身的局限性，如放射线标记物法的节段性结肠传输时间计算方法简单地将结肠分为右半、左半及乙状结肠直肠部，并不能计算出某一具体结肠段的传输时间；而放射性核素法和腔内压力测定方法远未普及，故该手术有较大争议，多数学者认为其复发率高，不应作为慢传输型便秘的手术方式。Kamm认为，特发性便秘除了全结肠切除外，其他手术治疗方式常有不可预测的结果。国内众多资料亦表明：结肠部分切除术效果不肯定而不主张采用，尤其是半侧结肠切除效果最差，除非患者拒绝其他术式。黄显凯等认为：对于便秘病史较短、钡灌肠片显示结肠梗阻段扩张、胃肠通过时间证明标志物滞留于某一肠段，做局部部分切除效果尚好；张连阳等认为结肠部分切除虽然疗效较差，但肠道结核病变和功能丧失是一个渐进过程，它可由起初的某一肠段病变逐渐发展到整个结肠，为避免长期滥用泻剂而引起泻剂性结肠和使病情加重或病变复杂化，对经长期保守治疗效果不满意者，在胃肠通过时间计时检查并测定传输指数（IT）值以及钡灌肠摄片判定明确为结肠属某一肠段病变的情况下，做部分结肠切除术仍有一定的积极和实际意义。此类手术保留了更多的结肠，术后不易发生腹泻和肛门失禁。随结直肠功能检测方法的进步，特别是放射性核素法传输试验和24小时不卧床的结肠测压方法的应用，该手术的成功率可望提高。

结肠慢传输型便秘的手术治疗是有效的，但其手术方式目前尚未完全定型，国外应用较多的是全结肠切除及回－直肠吻合，也公认有较好的结果。其次为结肠次全切除及盲－直肠吻合。有关结肠部分切除，一般预后不佳，若钡灌肠只有一段结肠扩张，可切除该段结肠，后果良好。以上手术可治愈一些难治性便秘患者，但仍有一些后患及并发症，因此，对手术适应证的选择一定要严格。决定是否手术，及采用何种术式，一定要靠结肠运输时间及盆腔动力学检查，并结合病史及体格检查进行综合分析，然后决定治疗方案。

5. 慢传输型便秘患者常常并发出口处梗阻型便秘　Kamm认为慢传输型便秘并发出口梗阻者，行结肠切除效果不好，手术的成功率只有50%。混合型便秘手术治疗的成功率不仅和慢传输病变的结肠是否切除完全有关，还和所并发的出口梗阻是否能予以纠正密切相关。因此对混合型便秘的手术治疗，除选择适当的结肠切除术式外，还对其所伴有能通过手术治疗的出口梗阻病变等采取同期或分期手术治疗的方案。①分期手术方案：对并发有直肠前突、直肠黏膜内套叠或脱垂及耻骨直肠肌肥厚的病变者，于结肠切除前期先行前突修补、黏膜结扎切除或耻骨肌切开等相应的纠正手术。一般于3个月后再Ⅱ期行结肠切除术。采取此方案主要是基于考虑到出口梗阻有时很难和左半结肠慢传输相鉴别，而先行纠正出口梗阻手术的优点是如术后便秘好转，即可避免结肠切除。倘若手术证实出口梗阻已解除，但仍有便秘存在，则再行结肠切除；②同期手术方案：对并发有盆底下降、盆底腹膜疝或子宫后倾者，于结肠切除同期采用盆底抬高、直肠悬吊、子宫固定之相应修复手术。对并发有严重的直肠黏膜内套或内脱垂的患者，可考虑将有黏膜病变的直肠尽可能切除后行低位吻合。但混合型便秘比在单纯慢传输型便秘的诊断和治疗均为复杂和困难，术后便秘的改善率明显低于单纯慢传输型便秘的患者，所以混合型便秘的患者采用手术治疗更应慎重选择。

（李　敏）

第四节 出口处梗阻型便秘

出口处梗阻型便秘（OOC）又称盆底肌功能不良，是一组导致顽固性便秘的常见疾病，过去对这一组疾病认识不清，目前国内、外报道逐渐增多，而且越来越受到人们的重视。

一、分类

出口处梗阻型便秘按盆底和肛门括约肌解剖结构与生理功能的病理变化分为盆底肌失弛缓综合征（SPFS）和盆底肌松弛综合征（RPFS）两类，依其病变盆底肌失弛缓综合征包括内括约肌失弛缓症（ISAI）、耻骨直肠肌痉挛（PRMS）、耻骨直肠肌肥厚（PRMH），后二者又称为耻骨直肠肌综合征（PRS）；盆底肌松弛综合征包括直肠前突（RC）、直肠前壁黏膜脱垂（AMP）、直肠脱垂（IRP）、直肠内套叠（IRI）、肠疝（EC）、会阴下降（PD）、骶直分离（SRS）、内脏下垂（SP）。由于CFC常以混合型便秘（MC）形式出现和出口处梗阻型便秘本身两类病变可同时以并发病的形式发生，为获满意确切疗效，必须在排除慢传输型便秘前提下对治疗以出口处梗阻型便秘某一病变为主的同时处理并发病，因而往往涉及联合治疗。

二、临床表现及诊断

其主要表现为粪便在肛管、直肠处排出受阻，临床以排便困难为主要表现，其次有排便不尽感，有时须用手法协助排便。诊断要点：①有长期排便困难史，排便有时须用手法助排便，如用手指伸入直肠内挖大便；或在阴道内、会阴部加压协助排便；②体格检查有下列不同表现：如直肠指诊，肛管内压力较高、直肠黏膜向前膨出、直肠黏膜松弛、摒便可将直肠内手指排出、盆底肌不松弛；③排粪造影：直肠不能排空；④气囊逼出试验：气囊不能或延迟排出；⑤结肠运输时间测定：仅在乙状结肠、直肠处有延迟。

三、分类及治疗

出口处梗阻型便秘是一组盆底肌功能不良的疾病的总称，临床上常见的有直肠前突、直肠内脱垂、耻骨直肠肌综合征3种类型。严重出口处梗阻型便秘须手术治疗。现分述如下：

（一）直肠前突（rectocele，RC）

直肠前突多发生在直肠前壁向阴道内突出，类似疝突出，又称直肠前膨出。由于直肠前突多见于女性，当排粪时，直肠腔中高压的作用方向改变，压力朝向阴道，而不向肛门口（图5-1）。部分粪块陷入前突内不能排出，而当排粪用力停止后，粪块又可"弹回"直肠内，排粪不全或可迫使患者作更大用力，导致前突逐渐加深，形成恶性循环，致使便秘症状逐渐加重，患者不得不用手指插入阴道压迫阴道后壁将粪便挤出，有利于粪便排出。其原因多数与分娩引起的直肠阴道隔的损伤和长期用力排便有关；有人发现它与会阴下降的程度正相关，会阴下降愈重，直肠前突也愈重。这就可以解释未婚妇女中有时也可以出现直肠前突，其原因为盆底下降伴有的子宫下降所引起的阴道松弛所致，并无直肠阴道隔损伤。值得注意的是直肠前突常常伴有直肠内脱垂，因为二者与盆底同时有脱垂与松弛之故。

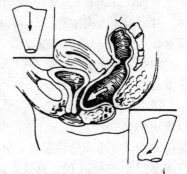

图5-1 直肠前突

1. 分类　直肠前突可分为高位、中位和低位三型。低位直肠前突多因分娩时会阴撕裂所致，常伴肛提肌、球海绵体肌撕裂。中位直肠前突是最常见的类型，其薄弱区呈圆形或卵圆形，多位于肛提肌上3~5cm处，也可延至近端7~8cm。这类直肠前突是由于直肠阴道隔松弛及随着年龄增大、经产、不良的排便习惯和腹腔压力增高出现渐进的直肠前壁松弛而造成。高位直肠前突由于阴道上 1/3 和子宫骶骨韧带的拉长造成，其缺损部位离肛缘约 8cm，且通常与生殖器官完全脱垂和阴道后疝有关。

根据排粪造影所显示的影像，直肠前突的深度分为轻、中、重三度。正常应 <5mm；5~15mm 为轻度；15~30mm 为中度；>30mm 为重度。

2. 临床表现及诊断　中老年妇女多见。主要症状为排便困难、费力、肛门阻塞感。Khubchandani 提出直肠前突所致的便秘可有以下特点：①不能排净大便；②排便时肛门处有持续压力下降感；③有肛门下坠感；④排便多需灌肠协助；⑤需在直肠周围加压才能排便；⑥须用手指插入阴道或直肠内才能排便；⑦将卫生纸卷或纸卷插入直肠诱导排便；⑧肛门处有陷凹或疝的感觉。

直肠指诊可确诊。膝胸位，于肛管上端的直肠前壁扪及易凹陷的薄弱区，嘱患者作用力排粪（摒便）动作时，该区向前下方突出或袋状更明显。排粪造影：是诊断直肠前突的可靠影像学依据。在造影照片上可见：①排便时直肠前下壁呈囊袋状向前突出，相应部位的直肠阴道隔被推移变形；②如果发现钡剂残留于前突的囊袋中，则是直肠前突导致排便困难的重要依据；③排粪造影还可显示直肠前突的深度和长度。排粪造影有钡液法和钡糊法，前者操作简便，后者较烦琐。但钡糊法与日常排粪较接近，且能显示钡剂滞留和嵌顿，其结果较真实、可信、可帮助决定是否应行手术治疗，是其优点。高位直肠前突应与阴道后疝相鉴别。阴道后疝是指阴道和直肠间的腹膜疝囊，其内容物包括小肠、肠系膜、网膜等。患者多有盆腔的沉重感和下坠感，特别是在站立时。这是由于疝囊内容物中肠系膜的重力牵引所致。诊断方法：当患者站立且有下坠感时，应用瓦尔萨尔瓦手法同时做直肠和阴道检查，若觉拇指和示指间有饱满感，表明有阴道后疝。若阴道后疝误诊为直肠前突而手术，则术中易损伤腹腔内容物，且直肠前突修补后很快复发。

3. 治疗　直肠前突若无坠胀及排便困难的症状，一般不必处理。只有引起严重症状时才予以治疗。首先应按松弛性便秘共同的非手术方法治疗。经非手术治疗无效可考虑手术治疗。对中度者酌情做联合治疗，对重度者手术修补效果最好；而国外许多学者则主张只要发现直肠前突，均须治疗，以免病情加重，同时认为在直肠前突未形成之前应注意治疗引起直肠前突之原因——便秘，一旦直肠前突形成则须治疗直肠前突之病因——直肠阴道隔薄弱，而不是直肠前突之结果——便秘。必须提出，单纯直肠前膨出较少见，绝大多数合并直肠内套叠、会阴下垂、肠疝等疾病，应同时给予处理，否则将影响治疗效果。

其手术指征为：①症状严重长达 1 年以上的单纯直肠前突；②排粪造影中直肠前突 >3~4cm，且有钡剂滞留在前突内一半以上；③若伴有直肠内脱垂或盆底疝及子宫脱垂后倒时，应结合同时处理；④无长期滥用含蒽醌的刺激性泻剂如大黄类等历史，无慢传输型便秘存在。

(1) 套扎、注射、松解：作为一种联合疗法，其适用于直肠前突及并发盆底肌失弛缓综合征患者，鲁明良等用胶圈套扎法治疗直肠前突 48 例，有效率为 92.8%；曹树怀等用套扎注射法治疗直肠前突 50 例，总有效率为 100%，认为套扎疗法治愈率虽高，但远期疗效有待观察；喻德洪用硬化注射固定法治疗直肠前突 36 例，总有效率为 77.14%；李友谊用硬化注射加肛门内括约肌切断术治疗直肠前突并发内括约肌失弛缓症 34 例，总有效率为 100%；杨成荣等采取直肠前突修补缝扎加耻骨直肠肌切断术治疗直肠前突并发耻骨直肠肌综合征 56 例，总有效率为 100%。

(2) 经肛门吻合器直肠黏膜环切术治疗：适用于直肠前突及其并发盆底肌松弛综合征者。梁秀芝报道用 PPH 治疗直肠前突并发痔脱出及直肠脱垂（IRI）100 例，总有效率达 79%；贺平等报道治疗直肠前突并发直肠前壁黏膜肌垂 15 例，有效率为 93.3%；董全进等报道治疗直肠前突并发经肛门吻合器直肠黏膜环切术 24 例，有效率达 79.16%，并随访 1~38 个月，显效率为 100%。PPH 的应用使得直肠前突和直肠脱垂、套叠的黏膜以及痔核的切除标准化，并使缝线与荷包缝合位置均得以量化，通过直肠壁 270° 范围的黏膜紧缩，使疝入阴道及脱垂的黏膜切除部分后向上悬吊或牵拉收紧固定，在保证局部血供的前提下恢复了肛管的通畅性，保留了正常的肛垫组织，符合生理解剖，并能一次治疗两种及其以上相适应的出口处梗阻型便秘的病变，手术操作安全方便、损伤小、时间短、恢复快，但有吻合口出血、肛门坠痛，腹胀和腹泻等弊端，又因钉仓容量限制，对范围较大的病变尚需同时两次或分期治疗。

(3) 手术修补：对重度直肠前突者以手术修补为宜，手术修补的原则是修补缺损，消灭薄弱区。手术途径有3种：①经直肠：喻德洪做经直肠切开修补51例，总有效率为76.5%；张鹏用涤纶布修补18例，远期有效率达100%；②经阴道：丁义江等用切开缝合修补注射硬化剂治疗36例，显效率达94.4%；韩进霖等做荷包缝合治疗30例，总有效率为100%；杨向东等做横行折叠缝合45例，有效率达96.44%；③经会阴：李云峰等做经会阴切开缝合直肠阴道隔、提肛肌、内括约肌、会阴浅横肌治疗24例，有效率达100%。

从临床报道资料看，直肠前突3种修补术式的疗效差别无可比性，远期疗效尚不能确定，可比之处为：从直肠修补直肠前突操作简便，可在局部麻醉下完成手术，且可同时处理盆底肌松弛综合征中直肠腔内并发病，但存在术野小、操作难、易发生尿潴留、感染和直肠阴道瘘等弊病。而经阴道修补具有术野暴露好、易于操作、较少发生尿潴留和感染之优点，尤其是多次肛管手术后瘢痕性狭窄，扩肛困难的患者以及高位直肠前突以经阴道修补为宜。但也存在有阴道狭窄和疼痛之缺点；至于经会阴修补，其不损伤直肠和阴道腔壁，可避免感染和损伤引起的并发病症。

经直肠修补直肠前突有切开修补法和闭式缝合法两种，常见手术方式有三种，现述如下：

1) Sehapayak 手术：麻醉可采用腰麻、骶麻或局部麻醉。体位以患者俯卧位为宜，扩肛至4~6指。在齿线上方、直肠前正中做纵切口，长5~7cm，深达黏膜下层，显露肌层，沿黏膜下层向两侧游离黏膜瓣。根据前突宽度游离1~2cm，游离黏膜瓣时助手左示指插入阴道作引导，2-0号铬制肠线间断缝合两侧肛提肌边缘4~6针，以修补直肠下端的直肠阴道隔薄弱区。剪除多余的黏膜瓣，然后间断或连续缝合黏膜切口（图5-2）。Sehapayak 报道应用该术式治疗直肠前突353例，随访204例，其中101例（49.5%）症状消除，72例（35%）症状明显改善，28例（14%）症状有所改善，3例（1.5%）无效，总有效率为98.5%。尿潴留为最常见的术后并发症，其发生率为44%，直肠阴道瘘1例，深部感染4例，轻度感染15例，感染率为56.6%。

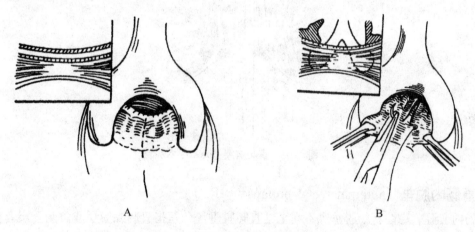

图5-2 直肠前突 Sehapayak 手术
A. 切口；B. 缝合

2) Khubchandani 手术：前面步骤同 Sehapayak 手术，在齿线上方1.5~2cm 行横切口，长2~3cm，在切口两端向上各做纵切口，每侧长约7cm。游离基底部较宽的黏膜肌层瓣（瓣内必须有肌层）。黏膜肌层瓣向上分离需超过直肠阴道隔的薄弱区。先间断横行（左右）缝合3~4针，纵行缝叠松弛的直肠阴道隔。再间断垂直（远近）缝合2~3针，上下折叠直肠阴道隔，缩短直肠前壁，降低缝合黏膜肌层瓣的张力，促进愈合。切除过多的黏膜，将黏膜肌层瓣边缘与齿线间断缝合，然后间断或连续缝合两侧纵切口（图5-3）。Khubchandani 报道应用该术式治疗直肠前突59例，其中37例（62.7%）疗效优良，10例（16.9%）良好，8例（13.6%）好，4例（6.8%）差。3例发生肠管狭窄，未经手术治愈；3例并发直肠阴道瘘，术后6个月自愈；18例黏膜肌层瓣收缩，黏膜坏死及延期愈合，预防方法是黏膜瓣基底部要宽，并带有肌组织。本法适用于较大的直肠前突。

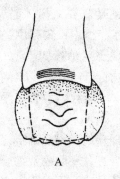 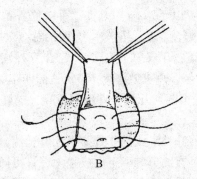 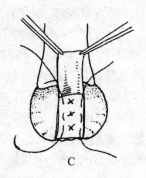

图 5-3 直肠前突 Khubchandani 手术
A. U 形切口；B. 横行间断缝合；C. 纵行间断缝合

3）Black 手术（闭式修补术）：按前突大小，用血管钳钳夹直肠黏膜，用 2-0 号铬制肠线从齿线处自下而上连续缝合直肠黏膜及其肌层，修补缺损。缝合时应注意连续缝合须呈下宽上窄，以免在上端形成黏膜瓣影响排便（图 5-4）。Infantino（1995）报告直肠前突 21 例，有 13 例应用 Block 法修补，随访 2 年，有效率为 80.9%，他认为本法简单、有效。但笔者认为本法仅适用于较小的（1~2cm）直肠前突。

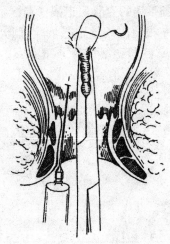

图 5-4 直肠前突 Black 手术

（二）直肠内脱垂（internal rectal prolapse，IRP）

又称直肠内套叠、隐性直肠脱垂或不完全性直肠脱垂等，是指直肠黏膜层或直肠全层套叠入远端直肠腔或肛管内而未脱出肛门的一种功能性疾病。该病多发生于直肠远端，部分患者可累及直肠中段，近来的研究显示其中有相当一部分病例存在骶直分离。

1. 临床表现及诊断　本病多见于女性，中老年或老年发病。尽管出口处梗阻型便秘患者中男性明显少于女性，但男性患者以直肠内套叠为主。患者主诉直肠内有阻塞感、排便不全、便次多，每次粪量少。诊断靠下列检查：①直肠指检可发现直肠下端黏膜松弛或肠腔内黏膜堆积；②乙状结肠镜检查虽不能发现内套叠，因插入肠镜时已将套叠复位，但在内套叠处常可见溃疡、糜烂、黏膜红斑或水肿，常易误诊为直肠炎症性疾病；③排便动态造影是有价值的检查方法，可明确本病诊断。典型的表现是直肠侧位片可见黏膜脱垂呈漏斗状影像，部分患者有骶骨直肠分离现象。

2. 治疗　肠内脱垂致顽固性出口梗阻性便秘经非手术治疗无效后，可借助外科手术治疗改善症状。手术的目的就是纠正造成梗阻的形态学异常，去除病因，阻断其与便秘间的恶性循环。直肠内脱垂的手术治疗方法有两种类型，分为经肛门手术和经腹手术。

(1) 经肛门直肠内脱垂手术

1) 直肠黏膜间断缝扎加高位硬化剂注射疗法：目前国内外报道的手术方法包括直肠黏膜间断缝扎加高位注射术、多排直肠黏膜结扎术、纵行直肠黏膜条状切除术、经肛门吻合器直肠黏膜环切术（PPH）。本手术的机制在于消除松弛的直肠黏膜，恢复肠壁解剖结构。2004年至2006年中南大学湘雅二医院老年外科采用经肛门吻合器直肠黏膜环切术加高位消痔灵注射疗法治疗直肠黏膜内脱垂12例，术后近期取得较好的疗效，其机制是利用圆形吻合器切除齿线上部分松弛的直肠黏膜袖，使肛垫上移，达到恢复肛管解剖、维持正常排便功能的目的，同时黏膜下层可注射硬化剂，以加强固定效果。

2) 胶圈套扎术：在齿线上方黏膜脱垂处做3行胶圈套扎，每行1～3处，最多套扎9处，以去除部分松弛的黏膜。必要时可在套扎部位黏膜下层加注硬化剂。

3) Delorme手术：本手术除能完全环行切除直肠内脱垂的黏膜（4～10cm），还可同时修补直肠前突及切除内痔（图5-5），只要病例选择恰当，又无结肠慢传输型便秘、乙状结肠疝、乙状结肠套、肛提肌综合征、肠易激综合征等。也不适用于并发腹泻及外脱垂者。Watts等报道了113例Delorme手术，其中101例术后随访>12个月，其中30例复发，手术有效率为70.3%。并认为Delorme手术是一种简单、安全、有效的手术方法，适用于任何年龄的患者。但是，该手术的复发率高。

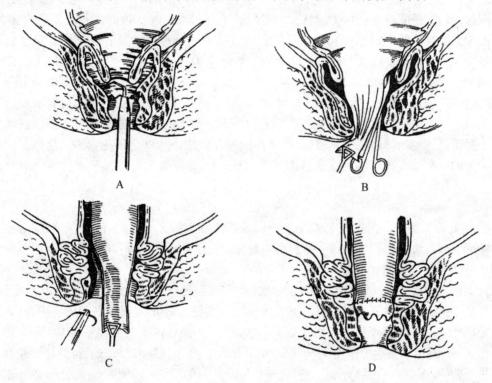

图5-5　Delorme手术
A. 切口；B. 分离；C. 分离完成；D. 缝合

(2) 经腹直肠内脱垂手术

1) Ripstein手术：Ripstein手术是一种安全有效的手术方式，特别对于直肠脱垂或直肠壁全层内脱垂。Scultz等报道112例Ripstein手术后随访结果，结果表明直肠出血、肛门疼痛、里急后重症状较术前明显好转。直肠内脱垂患者的直肠排空困难明显好于术前。综述国外14篇文献，报道了2 338例Ripstein手术，手术的复发率为0～12%；另外手术并发症的发生率为0.8%～29.3%。该手术并发症较多，特别是大便梗阻，因此，选用该方法时应慎重。采用修补材料行直肠固定时，固定直肠的一侧，或者年龄大的患者将修补材料固定于骶骨，在直肠后固定直肠。

2) 功能性直肠悬吊和盆底抬高术：该手术包括以下4个方面：A. 改良的Orrs直肠悬吊，用丝线U形单侧悬吊直肠，留有直肠活动的余地；B. 盆底抬高，将下降的Douglas陷窝缝合至膀胱颈及子宫骶韧带水平；C. 切除过多的乙状结肠；D. 缝合缩短子宫圆韧带，将子宫抬高固定与纠正后倒。该手术方法是在纠正直肠内脱垂的同时，不损伤直肠的神经，全面纠正盆腔形态学的异常改变，达到功能性治愈的目的。刘宝华等采用功能性直肠悬吊术治疗48例，手术有效率72.6%。

3）腹腔镜手术：目前经腹腔镜治疗直肠内脱垂包括结肠部分切除后直肠内固定术和单纯直肠内固定术。

目前，直肠内脱垂各种手术方式的疗效报道不一致，在选择手术方法时应首选经肛门手术方式，因为该手术创伤小，患者容易接受；其次是经腹治疗直肠内脱垂创伤大、相当多的患者疗效欠佳。目前经肛门吻合器直肠黏膜环切术（PPH）治疗直肠黏膜内脱垂方法较理想，因为该方法能切除较多的直肠黏膜，并发症少，手术方法容易掌握。

（三）耻骨直肠肌综合征（puborectalis）

这是一种以耻骨直肠肌痉挛性肥大，致使盆底出口处梗阻为特征的排便障碍性疾病。组织学改变为耻骨直肠肌肌纤维肥大。确切病因尚不清楚，可能与先天异常、局部炎症（如坐骨直肠间隙脓肿）、滥用泻药及盆底肌痉挛等因素有关。

1. 临床表现及诊断　临床表现为：①进行性缓慢加重的排便困难；②排便需灌肠协助或服泻剂，泻剂用量逐渐加大；③排便时过度用力，常大声呻吟，大汗淋漓；④排便时间过长，每次常需0.5~1小时；⑤便次频繁、有排便不畅感；⑥排便前后常有肛门及骶后疼痛，或直肠下段有重压感。诊断依据：①直肠指检：肛管紧张度增高，肛管长度延长，耻骨直肠肌较肥大，有时呈锐利边缘，常有触痛；②肛管压力测定：静止压及收缩压均增高，括约肌功能长度增加，可达5~6cm；③气囊逼出试验：50mL气囊自直肠排出时间延长（常超过5分钟）或不能排出；④盆底肌肌电图：耻骨直肠肌有不同程度的异常肌电活动；⑤结肠传输功能检查：有明显的直肠滞留现象；⑥排便动态造影：各测量值尚正常，但静止、摒便及排便相都存在"搁架征"。本病应与盆底肌痉挛综合征相鉴别，后者是以盆底肌群痉挛性收缩为主的一种功能性疾病，盆底肌肉反常收缩，病理检查无肌纤维肥大，保守治疗多数可以治愈。

2. 治疗　如下所述。

（1）渐进性肛管扩张术：Maria（1997）报告用渐进性肛管扩张术治疗耻骨直肠肌综合征，能改善自主排便的频率。因肛管扩张器能阻止外括约肌和耻骨直肠肌静止期生理性收缩，从而降低耻骨直肠肌矛盾性收缩。方法：采用三种扩张器（直径为20mm、23mm及27mm），每日对患者行渐进性肛管扩张，由小到大，每次扩张10分钟，为期3个月。结果：13例耻骨直肠肌综合征经以上治疗效果满意，自然排便增加到0~6次/周，无1例出现排便失禁。12例治疗前需用缓泻剂平均4.6次/周，治疗后仅2例用缓泻剂1次/周。8例治疗前需灌肠平均2.3次/周，扩张后仅3例需灌肠1次/周。肛管直肠测压：治疗前为93mmHg，扩张后下降至57mmHg，6个月后平均压力为62mmHg。排粪造影检查：肛管直肠角测量，扩张前为95°，扩张后增加至114°，6个月后为110°。该法费用低，操作简便，能在家中治疗，并根据需要可多次重复扩张，也有助于生物反馈训练。

（2）A型肉毒素（BTX-A）[2s]：A型肉毒素为一复合物，含有神经毒素和血凝素，但仅神经毒素有临床治疗作用。毒素作用于神经肌肉连接处以及自主神经末梢，通过突触前抑制阻碍神经末梢释放乙酰胆碱，引起受胆碱能神经支配的骨骼肌麻痹，产生软瘫和麻痹现象，对抗和缓解肌肉痉挛，使各肌肉间的力量达到新的平衡，从而改善一系列与肌肉痉挛有关的临床症状。但其作用仅维持6~8周。Hallen等报道7例盆底肌痉挛综合征（Anismus），经A型肉毒素局部注射治疗后，4例临床效果明显，临床症状得到完全改善；2例症状有所改善，但出现短期便失禁，1例无效。Joe报道4例盆底肌痉挛综合征，经A型肉毒素治疗后2~4天内症状得以缓解，疗效良好，但2个月后有2例症状复发，无便失禁。A型肉毒素一般直接注射于耻骨直肠肌肉处，每块肌肉选择2~8个注射点，通常用6U（1U相当于0.04ng）。不良反应有暂时性便失禁，但多可恢复。本疗法仍须继续观察其大宗病例的长期效果。

（3）若耻骨直肠肌有病理性改变，如肥厚、炎性增生致肛管狭窄，则须采用耻骨直肠肌部分切除术，以解除肛管狭窄引起的梗阻。

手术方法：术前按直肠前膨出经直肠切开修补术要求进行准备。采用腰麻，患者取俯卧位，屈髋至135°，从尾骨尖向下做正中切口至肛缘上方，长3~4cm，距肛缘1~2cm。切开至深筋膜，暴露尾骨尖，即为耻骨直肠肌上缘标志。术者左手示指伸入直肠，向上顶起耻骨直肠肌，弯血管钳沿肠壁与耻骨直肠肌之间的间隙小心分离，向两侧各分离出2~3cm，注意不要损伤直肠壁。用两把止血钳夹住游离好的耻骨直肠肌，在两钳间切除2~2.5cm宽的耻骨直肠肌肌束，两断端缝扎止血。切除后，在直肠内可扪及V形缺损，若仍能触到纤维束，则应予以切除。伤口冲洗后置橡皮片引流，缝合皮下组织及皮肤。

耻骨直肠肌综合征的手术方式及疗效见表5-3。

表5-3 耻骨直肠肌综合征的手术方式及疗效

作者	年份	疾病	术式	病例	有效
Wasserman	1964	耻骨直肠肌综合征	后方部分切除	4	3
Wallanee	1969	耻骨直肠肌综合征	后方部分切除	44	33
河野通孝	1987	耻骨直肠肌综合征	后方部分切除	7	3
Barnes	1985	慢性便秘	后方切断	9	2
Kamm	1988	顽固性便秘及巨直肠症	侧方切断单侧	12	1
			侧方切断双侧	6	3
喻德洪等	1990	耻骨直肠肌综合征	后方部分切除	18	15

（四）乙状结肠膨出

乙状结肠膨出是指在动态的排粪造影中见到冗长的乙状结肠阻碍肛管直肠排空。乙状结肠膨出占慢性便秘的5%。

1. 病因和分类 Litshagi及Kaser将肠膨出（小肠疝、阴道后疝、乙状结肠膨出）分为原发性及继发性两种。前者与多产、高龄、肥胖、便秘及腹压增高等因素有关；后者多因妇科术后，特别是经阴道子宫切除而致乙状结肠膨出。Nichols根据病因将肠膨出分为4类：先天性，推出性，牵拉性和医源性。推出性是由阴道穹窿外翻所致；牵拉性则是膀胱膨出、直肠前膨出下端外翻牵拉所致。Jorge根据排粪造影时乙状结肠襻最低位置与骨盆解剖标志间的关系将结肠膨出分为3度：Ⅰ度：乙状结肠襻未超过耻尾线；Ⅱ度：乙状结肠襻超过耻尾线但在坐尾线之上；Ⅲ度：乙状结肠襻低于坐尾线。

2. 临床表现及诊断 乙状结肠膨出的主要症状有便秘、排空不全、排便用力、腹胀、直肠膨胀感和腹痛等。诊断主要依据排粪造影的结果，排粪造影可准确、客观地评价乙状结肠膨出，在其诊断中起着主要作用。它可显示直肠子宫或直肠膀胱陷窝的深度，降入直肠子宫或直肠膀胱陷窝之乙状结肠或小肠的轮廓及其位置。

3. 治疗 经保守治疗无效，特别是Ⅲ期乙状结肠膨出可行手术治疗。如经腹将冗长乙状结肠切除，降结肠、直肠端端吻合，或用腹腔镜行冗长乙状结肠切除，乙状结肠吻合术。

（五）肛管内括约肌痉挛性收缩或肛管内括约肌失弛缓症

直肠或直肠乙状结肠的扩张可立刻引起肛管内括约肌（IAS）反射性松弛，此反射称为直肠括约肌松弛反射，或称为直肠抑制反射，对排便很重要。若肛管内括约肌呈痉挛性收缩不能松弛，将导致出口处梗阻型便秘。

1. 临床表现与诊断 主要为无痛性排便困难，便意淡漠或无便意，大便干燥，部分患者有会阴部酸胀不适感。肛门直肠指诊内括约肌弹性增强，可有触痛，肛管压力增高，甚至指尖进入肛管都很困难。直肠内有较多粪便蓄积。主要检查有：

（1）排粪造影：可观察到：①肛管不开放，直肠颈部呈对称性囊状扩张，在肛管直肠交界处呈萝卜根样改变；②静息相见直肠扩张明显，甚至出现巨直肠；③钡剂不能完全排空。

（2）肛肠压力测定：肛管的静息压主要靠内括约肌维持，故本病患者的静息压明显高于正常。此外，肛管内括约肌松弛反射幅度下降或不能引出，对诊断有肯定意义，表现在气囊扩张直肠时，肛管压力下降不明显或上升。

（3）直肠最大耐受量明显升高。

（4）盆底肌电图：内括约肌肌电图的放电频率和放电间隔，以及扩张直肠时有无电节律抑制，对诊断本病及鉴别其他出口梗阻性便秘有重要意义。

2. 治疗　如下所述。

（1）保守治疗：口服粗纤维食物，应用缓泻剂均可获得暂时效果，但不能治愈。在局部麻醉下肛管扩张有一定疗效。生物反馈疗法，可训练机体控制功能，有较好的疗效。

（2）手术治疗：对严格保守治疗无效者，可考虑肛管内括约肌和直肠平滑肌部分切除术。Shafik报告146例原发性排便过少患者行肛管内括约肌切断术，术后132例（90.4%）症状得到改善，排便次数及直肠压力也恢复正常，随访3～7年并无复发。因此，肛管内括约肌切断术是治疗肛管内括约肌痉挛性收缩的一种有价值的方法。

肛管内括约肌痉挛性收缩是一种肛管直肠功能紊乱性疾病，临床不太少见，多与长期忽视便意有关。本病诊断不难，直肠指诊时，内括约肌弹性增强，肛管压力增高，甚至指尖进入肛管困难。而耻骨直肠肌综合征指诊时，内括约肌松弛，可进入肛管，但仅在耻骨直肠肌段有狭窄或肥厚。治疗应以保守治疗为主，局部麻醉下肛管扩张效果明显，保守治疗无效时可考虑手术治疗。

（李　敏）

第六章

结肠、直肠肛门狭窄

第一节 结肠狭窄

结肠由于先天性畸形、慢性炎症、肿瘤和损伤等造成肠腔狭窄，粪便通过受阻，临床上出现不完全性肠梗阻症状，称为结肠狭窄。根据结肠狭窄形态的不同和纵径长短，可分为环状狭窄、管状狭窄和部分狭窄。

一、病因

1. 先天性畸形　结肠先天性畸形较为少见，由于肠道胚胎发生缺陷，造成肠腔完全梗阻的为结肠闭锁，部分狭窄的叫结肠狭窄。
2. 肠炎性疾病　结肠炎性狭窄的病因有肠结核，肠阿米巴病，肠血吸虫病，大肠克罗恩病，溃疡性结肠炎，缺血性结肠炎，放射性肠炎，性病性淋巴肉芽肿等。
3. 结肠肿瘤　突入肠腔的良性、恶性肿瘤均可引起结肠狭窄梗阻。恶性肿瘤中以结肠癌为最多见，纤维肉瘤有时可长大阻塞肠腔。
4. 损伤　结肠损伤后处理不当，可发生结肠造口狭窄梗阻和手术后吻合口狭窄。结肠狭窄的临床表现因狭窄轻重不同和病因各异，引起的症状不一。除先天性严重结肠狭窄于新生儿早期即出现慢性低位肠梗阻症状和体征外，一般病程较长而难以早期发现。结肠炎性疾病发生结肠狭窄后，临床表现为慢性、不完全性低位肠梗阻，发病初期常有上腹部不适和腹胀症状，也可能有腹泻症状；随着肠腔狭窄程度的加重，肠梗阻的表现也逐渐明显。患者有阵发性逐渐加重的腹痛，腹痛时常伴有肠鸣；有时因膨胀肠襻可见腹部隆起包块，随腹痛缓解而消失，随即自肛门排气或排出稀便。腹部有时可扪及肿块，直肠指检有时能触及狭窄部位。结肠癌有时并发结肠狭窄后常出现典型的慢性低位肠梗阻症状如腹痛、腹胀和便秘等，并可摸到稍可移动或固定的腹部肿物。

二、诊断

根据病史、症状、体检、化验以及纤维结肠镜检查、活组织病理检查和X线钡剂灌肠等有关检查，一般即可作出结肠狭窄的诊断。

1. 病史及症状　结肠先天性狭窄因狭窄程度不同，所引起的症状不一。如狭窄不甚严重，婴儿可以生长，只有慢性肠梗阻和营养、发育不良症状；严重梗阻则出生后因胎粪阻塞可出现肠梗阻现象。慢性炎症引起的结肠狭窄多有腹泻、粪便带脓血、黏液等长期发展史。肿瘤形成的结肠狭窄早期多无明显症状，逐渐增大引起狭窄后则多已属中、晚期病变，可出现不完全梗阻症状和体重减轻等。放射后、手术后结肠狭窄和损伤所致狭窄均有明确的放疗、手术和外伤史。性病性淋巴肉芽肿的患者有性病接触史，一般以女性为多。
2. 检查　除全身查体外，最重要的是进行腹部检查和直肠指诊。严重结肠狭窄常有慢性肠梗阻的腹部体征。结肠造口狭窄可通过指诊确定诊断。

3. 内镜检查和X线检查 乙状结肠镜或纤维结肠镜检查以及X线钡剂灌肠检查对确定结肠狭窄的部位、程度和病因有决定性意义。

4. 其他检查 必要时应采取活组织进行病理检查，化验粪便，做性病性淋巴肉芽肿试验等有关检查。

三、鉴别诊断

对有明显病史的结肠狭窄如放疗、手术、外伤、炎症等所致狭窄，结合临床表现不难鉴别。但早期结肠癌、淋巴肉芽肿及慢性炎症等所致的结肠狭窄，常因无明显症状而鉴别诊断较为困难。

1. 增殖性肠结核 临床表现为慢性不完全性低位肠梗阻，发病初期常有上腹不适和腹泻症状。随着肠腔狭窄程度的加重，肠梗阻的征象逐渐明显，发作时可出现阵发性腹痛、肠鸣和右下腹隆起包块；后者为膨胀的肠襻，常随腹痛缓解而消失，随即自肛门排气或排出稀便。检查时全身情况除较消瘦外无重病容，腹部稍胀，腹痛时可见肠蠕动波和听到高亢肠蠕动音，约有65%患者右下腹相当于盲肠、升结肠部位，可扪出微有压痛、不易移动的块状或条索状肿物。钡餐检查或钡剂灌肠X线检查可见回盲部有不规则的充盈缺损和肠腔狭窄。增殖性回盲部或肠结核须注意与结肠癌相鉴别，因其临床表现常相似，甚至可以同时存在。一般而论，结肠癌患者大多在40岁以上，病程较短，病变范围较局限，肠道出血或大便隐血阳性症状较明显。

2. 肠阿米巴肉芽肿 由于慢性阿米巴肠炎病变长期不愈，产生大量纤维组织，肠壁和附近肠系膜有炎性水肿和浸润，形成一个肿块，可使结肠肠腔发生狭窄和肠壁发生运动障碍，因而引起肠梗阻。这一病因临床上仅为偶见，最多见的病变部位在盲肠，其次为乙状结肠和直肠，可能为多发性。患者有阿米巴痢疾病史，主要症状为局限性腹痛和间歇性腹泻，慢性肠梗阻的症状出现较晚，全身情况一般尚好。腹部检查常可扪到较硬肿物疑为癌肿，钡剂灌肠检查发现结肠病变更增加了癌肿诊断的可能性，常常因此而进行手术治疗切除有病变的肠段，经病理检查发现肠壁病变组织内有多数阿米巴滋养体才确定为阿米巴肉芽肿。由于本病的内科治疗效果很好，并不需要外科治疗，因而正确的诊断极为重要。对患有慢性腹泻的患者应仔细检查大便，如发现溶组织内阿米巴滋养体或包囊，X线钡剂灌肠有多发性病变累及较长一段结肠，在加压时肠腔充盈变宽，钡剂排除后又变窄，则结肠狭窄病变为炎性的可能性大，即可试用抗阿米巴药物作治疗。若有显著疗效，随之大便内阿米巴消失，诊断即可确定为阿米巴肉芽肿；否则不能除外慢性阿米巴肠炎与结肠癌同时存在，需要施行手术治疗。

3. 肠血吸虫病结肠狭窄 长时期重度血吸虫感染可以引起结肠壁高度增厚（肉芽肿），肠腔狭窄，因而产生不同程度的结肠梗阻，腹部有时可扪及肿块。最常见的梗阻部位为乙状结肠和直肠，也可以发生于盲肠和横结肠。X线钡剂灌肠所见为较长一段肠腔狭窄、肠壁僵硬、边缘不齐，并有圆形充盈缺损（息肉）。粪便检查虫卵为阳性约占80%，最后诊断需根据病变部位组织切片检查而定。如仅有轻度梗阻，经锑剂治疗后可能解除症状；如梗阻明显则以手术切除病变肠段为宜。

4. 局限性结肠炎 又称肉芽肿性结肠炎或大肠克罗恩（Crohn）病，是局限于一处或多处肠管的慢性非特异性肉芽肿性炎变，多见于回肠末端回盲瓣处，但盲肠、升结肠与直肠也可同时或单独受累，肠腔由于结肠壁显著增厚、僵直而变为高度狭窄，在病变晚期这种狭窄也可为瘢痕性。患者常有较长时期的病史，初期症状为腹痛和腹泻，大便为半稀状、无脓血；一部分患者表现为缓慢进行性过程，有长期症状缓解期，最后在病程晚期出现肠狭窄梗阻症状。X线钡剂检查或钡剂灌肠检查对诊断有一定帮助，在慢性肠腔狭窄期可显示出一条细而不规则的狭窄肠道。局限性结肠炎与溃疡性结肠炎的鉴别一般困难不大，溃疡性结肠炎病变主要位于左侧结肠，排便次数较多，粪便内常有脓血，结肠镜检查和钡剂灌肠检查可发现左侧结肠的黏膜溃疡和急性炎变。

5. 慢性溃疡性结肠炎 最常累及的部位是乙状结肠和直肠，严重患者因病变肠壁增厚并缩短以及瘢痕收缩可造成肠腔狭窄。除根据下腹轻度绞痛、腹泻和黏液便等临床表现外，结肠内镜和钡剂灌肠检查可以确定诊断。X线检查典型所见为结肠袋消失、黏膜皱襞紊乱、肠管边缘呈锯齿状，有息肉样变、肠腔狭窄和肠管缩短。对有明显结肠梗阻的患者需行手术治疗，彻底切除病变所累及的肠段。

6. 缺血性结肠炎　好发于老年人，45岁以下者少见，多数患者并发有心血管疾病、糖尿病或类风湿关节炎。缺血性结肠炎的临床表现与血管堵塞的范围和时间有关。临床尚有3种类型：①第一型为可恢复性的缺血性结肠炎，只暂时影响了动脉供应，不久就有侧支循环建立，故只有部分黏膜坏死，2～3d后就能再生。②第二型为狭窄性缺血性结肠炎，动脉供应大部分受到影响，黏膜出现缺血性梗死及溃疡，有继发性细菌感染，纤维化愈合后常引起结肠狭窄。③第三型为坏死型缺血性结肠炎，动脉供应完全丧失，结肠发生全程梗阻、坏死，可致穿孔造成腹膜炎甚至死亡，故又称不可恢复性缺血性结肠炎。缺血性结肠炎并不单纯是结肠炎性疾病，但须与慢性溃疡性结肠炎和局限性结肠炎（大肠克罗恩病）等肠道炎性疾病相鉴别。

7. 放射性肠炎　各人对放射治疗敏感不同，与放射剂量大小无大关系。放射性肠炎多数是由于小肠和大肠对放疗感受性增高所致，为腹腔、盆腔或腹膜后等恶性肿瘤经放射治疗所引起的并发症。据报道，在5周内照射量超过5 000rad时，约有8%的患者发生放射性肠炎。初期肠黏膜充血、水肿、炎性细胞浸润，肠壁增厚，有黏液性渗出物；然后发生闭塞性动脉炎和静脉内膜炎引起肠壁缺血，黏膜及黏膜下层坏死，黏膜糜烂形成溃疡；末期结缔组织和平滑肌变性，最后导致纤维化或深溃疡瘢痕收缩，引起肠管狭窄，甚至造成梗阻。临床症状可出现在疗效的早期、疗程结束后不久或治疗后数月至数年。晚期肠炎常发生于放疗数月后，可有排便次数增多、便血或黏液便、腹痛及里急后重等症状；若结肠和直肠发生狭窄时即出现部分肠梗阻征象，腹痛加重，大便变形或便秘，钡剂灌肠X线检查可显示肠壁僵直和狭窄。少数病例由于溃疡边缘隆起，其X线征象酷似癌肿；主要区别点是狭窄病变肠段与上下肠段的接界是逐渐移行，无截然分界。经肠镜做活组织病理检查可与恶性肿瘤和溃疡性结肠炎相鉴别，但取活检时要注意防止穿孔。

除一般治疗、保留灌肠局部用药和中医中药治疗外，近年来国内对重症患者试用。巨球蛋白治疗放射肠炎有良好疗效。对有结肠狭窄梗阻的晚期病变，常需采用外科手术治疗，但因组织受放射线损伤不易愈合，疗效往往不甚满意。对于远端结肠狭窄，可选择横结肠近肝区处做永久性结肠造口或暂时性粪便改道，其效果比单纯切除病变好。

8. 结肠癌　结肠癌绝大多数是腺癌，其中髓样癌或软癌瘤体较大，向肠腔内生长，可使肠腔变小狭窄；硬癌虽瘤体不大，但纤维组织很多，浸润肠壁发生环状狭窄易引起结肠梗阻。左半结肠癌多为环状硬癌，因此肠梗阻是主要症状，有时急性肠梗阻是首先出现的症状。有时因部分结肠梗阻，发生腹部隐痛或绞痛、腹胀、便秘与腹泻交替出现，粪便内有血及黏液。乙状结肠镜检查和X线钡剂灌肠检查可发现癌肿部位及肠腔狭窄等改变。有明显结肠梗阻的患者，钡剂灌肠后应立即用盐水灌肠洗去钡剂，以免积存于梗阻部位以上肠腔内而加重梗阻。通过乙状结肠镜采取活组织做病理切片检查，是确定结肠癌诊断的重要措施。在鉴别诊断中除结肠慢性炎症外，尚有结肠以外的疾患应加注意。结肠癌唯一有效的治疗为广泛手术切除，在不能根治切除的情况下，如结肠狭窄梗阻较重，需做姑息手术解除梗阻。

四、治疗

结肠狭窄的治疗应针对病因，并须根据狭窄程度不同而采用非手术疗法或手术疗法。

1. 非手术疗法　如下所述。

（1）病因治疗：如肠阿米巴肉芽肿引起的结肠狭窄梗阻可试用卡巴肿、吐根碱等抗阿米巴药物治疗，一般效果甚好，不需要外科手术治疗。肠血吸虫病引起的轻度结肠狭窄梗阻，经锑剂治疗后即可能解除症状。

（2）服用润肠通便药物：有便秘症状可口服液状石蜡、果导或酚酞等药物通便。亦可服中药润肠汤（当归、生地黄、火麻仁、桃仁、甘草，水煎服）或五仁丸（桃仁、杏仁、松子仁、柏子仁、郁李仁、陈皮）。

2. 手术疗法　如下所述。

（1）结肠部分切除术：对病变范围较局限的结肠狭窄，可完全切除有狭窄病变的结肠后行断端吻合术。

（2）左半或右半结肠结肠切除术：对病变范围较广泛的结肠炎性疾病，需做左半或右半结肠切除术。对结肠癌更应做广泛手术切除，包括系膜及局部淋巴结，切除范围按癌肿部位、血运和淋巴的分布而决定。右侧结肠癌多可做一期结肠切除吻合术，如梗阻严重，手术前可先用长管减压以减轻腹胀。左侧结肠癌是否应一期或分期手术，决定予结肠狭窄梗阻的程度和术前肠道准备的情况。

（3）姑息手术：对不能根治切除的结肠癌，如结肠狭窄梗阻较重，可做回肠与横结肠端侧吻合或横结肠造口术以解除梗阻。

（郄昌磊）

第二节 直肠肛门狭窄

直肠肛门狭窄，是指直肠、肛管、肛门的腔道变窄。直肠肛门狭窄除先天畸形外。若其致病因素尚未得到控制时，肛门部可经常有脓血性分泌物外溢。

一、病因

凡使直肠肛门结缔组织增生肥厚，形成瘢痕，致使肛门直肠失去弹性和管腔狭窄的因素，均可导致直肠肛门狭窄，另外，直肠肿物占据或压迫肠腔（如直肠癌、肛管癌、直肠巨大息肉）等，及邻近器官的肿物压迫直肠腔道（如前列腺肿瘤、子宫及卵巢肿瘤、骶尾部肿瘤）等，也都能引起直肠肛门狭窄。常见的病因有以下几种：

1. 先天性畸形 在胚胎发育过程中，直肠与肛管之间的肛膜未破裂或不全破裂，发生后即可出现肛门狭窄。

2. 炎症 直肠肛门的各种慢性炎症和溃疡，可使直肠壁及肛门形成瘢痕，进而挛缩造成直肠肛门狭窄，如肛门直肠周围脓肿、肛门直肠瘘、直肠溃疡，各种直肠炎，直肠结核等。

3. 损伤 肛门直肠手术处理不当，如内痔或混合痔环切手术，切除黏膜和肛管皮肤过多，直肠吻合术后形成环行瘢痕，直肠阴道手术以及内痔注射不当引起直肠黏膜大片坏死以及肛门直肠外伤，腐蚀性药物损害，冷冻伤，烧伤等均可使其形成瘢痕，进而挛缩以致狭窄。

祖国医学认为，此病多为先天不足或大肠热结，气机不畅，以及外伤误致有关。

二、病理

直肠狭窄部分一般多在齿状线上 2.5~5cm 处。不论是慢性炎症或是损伤，也不论这种慢性炎症或损伤是来自直肠本身或是直肠外的邻近组织，其结果都能使直肠壁各层组织充血、水肿、淋巴回流发生障碍，结缔组织增生而形成瘢痕，或肠壁变厚失去弹性，以至僵硬而造成狭窄。

肛门狭窄，除先天性畸形外，病理改变与直肠狭窄大致相同，在直肠狭窄的上部，因受粪便向下移动的压力作用，使直肠壁扩张呈球状膨大，膨大部的黏膜长期受此积蓄粪便的刺激，摩擦而出现炎症溃疡，其表面附有黏液及少量出血。狭窄段黏膜呈灰白色，肥厚，僵硬。

三、分类

直肠狭窄，根据狭窄的形态不同，可分为3类。
1. 线状狭窄 狭窄部位呈线状或半环状不构成环。
2. 环状狭窄 狭窄部位病变累及肠管1周，呈环状，其宽度在2cm以下。
3. 管状狭窄 同环状狭窄，但其宽度超过2cm。

四、临床表现

主要症状为大便不畅、便条变细、便秘或肛门部不适、疼痛。由于狭窄的程度不同，症状也有轻重之别。

轻度狭窄时，患者排便不畅，便条变扁，排便后仍有便意。重度狭窄者，由于排便极度困难，有时因粪便在直肠狭窄上部时间过长，而发酵产气，故有肠内胀气现象。长期便秘可使症状加重。患者不可服用剧烈泻药，否则，将会使肠蠕动加强，引起产生梗阻现象。本病晚期，狭窄上部的炎症、溃疡加重，有黏液、脓血样变，上皮脱落。患者可有骶尾部不适，食欲缺乏，体质消耗明显等症状。

肛门指诊可发现直肠、肛门有不同程度的狭窄，狭窄严重者手指不能通过。

肛管狭窄时，肛门和肛管部可能没有瘢痕。直肠狭窄时，可在狭窄部位摸到狭窄环，或变硬缩窄无弹性的肠壁。

指诊时应该注意，不要使手指强行通过狭窄区，以免造成出血或人为的撕裂伤。内镜检查时，可见狭窄部黏膜呈灰白色，并肥厚变硬。若用可以通过狭窄部的内镜检查，可查明狭窄部黏膜呈灰白色，并肥厚变硬。若用可以通过狭窄的内镜检查，可查明狭窄区的长度和狭窄部及上部的炎症、溃疡、出血等情况，对于不能通过手指和内镜的患者，用稀钡灌肠，或碘油做X线造影检查，可查到狭窄的形态与程度。

五、诊断

根据病史、肛门指诊及内镜检查，即可作出诊断，但病因学诊断需做粪便检查及细菌培养，对于恶性肿瘤所造成的狭窄，病程进展极快，有奇臭的脓血样便。指诊时可触及肿物表面凹凸不平，溃疡极易出血，为了慎重起见应取活组织，做病理学检查，以明确诊断。

对于肛管狭窄，应与肛裂引起的括约肌痉挛相鉴别。

六、治疗

1. 非手术疗法 如下所述。

(1) 药物治疗：目的在于消炎、通便、排除积存的粪便及保护已形成的溃疡面。给予槐角丸，每次1丸，每日2~3次；麻仁滋脾丸，每次1丸，每日2~3次，或液状石蜡20~30mL，每日1~2次。

用蒸馏水500mL或1:2 000高锰酸钾溶液灌肠，每日2次，清除肠道内积存粪便，清洁肠腔。

(2) 扩肛法：适用于轻度肛门及直肠下段环状狭窄。不需要麻醉，每日用手指或电动直肠按摩器扩肛，1日2次。操作时用力要适当，避免因暴力造成撕裂伤，本法也可辅助应用泼尼松龙瘢痕内注射，以促进瘢痕软化。

2. 手术疗法 适用于经非手术治疗无效有肠梗阻表现，直肠高位环状狭窄或管状狭窄者，对于恶性肿瘤造成的直肠肛门狭窄，应做肿瘤根治术。

(1) 肛门狭窄的纵切横缝法

术前准备：术前1d给予流质饮食，术日早晨给予清洁灌肠。麻醉：腰俞或骶管麻醉。

操作方法：于术后正中线切开肛管皮肤及肛缘皮肤1cm，游离切口两侧皮肤各0.5cm，切断内括约肌及外括约肌皮下部，将游离的皮肤做横形缝合。如果缝合切口张力过大，可在切口外侧做弧形减张切口，无菌敷料包扎，丁字带固定。

术后处理：术后保持创面清洁干燥，酌情给予抗生素预防感染，5~7d拆线。拆线后用活血化瘀中药坐浴，并用电子直肠按摩器扩肛1~2周。

(2) Y-V皮瓣移植法

术前准备及麻醉：同纵切横缝法。

操作方法：在截石位9点处切开肛管皮肤至肛缘，由切口外端向外做V字形切口，使整个切口呈Y字形。潜引分离切口中央皮瓣至皮瓣中心处，然后将皮瓣拉入切口使皮瓣顶端与切口内端对合，间断全层缝合，使之呈Y字形。如果切口缝合后张力过大。可在其外侧皮肤做弧形减张切口，无菌纱布包扎，丁字带悬吊固定。

术后处理：保持切口清洁干燥，酌情给予抗生素预防感染，5~7d拆线。拆线后用电子直肠按摩器，按摩扩肛2周。

(3) 肠内环行狭窄后方切开术

适应证：此术式适用于腹膜反折以下，手指能摸的环行狭窄，或较短的管状狭窄。

术前准备：给予低渣饮食。用甲硝唑、新霉素等肠道准备。术前4d起，每晚将粗导尿管，通过狭窄肠段，用盐水做结肠灌洗，排除积存粪便，保持术前肠道清洁。

麻醉：骶管或硬膜外麻醉。

体位：截石位或左侧卧位。

操作方法：充分扩张肛管后。用组织钳向四周拉开肛门缘，显露狭窄部的下缘，在后正中线纵行切开，切口深达肠壁肌层，然后用扩张器置于狭窄部，直到狭窄部扩张为止，必要时在环状狭窄的后半环，做2~3个纵切口。压迫止血，结扎明显的出血点。肛门内放置外缠凡士林纱布的橡胶管，将其固定好，以起到持续扩张狭窄部位及压迫止血的作用，并供排气，保持肠道通畅，应当注意，勿使橡皮管脱落或缩入直肠内。

术后处理：术后之日给予少渣饮食。给予抗生素预防感染。术后48h拔除橡胶管。以后每天扩肛1次，直至狭窄消失为止。

(4) 切开缝合法

适应证：本法适用于直肠下部的环行狭窄，术前准备，麻醉及体位同"直肠内环行狭窄后方切开术"。

操作方法：扩张肛门，暴露狭窄段，于狭窄后部做一纵向切口。以不切透直肠壁为度。如瘢痕较厚时，可做"人"字形切口。切除部分瘢痕组织，游离一部分直肠黏膜，将游离的上部直肠黏膜牵拉下来。覆盖于切口上，用小圆针丝线固定黏膜数针。直肠内放置外缠凡士林纱布的橡胶管固定。

术后处理：术后给予流质饮食，给予抗生素预防感染1周。48h后去除橡胶管，局部清洁换药每日1次，5~7d拆线。术后定期用电动直肠按摩器按摩扩肛。

(5) 直肠外部切开术

适应证：本法适用于腹膜反折以下的环行狭窄或管状狭窄者。

术前准备、麻醉：同"直肠内环行狭窄后方切开术"。

体位：以俯卧位或左侧卧位为宜。

操作方法：在肛门后正中线上，由尾骨至肛缘2.5cm处做一切口，有时需切除尾骨及骶骨下段，切开直肠后组织，露出直肠，剥离直肠两侧组织，将直肠拉出切口外，用金属扩张器由肛门插入直肠通过狭窄处。从外部纵行切开狭窄处，切口两端达狭窄肠段上、下两端的正常肠壁组织。取出金属扩张器，将橡胶管外缠凡士林纱布后，经肛门插入直肠至狭窄段的上方。向左右两侧牵开切口，使肠壁纵向切口变成横行切口，用圆针丝线间断缝合、黏膜层、浆肌层，最后将筋膜缝于切口之外。切口内放置橡皮引流条，间断缝合皮肤，无菌敷料包扎。

术后处理：给予低渣或流质饮食，并口服阿片酊3d，控制大便5d，给予抗生素预防感染。24h后拔出橡皮引流条。直肠内橡胶管，手术后第5天取出。

(6) 直肠经腹腔拉出切除术

适应证：本法适用于高位直肠狭窄，及无并发症的直肠下段管状狭窄（多数为畸形），或低位环行狭窄，经后方切开术无效者，均可采用保留肛管和肛提肌的直肠经腹腔拉出切除术进行治疗。

术前准备、操作方法、术后处理：基本上与直肠癌经腹腔切除术相同，但因狭窄是良性病变，以切除狭窄瘢痕为目的，故操作中对狭窄部以外的组织要尽量减少损伤。如需切断直肠侧韧带时，应尽量靠近直肠，不要损伤盆腔神经丛，以免术后引起长期尿潴留及阳痿等病症。如管状狭窄并有完全性结肠梗阻，内痔，肛管周围等并发症时，应先行横结肠造口术，待并发症消除后，再关闭造瘘。

(7) 直肠肛管经腹会阴联合切除术

适应证：本法用于肛管和括约肌都已发生瘢痕牵缩或已证实有恶变者。

（郗昌磊）

第三节 溃疡性结肠炎

溃疡性结肠炎是一种以大肠黏膜和黏膜下层炎症为特点的病因不明的慢性炎症性疾病。1875年，Wilks和Moxon首次于尸检时观察了1例有严重血便史的结肠标本，发现结肠高度充血并有散在溃疡，当时称之为单纯性溃疡性结肠炎。

此后，又有非特异性结肠炎、特发性直肠结肠炎、未定性溃疡性结肠炎和黏膜结肠炎等名称，直到1903年，溃疡性结肠炎这一名称才被正式启用。

溃疡性结肠炎可见于所有年龄，但15~20岁和55~65岁为发病高峰。病变多位于直肠和乙状结肠，亦可累及降结肠或整个结肠，少数仅限于某段结肠。

一、病因

1. 感染因素　因本病病理变化和临床表现与细菌性痢疾非常相似，在某些病例的粪便中可培养出细菌，且部分病例应用抗生素治疗有效，因而认为感染是本病的病因。但多年来反复研究皆未能找到感染的微生物学依据。

2. 精神因素　与精神障碍相关的自主神经功能失调，可引发消化道运动功能亢进、平滑肌痉挛、血管收缩、组织缺血、毛细血管通透性增高等病理改变，最终导致肠壁炎症及溃疡形成。临床所见有些患者伴有焦虑、紧张、多疑及自主神经功能紊乱等表现，而采用精神疗法可收到一定效果。美国著名的炎症性肠病专家Joseph B. Kirsner认为，心理因素对溃疡性结肠炎的发病不起主要作用，但是心理因素在炎性肠病发展过程、病变严重性及对治疗措施的反应中起重要作用。Li等（2004）以21 062对失去1个<18岁孩子的丹麦家庭作为实验组，而将293对有、745对没有类似不幸的家庭作为对照组，研究精神打击在炎症性肠病发生中的作用，认为没有证据支持精神紧张与该疾病发生有关。

3. 变态反应　食物过敏可引起结直肠炎，约2/3溃疡性结肠炎患者其病情复发或加重与饮食不当有关。常见的食物致敏原有牛奶、柠檬、马铃薯、小麦等。虽然戒除这些食品可使半数以上患者症状得以控制，但并非所有研究均支持上述观点。近期有研究发现，本病肠壁的肥大细胞增多，受刺激后释放大量组胺类物质，可导致肠壁充血、水肿、平滑肌痉挛和溃疡形成，但肠壁的变态反应可能是本病的一种局部表现，还未证实是本病的主要原因。

4. 遗传易感性　溃疡性结肠炎的发病率在种族间存在明显差异，黑人的发病率仅为白人的1/3，犹太人比非犹太人高3~5倍，发病有家庭聚集倾向，单卵双胎可同时患病，因而认为本病的发生可能与遗传因素有关。进一步研究指出，一些与遗传相关的疾病如强直性脊柱炎、银屑病（牛皮癣）、湿疹、乳糜泻、多发性硬化、自身免疫性贫血、原发性硬化性胆管炎等，往往伴发IBD。对于遗传因素在溃疡性结肠炎发生中的价值需做进一步研究。

5. 免疫学因素　持此观点的人认为自身免疫介导的组织损伤是溃疡性结肠炎发病的重要因素之一。有作者发现某些侵犯肠壁的病原体，如大肠杆菌等与人体大肠上皮细胞存在着交叉抗原。当机体感染这些病原体以后，循环中的自身抗体不仅与肠壁内的病原体作用也同时杀伤了自身的上皮细胞。近年来从溃疡性结肠炎患者结肠上皮内发现一种40kD的抗原，可在激活机体产生抗结肠上皮抗体的同时也激活结肠上皮表面的补体及抗原抗体复合物。溃疡性结肠炎患者的免疫淋巴细胞和巨噬细胞被激活后，可释放出多种细胞因子和血管活性物质，促进并加重组织的炎症反应。有报告CD95（肿瘤坏死因子TNF类）所介导的结肠上皮细胞凋亡在溃疡性结肠炎的发病机制中起一定的作用。

二、病理

1. 病变部位　溃疡性结肠炎可发生在结直肠的任何部位，以直肠和乙状结肠多见，也可累及升结肠和结肠的其他部位，或累及整个结肠。少数全结肠受累并可侵及末端回肠，受累的肠管多限于距回盲瓣10cm以内的末端回肠。

2. 肉眼所见 溃疡性结肠炎的病变多局限在黏膜层和黏膜下层，浆膜层一般较完整。病变情况的肉眼所见与溃疡性结肠炎的严重程度及病程长短有关。病变黏膜水肿、充血使黏膜呈暗紫色。发生在直肠的炎症可仅使部分肠管受累，由于病变处炎性刺激，结肠肌肉收缩常引起肠管缩短是其特征，在结直肠尤为明显，因而使病变肠管与正常肠管交界十分明显。轻型病例仅有黏膜糜烂；重型病例黏膜可见大片水肿、充血及溃疡形成，部分区域可见到黏膜剥脱。在慢性型中，可见到黏膜皱襞消失。少数患者伴息肉或假性息肉形成。极少数暴发型病变可发生中毒性结肠扩张，全层肠壁变薄，黏膜有广泛溃疡而发生完全脱落。少数可伴有多处自发性肠穿孔。

3. 组织学特征 在溃疡性结肠炎活动期，肠隐窝内可见大量成团的中性粒细胞浸润，混有黏液和细菌形成隐窝脓肿，为本病的组织学特征。严重病例可见到肠黏膜脱落，充血水肿，并可侵犯黏膜肌层，隐窝脓肿可破溃到肠腔内，也可沿黏膜下层较疏松的组织扩散，表面脱落形成小溃疡。此外在溃疡性结肠炎有腺上皮增生，慢性期可见到肠上皮萎缩，同时可见到杯状细胞减少。

4. 溃疡性结肠炎与结肠癌 溃疡性结肠炎患者并发结直肠癌的危险性较正常人群明显增高。研究发现，溃疡性结肠炎并发结直肠癌与单发的结直肠癌不同，癌肿并不是发生于那些易于辨认的息肉样病变，而是发生于平坦的不典型增生的上皮处。在纤维结肠镜检查中，这种不典型性增生上皮与其周围组织很难区分。有人对溃疡性结肠炎患者进行定期的结肠镜检查发现，在40例溃疡性结肠炎患者中检出与不典型性增生相关的肿物和损害，其中17例患者（43%）在随即进行的结肠切除术中发现已患有结直肠癌。不典型增生的程度与结直肠癌的发生密切相关。为此，对于不同类型的溃疡性结肠炎患者，须依据最初的结肠镜检和病理活检结果进行筛选，确定各自的肿瘤监测周期和是否选用预防性手术治疗。

三、临床表现

1. 症状 多数起病缓慢，病程可为持续性，或呈活动期与缓解期交替的慢性过程。感冒、全身性感染、妊娠、分娩、肠道炎症、外科手术、精神创伤、过度疲劳、食物过敏、月经期、甲状腺功能亢进症等常为发病或病情加重的诱发因素。

(1) 腹部症状：①腹泻：黏液血便、血便、水样便、黏液便、稀便等粪便性状的异常极为常见。便次的多少一般反映了病情的轻重，轻者每日2~3次，重者每1~2h排便1次，有时全为黏液脓血或血水而无粪质；②腹痛：轻型及缓解期患者可无此症状。一般腹痛为轻度或中度，多为痉挛性疼痛，常局限于左下腹或下腹，亦可遍及全腹；③里急后重：本病直肠受累居多数，常有里急后重；④其他：重症患者有食欲减退，上腹饱胀不适，恶心、呕吐等症状。

(2) 全身症状：轻者常不明显，重症时可有发热、心率加速、衰弱、消瘦、贫血、水电解质失衡和营养障碍等。少数患者表现为情绪不稳定，如抑郁、焦虑、失眠等。

(3) 肠外症状：①关节炎：约11.5%的溃疡性结肠炎患者并发关节炎，其特点是多在肠炎病变严重阶段发生。以大关节受累较多见，且常为单个关节病变。关节肿胀，滑膜积液，而骨关节无损害。无风湿病血清学方面的改变，且常与眼部及皮肤等并发症同时存在；②皮肤黏膜病变：结节性红斑较为多见，发生率为4.7%~6.2%，其他尚有多发性脓肿、局限性脓肿、多形红斑等。口腔黏膜顽固性溃疡亦不少见，有时为鹅口疮，疾病活动期出现，缓解期消失；③眼部病变：虹膜炎、虹膜睫状体炎、葡萄膜炎、角膜溃疡等，以虹膜炎最多见，发生率为5%~10%。

2. 体征 轻者除下腹可稍有压痛外，多无其他体征。重型相暴发型病例可有腹胀、腹部压痛、反跳痛和肌紧张。部分病例可触及乙状结肠或降结肠。此外，肝脏可因脂肪浸润或并发慢性肝炎而增大。

四、辅助检查

1. 内镜检查 对本病的诊断有重要价值。其优点是直观性好，可确定病变的基本特征和范围，而且可取活检进行组织学检查。内镜下黏膜形态改变主要表现为糜烂、溃疡和假息肉形成。

(1) 溃疡性结肠炎活动期：受累的同一肠段呈现均匀一致的改变。开始主要是黏膜充血水肿，血管纹理紊乱、模糊，半月襞增厚，肠管常呈痉挛状态。以后黏膜面变得粗糙，出现大小较一致弥漫分布的细颗粒，组织变脆，有自然出血或接触出血。腔内有黏液性分泌物。进一步发展，黏膜出现糜烂，伴有许多散在分布的黄色小斑，系隐窝脓肿形成后脓性分泌物附于腺管开口之故。溃疡较小而表浅，形态不规则，针尖样、线形或斑片状。排列无规律，围绕肠管纵轴和横轴相互交错。周围黏膜亦有明显充血、糜烂等炎性反应，表面附着黄色和绿色的黏液脓性分泌物，几乎无正常残存黏膜可见，类似于地图状。

(2) 缓解期内镜像：主要表现为黏膜萎缩和炎症性假息肉。病情较轻者，炎症消退后肠黏膜充血、水肿亦逐渐消失，溃疡缩小呈细线状或愈合消失，渗出物吸收。由于溃疡性结肠炎的病理改变较浅，一般不超过黏膜下层，所以不形成纤维化和瘢痕，可完全恢复正常。慢性持续型或复发缓解型病例，肠黏膜出现萎缩性改变，色泽变得苍白，血管纹理紊乱，黏膜正常光泽丧失，略显干燥。有的残存黏膜小岛，因上皮和少量纤维组织增生可形成假息肉。假息肉的特点：体积一般较小，无蒂；体积较大者，与结肠癌不易区别。除假息肉外，有时还可见黏膜桥，是由于溃疡反复发作，而边缘上皮增生，在溃疡上相对愈合连接，形成两端与黏膜面连接而中间悬空的桥状形态，意义与假息肉相似。溃疡性结肠炎严重且反复发作者，晚期可出现肠管缩短，结肠袋消失，肠腔狭窄，黏膜面粗糙呈虫咬样，形成 X 线上所谓铅管样结肠。

(3) 暴发期内镜像：见病变累及全结肠，肠腔扩大，正常形态消失，结肠袋和半月襞均消失。黏膜明显充血、糜烂、出血并见溃疡形成，大片黏膜剥脱，形成假膜样结构。此期因肠壁菲薄，极易引起穿孔，除非诊断不明，才可进行肠镜检查，检查时一般插至乙状结肠能明确诊断即可，不要进行全结肠检查。

2. X 线检查　气钡双重造影有利于观察黏膜水肿和溃疡。初期所见为结肠的功能性改变，肠壁痉挛收缩，结肠袋增多，黏膜皱襞增粗紊乱。有溃疡形成时，可见肠壁边缘有大小不等的锯齿状突起。直肠和乙状结肠可见细颗粒状或橘皮样改变。较大的溃疡可使结肠边缘出现一排数毫米大小的突影。后期由于肠壁纤维组织增生以致结肠袋消失，管壁平滑变硬，肠腔变窄及肠管缩短使之呈水管状。有假息肉形成时，可见肠内有多发的圆形缺损。X 线检查对轻型或早期病例的诊断帮助不大。

3. 粪便常规　活动期常为脓血便，显微镜下可见红细胞、白细胞和巨噬细胞，涂片、培养、孵化等均无特异病原体发现。粪便溶酶菌活性在活动期多有增加。

4. 血液学指标　急性活动期末梢血白细胞可增多，有时中性白细胞可出现中毒颗粒。50%~60% 的患者可有不同程度的低色素性贫血。重症病例红细胞沉降率可有轻度或中度增快，可将其作为病情演变的指标。血浆总蛋白及 A/G 比值在活动期较长的患者中可降低，α_2 和 γ 球蛋白可增高。重症病例，α_2 球蛋白增高，γ 球蛋白反而降低。严重者凝血酶原时间延长，凝血因子Ⅶ活性增加。血清钾、钠、氯降低。

5. 免疫学检查　①血清 IgG、IgM：在活动期一般可稍有增加，也有少数病例呈现 IgA 和 IgG 的急剧增高；②细胞免疫检查：T 淋巴细胞与 B 淋巴细胞的比率在活动期常表现前者相对减少，后者相对增高。植物血凝素皮肤试验和结核菌素皮肤试验，患者与正常对照相比显示低下，认为本病非特异性细胞免疫功能是低下的；③外周血 T 淋巴细胞亚群测定：活动期溃疡性结肠炎患者外周血 Th/Ts 比值显著增高，主要原因是 Ts 细胞数量减少；④抗中性粒细胞胞质抗体：在大多数溃疡性结肠炎患者呈阳性反应，对溃疡性结肠炎的诊断特异性达 94%。而克罗恩病患者则多呈阴性反应。对此，有待进一步证实。

五、并发症

1. 中毒性结肠扩张　一般在急性活动期发生，发生率约为 2%。诱因有低血钾、钡剂灌肠、使用抗胆碱能药物或阿片类药物等。临床表现为病情急剧恶化，中毒症状明显，体温升高，血便加重，伴腹胀、压痛、反跳痛、肠鸣音减弱或消失。白细胞数增多。X 线腹平片可见肠腔加宽（肠腔直径可达 6cm 或更大）、结肠袋消失等。易并发肠穿孔，病死率较高。

2. 肠穿孔　发生率为 1.8%~3%，多在中毒性结肠扩张基础上发生，引起弥漫性腹膜炎或局限性脓肿，膈下可见游离气体。患者多出现高热及感染中毒症状，并有腹胀和以左侧腹部为主的广泛肌紧张，腹腔穿刺对诊断有帮助。

3. 大出血　发生率为1%~4.0%，除因溃疡累及血管发生出血外，低凝血酶原血症亦是重要原因。

4. 息肉　本病的息肉发病率为9.7%~39%，这种息肉通常被称作假性息肉；息肉好发部位在直肠，也有人认为降结肠及乙状结肠最多，向上依次减少。其结局可随炎症的痊愈而消失，随溃疡的形成而破坏，长期存留或癌变。

5. 癌变　主要来自腺瘤样息肉，癌变发生率约为5%，比无结肠炎者高10倍；多见于病变累及全结肠、幼年起病和病史超过10年者。其原因可能与结肠广泛炎症，导致结肠氧化应激提高，结肠黏膜内错配修复基因等一部分抑癌基因自发性突变增加，从而发生结肠癌。在溃疡性结肠炎患者结肠中，可以发现微卫星不稳定现象，而微卫星不稳定是大肠癌发生的另一条途径。

6. 发育迟缓　约1/3的炎症性肠病患者有发育迟缓，主要原因为热量摄入不足，营养不良。

7. 其他并发症　结肠狭窄、肛门脓肿及瘘管等。并发小肠炎时，病变主要在回肠远端，表现为脐周或有下腹痛，水样便及脂肪便，使患者全身衰竭进一步加速。

六、诊断

可根据上述临床表现、结肠镜下表现或钡剂灌肠、组织学检查特点，在排除细菌性痢疾、阿米巴痢疾、慢性血吸虫病、肠结核等感染性结肠炎、缺血性结肠炎、放射性结肠炎等疾病的基础上诊断。

一个完整的诊断应包括疾病的临床类型、严重程度、病变范围、病情分期及并发症。

1. 临床类型　可分为慢性复发型、慢性持续型、暴发型和初发型。初发型指无既往史而首次发作；暴发型指症状严重伴全身中毒性症状，可伴中毒性巨结肠、肠穿孔、脓毒血症等并发症。除暴发型外，各型可相互转化。

2. 临床严重程度　可分为轻度、中度和重度。轻度：患者腹泻每日4次以下，便血轻或无，无发热、脉搏加快或贫血，血沉正常；中度：介于轻度和重度之间；重度：腹泻每日6次以上，明显黏液血便，体温>37.5℃，脉搏>90/min，血红蛋白（Hb）<100g/L，血沉>30mm/h。

3. 病情分期　可分为活动期和缓解期。

七、鉴别诊断

1. 慢性细菌性痢疾　常有急性细菌性痢疾病史；抗菌治疗有效，粪便培养可分离出痢疾杆菌，结肠镜检查时采取黏液脓血培养，阳性率较高。

2. 慢性阿米巴肠炎　病变主要侵犯右侧结肠，亦可累及左侧结肠，呈散在性，溃疡较深，可侵及全层，边缘潜行，溃疡间的黏膜多正常；粪便可找到阿米巴滋养体或包囊，通过结肠镜采取溃疡面渗出物或溃疡边缘组织查找阿米巴，阳性率较高；抗阿米巴治疗有效。

3. 结肠癌　多见于中年以后，多数直肠癌于肛门指诊时能触到肿块；结肠镜及X线钡灌肠检查对鉴别诊断有帮助；活检可确诊。但要注意结肠癌和溃疡性结肠炎可以并存。

4. 血吸虫病　有疫水接触史；脾脏常增大；粪便查虫卵或孵化毛蚴可阳性；乙状结肠镜活检标本可发现虫卵。

5. 缺血性结肠炎　多见于老年人，由动脉硬化而引起。突然发病，下腹痛伴呕吐，24~48h后出现血性腹泻、发热、白细胞增高。重症者肠坏死穿孔发生腹膜炎。轻者为可逆性过程，经1~2周至1~6个月的时间可治愈。有可能钡灌肠X线检查时，可见指压痕征、假性肿瘤、假性憩室、肠壁的锯齿状改变及肠管纺锤状狭窄等。内镜下可见由黏膜下出血造成的暗紫色隆起，黏膜的剥离出血及溃疡等可保持与正常黏膜的明显分界，病变在结肠脾区较多。

6. 放射性肠炎　明确腹腔器官接受放射治疗史，胃肠道可发生炎症、溃疡形成、硬化变性、狭窄、坏死或坏疽，导致腹痛、腹泻及黏液血便，狭窄严重时可发生肠梗阻等。

八、治疗

1. 治疗原则　如下所述。

（1）确定诊断：从国情出发，应认真排除各种"有因可查"的结肠炎；对疑诊病例可按本病治疗，进一步随诊，但建议先不用类固醇激素。

（2）掌握好分级、分期、分段治疗的原则：分级指疾病的严重度，分为轻、中、重度，采用不同药物和不同治疗方法；分期指疾病的活动期和缓解期，活动期以控制炎症及缓解症状为主要目标，而缓解期应继续控制发作，预防复发；分段治疗指确定病变范围以选择不同给药方法，远段结肠炎可采用局部治疗，广泛性及全结肠炎或有肠外症状者则以系统性治疗为主。

（3）确定治疗药物、方法及疗程，参考病程和过去治疗情况，尽早控制病情。

（4）注意疾病并发症，确定治疗终点及选择内、外科治疗方法，注意药物治疗过程中的不良反应，随时调整治疗。

（5）判断全身情况，评估预后及生活质量。

（6）综合性、个体化处理原则：包括营养、支持、心理及对症处理；内、外科医师共同会诊以确定内科治疗的限度与进一步处理的方法。

2. 一般治疗　如下所述。

（1）充分休息，避免过度的疲劳和精神紧张。

（2）饮食治疗：应调节饮食，给予易消化、少刺激、低渣的饮食，一般不宜进食牛奶及乳制品，补充维生素，特别补充B族维生素，应适当补充铁、锌等微量元素。对于腹泻症状重，全身状况差的患者给予肠内肠外营养。

（3）止泻治疗：腹泻严重者可给予地芬诺酯（苯乙哌啶）、洛哌丁胺（易蒙停）等药物治疗，以减少由于腹泻导致的水、电平衡紊乱，但病情严重者慎用止泻药以防诱发中毒性巨结肠。

（4）止痛治疗：腹痛明显者可给小剂量的解痉药如阿托品、溴丙胺太林（普鲁本辛）等，但应防止诱发中毒性巨结肠。

（5）抗生素使用：溃疡性结肠炎属于无菌性炎症，只有在发生肠道感染时使用，但是近来一些文献报道短期使用环丙沙星和替硝唑对溃疡性结肠炎症状控制有一定作用。

3. 中医药治疗　中医中药治疗本病的方法较多，如中药口服、灌肠、针灸、推拿、耳压、食疗等，综合选用可避免长期西药不良反应，提高患者生活质量。

（1）分型证治

1）湿热下注

证候：下痢赤白，腹痛，里急后重、矢气多，伴有胸腹痞满，口黏腻，发热轻，身困重，舌苔白腻微黄，脉濡数。适用于炎症性肠病初发期。

治则：清热利湿，行气导滞。

方药：秦艽苍术汤合三仁汤加减。秦艽10g，苍术15g，桃仁10g，防风10g，白芍10g，黄柏10g，当归尾10g，泽泻10g，槟榔6g，白蔻仁5g（打碎后下），生薏苡仁15g，厚朴10g。

2）寒湿凝滞

证候：便下稀溏，夹有赤白黏胨，白多赤少，或纯白黏胨，腹痛拘急，里急后重，伴有口淡乏味，痞满不渴，小便清长，头重身困；舌淡苔腻，脉濡缓。适用于炎症性肠病慢性持续期。

治则：温化寒湿，调和气血。

方药：胃苓汤加减。茯苓10g，薏苡仁8g，苍术10g，白术10g，桂枝10g，炮姜10g，厚朴10g，广木香10g，当归10g，太子参12g，甘草6g。

3）脾肾阳虚

证候：久泻不愈，五更作泻，便下清稀，滑脱不禁，夹有黏胨，畏寒肢冷，口淡纳呆；舌淡苔薄白，脉虚细。适用于炎症性肠病慢性持续期。

治则：温补脾肾，涩肠止泻。

方药：真人养脏汤加减。党参15g，白术10g，肉桂6g（后下），肉豆蔻10g，土木香10g，白芍10g，当归10g，诃子肉10g，炙甘草6g。

4）寒热错杂

证候：泻下日久不愈，时发时止，发作时便泻夹有黏液或见脓血，腹痛里急，身倦怯冷，腹胀纳呆，舌淡苔腻，脉细。炎症性肠病慢性复发期。

治则：扶正祛邪，温中清肠。

方药：连理汤加减。党参15g，白术10g，黄连12g，当归10g，干姜10g，地榆10g，麦芽10g，山楂10g，土木香6g，炙甘草6g。

5）阴血亏虚

证候：便下赤白黏液，虚坐努责，腹痛绵绵，午后低热，形瘦口干，盗汗寐差；舌干红少苔，脉细数。适用于炎症性肠病慢性持续期。

治则：养阴清热，健脾止泻。

方药：驻车丸合青蒿鳖甲汤加减。阿胶10g（烊化），黄连6g，干姜10g，当归10g，青蒿10g，白术10g，鳖甲15g，生地黄12g，知母12g，牡丹皮6g，生甘草6g，麦冬10g。午后低热甚者，加地骨皮12g，白薇10g，熟地黄10g。

（2）保留灌肠法

1）辨证以实证为主者，灌肠方：可用白头翁30g，黄柏10g，黄连6g，白芍10g，甘草6g，防风10g，地榆10g，枳壳10g。加水至800mL，煎至100mL，滤过后保留灌肠，每日1~2次。

2）辨证以虚证为主者：用黄芪30g，党参30g，白及10g，地榆10g，黄连2g，白头翁10g，金银花10g，白芍10g，赤石脂10g，乌梅10g，甘草5g。加水至1 000mL，煎至150mL，滤过后，经肛门注入肠内，每次50~100mL，每日1~2次。

3）根据结肠镜下炎症性肠病的病灶部位，采用直接灌注法、直肠点滴法或灌肠仪辅助灌肠等。

（3）针灸疗法：采用针灸手法，经辨证施针达到调节脏腑功能，提高自身免疫功能。该疗法包括针刺法、艾灸法、穴位埋线法、穴位注射法、耳压法、中药脐疗法。取平补清泻手法。常用穴位：气海、关元、足三里、阳陵泉、大肠俞、脾俞等。一般每次得气后留针30min，每日1次，10d为1个疗程。

1）体针：用平补平泻手法。常用穴位：气海、关元、足三里、阳陵泉、大肠俞、脾俞等。一般每次得气后留针30min，每日1次，10d为1个疗程。可加艾灸。

2）耳针：在耳郭部选取穴位，用王不留行子或菜籽贴压，一般2d一换，5次为1个疗程。常用耳穴：肺、大肠、肛门、肾上腺等。

3）穴位埋线：选取1-0可吸收线做穴位下埋置。选用足三里、天枢、肾俞、脾俞等穴，每次间隔1个月，5次为1个疗程。

4）穴位注射：用维生素B_6、维生素C、丹参注射液等，以1~2mL药液缓慢注入选定穴位，持久刺激，调节自身免疫功能。可选双侧足三里、上巨虚穴等。

5）脐疗法：经辨证选择中药，制成酊剂、粉剂或膏剂，贴敷于脐部（神阙穴）。常用配方：①冰片、砂仁、干姜、红花、黄连各等量，制成酊剂，涂擦在脐部；②马勃、水牛角、丹参各等量，人工麝香适量（每次0.1g）研细末，喷洒在脐部。

4. 药物治疗 如下所述。

（1）柳氮磺吡啶（SASP）：为治疗溃疡性结肠炎首选药物，活动期患者初始剂量为0.5~1.0g，每日4次，如效果不显著可增至1.5~2.0g，每日4次，一般3~4周后可见效，维持量为每日1~2g，连续用药1~2年。SASP在肠内分解为5氨基水杨酸（5-ASA）与磺胺吡啶。后者可产生胃肠道症状和血白细胞减少、皮疹等不良反应，而5-ASA则是SASP的有效成分，对前列腺素有抑制作用，可引起腹泻。虽然SASP广泛用于炎症性肠病，由于该药对回肠病变无效，因此对克罗恩病的疗效不及溃疡性结肠炎。有些患者对 SASP 过敏，可用小剂量，每 2~3 日 25mg，甚至每日 1mg 开始进行脱敏。SASP 对孕妇和哺乳期妇女无明显影响，每日可用 1.5g。SASP 不能预防克罗恩病的复发，故病变在静止期无须服药。

近年来已有新型水杨酸制剂问世，新型制剂的特点是 5-ASA 在整个胃肠道内缓慢释放，回肠和结肠均可达有效浓度，除口服外，尚可做灌肠、直肠滴注或肛门栓剂。

（2）肾上腺皮质激素和促肾上腺皮质激素（ACTH）：仅适用于活动期，但用法不一。如每日口服泼尼松 30~60mg，连用 10~14d，约 80% 的病例症状缓解，以后减量，每日 5mg 维持。也有人采用 6-甲泼尼龙，开始每日 48mg，逐渐减至每日 12mg，连用 2 年。不能耐受口服的患者，可用氢化可的松 200~400mg 或 ACTH 120U，静脉滴注，14d 后改服泼尼松维持。也可用泼尼松龙-21-磷酸盐，每日 64mg，分次静脉滴注，重症时给予 1g 作冲击剂量。直肠病变可用倍他米松（5mg）、氢化可的松琥珀酸盐 20~100mg 等直肠保留灌肠或滴注。灌肠时此类激素尚可与 SASP、锡类散等药物合并使用。

肾上腺皮质激素和 ACTH 虽然可使症状得以改善，但经临床观察发现，这些药物并不能改善预后，而且常因出现严重并发症导致死亡率增加。

（3）免疫抑制药和免疫调节药：SASP 和激素治疗无效的患者可以考虑使用免疫抑制药。巯嘌呤和硫唑嘌呤有一定效果。巯嘌呤的用量为每日 1.5mg/kg，分次口服，硫唑嘌呤为每日 1.5~2.5mg/kg，分次口服，疗程 1 年。若与糖皮质激素联合应用，两者剂量应相应减少。这两种药均可选择性地作用于 T 淋巴细胞，但发挥作用缓慢，通常在用药 3~6 个月后出现疗效。大剂量使用时不良反应多，特别是对骨髓有抑制作用，可引起发热、皮疹、胰腺炎等，用药过程中应定期检查血常规。

环孢素（cyclosporin A）是近年来应用较多的一种免疫抑制药，剂量为静脉 4mg/kg，口服 4~9mg/kg，近来研究发现非常小的剂量就可发挥作用，而且不良反应较少。

（4）其他药物：色甘酸二钠可阻止肥大细胞、嗜酸细胞脱颗粒，从而抑制 5-羟色胺、慢反应物质释放，减少抗原-抗体反应，口服或灌肠可减轻症状。

钙通道阻滞药如维拉帕米（异搏定）、硝苯地平、桂利嗪等能抑制结肠峰电位，减少肠道分泌，缓解腹泻。

5. 外科治疗 如下所述。

（1）适应证：①急症手术适应证：大量出血难以控制；中毒性巨结肠经数小时非手术治疗无效并有穿孔危险或已穿孔者；暴发性溃疡性结肠炎经类固醇治疗无效者；由于狭窄引起急性结肠梗阻者；②非急诊手术适应证：内科治疗无效；类固醇依赖无法停药者；结肠内发现高度不典型增生息肉；证实有结肠癌者。

（2）术式选择：①结肠造口术：本术式适合于中毒性巨结肠，急诊行结肠造口以减低结肠压力，防止结肠穿孔；②全结直肠切除、永久性回肠造口术：本术式为溃疡性结肠炎经典的标准术式，适用于择期溃疡性结肠炎患者，也可用于急诊手术，术中应全部切除直肠黏膜，否则残余的结肠黏膜可能会再出血和发生结肠炎，导致症状不能完全缓解。该术式在国外应用较多，但是国内患者较难接受回肠造口术，而且回肠造口的患者由于引流量大，容易造成体内环境紊乱。控制性回肠造口可以节制造口排出量，由于有储袋漏、乳头滑脱、储袋炎等并发症，目前国内较少使用。Fazio 等报道 T 形储袋回肠造口术，但该术式操作复杂，需要 60cm 的回肠进行储袋制作，可发生储袋漏、储袋炎等并发症，其远期疗效尚待进一步观察；③全结直肠切除、回肠储袋肛管吻合术（IPAA）：该术式是目前溃疡性结肠炎最为常用的手术方式，由于其保留了肛门的括约功能，术后控便能力得到改善，多数患者术后排便每日 3~5 次，容易被患者接受。储袋的制作方式有 H 形、S 形、W 形和 J 形，其在功能上差别不大，但是 J 形储袋制作方便、并发症相对较少、是目前最常用的术式。对于部分急诊手术患者，由于不能耐受一期回肠储袋肛管吻合术，可先行回肠造口术，待 6 个月后患者一般状况明显改善后再行二次储袋肛管吻合术，但是由于术后粘连、二期手术往往非常困难。行回肠储袋肛管吻合术后，最好在储袋近侧 40cm 处行预防性回肠造口，待储袋与肛管吻合处完全愈合后再行造口还纳；④结直肠部分切除术：结肠部分切除术包括部分结肠切除、全结肠切除回直吻合术，这些手术方式由于其复发率高，目前应用极少。

(3) 术后并发症：①储袋炎：是溃疡性结肠炎 IPAA 术后最常见的并发症。手术后 5 年患者 1/3 以上可以发生储袋炎，发生原因目前不清楚，有人提出可能与粪便潴留有关，但是发生储袋炎和未发生储袋炎的患者，其粪便的细菌、胆汁酸、短链脂肪酸均无差异，可能是多种因素导致的一种并发症。储袋炎表现为腹泻、腹痛、发热、黏液血便等，用甲硝唑等药后多可缓解，病变严重者应切除储袋行回肠造口；②储袋漏及吻合口漏：在分离回肠系膜时应注意保证末段回肠的血运，避免张力，妥善缝合及吻合，一旦发生储袋漏或吻合口漏，应及时引流，并行静脉营养；③吻合口狭窄：术后 2～3 周后可开始行扩肛，以防吻合口狭窄。

（郗昌磊）

第四节 克罗恩病

一、病因病理

克罗恩病病变可以侵及从食管至肛门整个消化道，但以末端回肠、结肠及肛门较为常见。1932 年，Crohn 首先报道本病为回肠末端的炎症性病变，称为"局限性回肠炎"，以后该病称为克罗恩病（crohn disease，CD）。克罗恩病在欧美国家报道较多，其发病率约为溃疡性结肠炎的一半，在女性中发生率较高。与溃疡性结肠炎一样，克罗恩病的发病机制不明，可能与心理因素、感染因素、免疫因素等有关。

二、病因

1. 感染因素　克罗恩病患者的特征性非干酪化肉芽肿导致细菌学研究以寻找致病的感染因素，但迄今未能肯定引起 CD 的致病因素。各种病毒和细菌病原体曾被认为可传播克罗恩病，仅两种分枝杆菌接近符合要求，副结核分枝杆菌可引起反刍动物肉芽肿性回肠炎，用 DNA 探针方法在少数 CD 患者小肠组织中发现鸟分枝杆菌，移植至其他动物可发生回肠炎，但抗结核治疗无效。由于研究技术的限制，尚不能作肯定的结论。麻疹病毒在克罗恩病的发病中可能起作用，瑞典的流行病学研究发现，在 30 岁前发生克罗恩病的患者与那些出生后至 3 个月内感染过麻疹的人群之间有相关性。

2. 免疫机制　克罗恩病显示有免疫障碍，但仍未清楚它在疾病的发病机制中起什么作用，是原因还是结果，或偶发症状。研究发现克罗恩病患者的体液免疫和细胞免疫均有异常。半数以上患者血中可检测到抗结肠抗体和循环免疫复合体（CIC），补体 C2、C4 亦见升高。利用免疫酶标法在病变组织中能发现抗原抗体复合物和补体 C3。克罗恩病患者出现的关节痛，也与 CIC 沉积于局部而引起的损害有关。组织培养时，患者的淋巴细胞具有毒性，能杀伤正常结肠上皮细胞；切除病变肠段后这种细胞毒作用将随之消失。克罗恩病肠壁固有层有丰富的 $CD25^+$ 细胞，其中 58%～88% 为 $CD3^+$、$CD4^+$ 和 $CD8^+$，提示这些细胞为 T 细胞。患者末梢血中 T 细胞经微生物抗原刺激后可产生增生反应而引起慢性炎症。这种反应最初由 IL-1 诱导，但在病情活动期则难以测到，并发现血清对比 IL-1α 和比 IL-1β 的诱导活化作用受到明显抑制。

将克罗恩病肠固有层淋巴细胞进行培养，发现有自发性诱导干扰素 γ（IFN-γ）的释放，这种局部释放的 INF-γ 有助于肠道局部发生免疫反应，包括增加上皮细胞组织相容性抗原 II 的表达。电镜下发现克罗恩病回肠上皮含有吞噬溶酶体和薄层脂质，这些物质可成为抗原的刺激物，对免疫反应可能有辅助作用。患者的巨噬细胞也有协同 T 细胞和抗体介导的细胞毒作用，攻击靶细胞而损害组织，白细胞移动抑制试验亦呈异常反应，说明有细胞介导的迟发超敏现象；结核菌素试验反应低下；二硝基氯苯试验常为阴性，均支持细胞免疫功能低下。有人认为克罗恩病亦属自身免疫性疾病。P 物质和 VIP 是神经性炎症的强效介质，同时也是免疫功能调节物，当肠道含有大量此激素时就具有高度免疫反应性，可能在克罗恩病病理生理中起作用。

3. 遗传因素　近年来十分重视遗传因素在克罗恩病发病中的作用。根据单卵性和双卵性双胎的调查，双生子共患克罗恩病者较共患溃疡性结肠炎者为多。犹太人较黑人患病高，具有阳性家族史者达

10%以上。当然，家庭成员中同患本病时尚不能排除相同环境、饮食和生活方式对发病的影响。近有人认为本病患者染色体有不稳定现象。德国的一项研究表明，当同时患强直性脊柱炎和溃疡性结肠炎时 HLA-B27、HLA-B44 显著增加，进一步研究证实 HLA-B44 与克罗恩病有关。总之，医学遗传学的研究有待深入进行。

4. 吸烟与克罗恩病　吸烟者较非吸烟者易患克罗恩病。Timmer 等多因素分析发现，克罗恩病的复发与是否吸烟有关，提示烟草中可能含有某种物质能诱发克罗恩病，机制尚不清楚。

三、病理特征

1. 病变部位　为一种非特异性炎症，最常累及回肠末段，并常蔓延波及盲肠，有时累及结肠和直肠，孤立性局限性结肠炎较少见，据统计只占 3%。

2. 大体和组织特点　克罗恩病常呈节段性分布，病变肠段全层发生水肿，淋巴管扩张，淋巴细胞、单核细胞和中性粒细胞浸润及纤维组织增生，累及结肠的病例 80% 以上出现裂缝状溃疡。由类上皮细胞、多核巨细胞形成的肉芽肿可分布在肠壁各层，但多见于黏膜下层，往往需多处取材切片才易查见。近年来，有利用肛门活检以诊断克罗恩病，特别是在瘘管及肛裂的附近，以期发现肉芽肿性改变，这可提供小肠及大肠克罗恩病的初步诊断依据。在结肠克罗恩病时，75% 的病例有肛门病变，甚至有时出现在肠道症状之前。病变累及直肠时，可形成由直肠隐窝到直肠周围脂肪组织的瘘管，亦可形成肛周脓肿和瘘管。直肠出血在结肠的局限性肠炎时，比回肠或回、结肠的局限性肠炎多见。少数结肠克罗恩病可并发结肠癌。

四、临床表现

本病临床表现比较复杂多样，与肠内病变部位、范围、严重程度、病程长短以及有无并发症有关。多数人在青年期发病，起病缓慢隐袭。早期常无症状，易被忽视。从发现症状到确诊平均 1~3 年，病程数月至数年以上。活动期和缓解期持续时间长短不一，常相互交替出现，反复发作中呈渐进性进展。少数患者急性起病，伴有高热、毒血症状和急腹症等表现，整个病程短促，腹部症状明显，多有严重并发症。偶有以肛周脓肿、瘘管形成或关节痛等肠外表现为首发症状者，腹部症状反而不明显。本病主要有下列表现：

1. 腹泻　70%~90% 的患者有腹泻，小肠广泛病变可致水样便或脂肪便。一般无脓血或黏液，如无直肠受累多无里急后重感。肠内炎症、肠道功能紊乱和肠道吸收不良是腹泻的主要原因，少数由于瘘管形成造成的肠道短路。

2. 腹痛　50%~90% 的患者有程度不同的腹痛。腹痛可在排便或排气后缓解。因胃肠反射可引发餐后腹痛，为避免腹痛，有的患者不愿进食。

3. 发热　活动性肠道炎症及组织破坏后毒素的吸收等均能引起发热。一般为中度热或低热，常间歇出现。急性重症病例或伴有化脓性病灶时，多可出现高热、寒战等毒血症状。

4. 营养缺乏　广泛病变所致肠道吸收面积减少、频繁腹泻、摄食减少等可导致不同程度的营养障碍，表现为贫血、消瘦、低蛋白血症、维生素缺乏及电解质紊乱等。钙质缺乏可出现骨质疏松，躯干四肢疼痛。青少年发病者因营养不良而出现发育迟缓，成熟期后移。妊娠期发病对母婴均产生不良影响，易发生死胎、流产、早产、胎儿畸形等。

5. 腹块　约 1/3 病例出现硬块，大小不一，与病变部位有关，以右下腹和脐周多见。

6. 肛周表现　部分克罗恩病患者可以并发肛周表现，特别是对于有结肠病变的克罗恩病患者，50% 患者可并发肛周病变。肛周病变包括肛周皮肤病变如糜烂、浸软、溃疡、肛门狭窄、肛门脓肿及肛瘘，严重者可以发生直肠阴道瘘。

克罗恩病肛门部的脓肿和肛瘘病情复杂，容易复发，处理比较困难，特别是当肛门部脓肿和肛瘘作为克罗恩病的首发症状时，诊断常较为困难。

五、辅助检查

1. 影像学检查　X线钡剂检查呈现增生性和破坏性病变的混合。主要表现为肠壁增厚和肠腔狭窄（"细线征"），初起时纵形溃疡较浅，以后变为深的和潜行的溃疡，深的横形裂口呈鹅卵石形成。

2. 内镜检查　有助于发现微小和各期病变，如黏膜充血、水肿、溃疡、肠腔狭窄、肠袋改变、假息肉形成以及卵石状黏膜像。有时肠黏膜外观正常，但黏膜活检或可发现黏膜下微小肉芽肿。经口做小肠黏膜活检对确诊十二指肠和高位空肠克罗恩病有重要意义，内镜检查时必须做黏膜活检，有助于明确诊断。内镜检查对了解瘘管、肠管狭窄的性状和长度，较X线检查逊色。

3. 病理检查　病理检查对克罗恩病的确诊有重要意义，可见裂隙状溃疡、可以穿透整个肠壁，结节病样肉芽肿、固有膜底部和黏膜下层淋巴细胞聚集，而隐窝结构正常，杯状细胞不减少，固有膜中量炎症细胞浸润及黏膜下层增宽。

六、诊断

国内克罗恩病的诊断标准（2002，中华医学会消化学会）

1. 临床标准　具备（1）为临床可疑；若同时具备（1）和（2）或（3），临床可诊断为本病。

（1）临床表现：反复发作的右下腹或脐周疼痛，可伴有呕吐、腹泻或便秘；阿弗他样口炎偶见；有时腹部可出现相应部位的肿块。可伴有肠梗阻、瘘管、腹腔或肛周脓肿等并发症。可伴有或不伴有系统性症状，如发热、多关节炎、虹膜睫状体炎、皮肤病变、硬化性胆管炎、淀粉样变、营养不良、发育阻滞等。

（2）X线钡剂造影：有胃肠道的炎性病变，如裂隙状溃疡、卵石征、假息肉、单发或多发性狭窄、瘘管形成等，病变呈节段性分布。CT可见肠壁增厚，盆腔或腹腔脓肿。

（3）内镜检查：可见跳跃式分布的纵行或匍行性溃疡，周围黏膜正常或增生呈鹅卵石样，或病变活检有非干酪坏死性肉芽肿或大量淋巴细胞聚集。

2. 世界卫生组织（WHO）推荐诊断要点　世界卫生组织（WHO）结合克罗恩病的临床、X线、内镜和病理表现，推荐了6个诊断要点（表6-1）。

表6-1　WHO推荐的克罗恩病诊断要点

项目	临床表现	X线	内镜	活检	切除标本
非连续性或节段性病变		+	+		+
铺路石样表现或纵行溃疡		+	+		+
全壁性炎症病变	+（腹块）	+（狭窄）	+（狭窄）		+
非干酪性肉芽肿				+	+
裂沟、瘘管	+	+			+
肛门部病变	+		+		+

3. 克罗恩病疾病的活动度　CD活动指数（CDAI）可正确估计病情及评价疗效。临床上采用较为简便实用的Harvey和Brad-show标准，（表6-2）。

表6-2　克罗恩病活动指数计算法

一般情况	0：良好；1：稍差；2：差；3：不良；4：极差
腹痛	0：无；1：轻；2：中；3：重
腹泻	稀便每日1次记1分
腹块（医师认定）	0：无；1：可疑；2：确定；3：伴触痛
并发症（关节痛、虹膜炎、结节性红斑、坏疽性脓皮病、阿弗他溃疡、裂沟、新瘘管及脓肿等）	每个1分

注：<4分为缓解期；5～8分为中度活动期；>9分为重度活动期。

七、鉴别诊断

除与上述溃疡性结肠炎的所有疾病鉴别外，尚须与肠结核、肠道淋巴瘤、憩室炎及贝赫切特综合征（白塞病，Behcet）等疾病鉴别。

1. 小肠恶性淋巴瘤　本病常以腹痛、腹泻、发热与腹部肿块为主要临床表现。最初的症状常为腹痛，多位于上腹部或脐周。体重下降，疲劳感更为明显，更易发生肠梗阻。症状多为持续性，恶化较快。腹部肿块硬，边界清楚，一般无压痛。浅表淋巴结和肺门淋巴结肿大。多数病例肝、脾明显增大。X线检查或CT检查可发现肠腔肿物。小肠活检有助于诊断。

2. 肠结核　与本病不易鉴别，X线表现也很相似。在其他部位如肺部或生殖系统有结核病灶者，多为肠结核。结肠镜检查及活检有助鉴别，如仍不能鉴别，可试用抗结核治疗。如疗效不明显，常需开腹探查，经病理检查才能诊断。病理检查中，结核病可发现干酪性肉芽肿，而克罗恩病则为非干酪性肉芽肿。

3. 肠型贝赫切特综合征　本病主要累及结肠时可有腹痛、腹泻以及脓血便，全身表现有发热、乏力、关节痛，肠镜检查可见肠黏膜溃疡或隆起性病变，易与炎症性肠病混淆。但本病通常有阿弗他口炎、外生殖器疱疹与溃疡、眼部病变及皮肤损害等。

八、治疗

1. 治疗原则　目的是控制急性发作，维持缓解。治疗原则可参照溃疡性结肠炎，但通常药物疗效稍差，疗程更长。由于克罗恩病的严重度和活动性的确定不如溃疡性结肠炎明确，病变部位和范围差异亦较大，因此，在决定治疗方案时应根据疾病严重程度（轻、中、重）、病期（活动期、缓解期）及病变范围不同，掌握分级、分期、分段治疗的原则。

克罗恩病的基本治疗是内科性的，外科手术主要用于致命性并发症，并应尽量推迟手术时间、缩小手术范围，术后亦需维持治疗。

2. 内科治疗　如下所述。

(1) 中医药治疗：内容见溃疡性结肠炎中医药治疗部分。

(2) 药物治疗

1) 5-ASA缓释制剂：用于轻度患者。美沙拉秦缓释剂，2~4.8g/d，治疗反应在服药4周时较明显，维持治疗可用3g/d长期用药。SASP在维持治疗中无效。

2) 抗生素：5-ASA制剂无效或不能耐受时，可试用抗生素治疗。

环丙沙星：500mg，每天2次，有效者用药6周后，减量至500mg每天1次，维持6周。

克拉霉素：500mg，每天2次，有效者维持该剂量至6个月。

其他：多种广谱抗生素均有效，如第三代头孢菌素。几种抗生素交替使用可能更佳。

3) 糖皮质激素：用于重度或5-ASA和抗生素无效的轻度病例。泼尼松40~60mg/d，有效后逐渐减量至停用。

4) 肠内营养：肠内营养可使60%~80%的克罗恩病急性症状得到缓解，其治疗效果与糖皮质激素相近，二者具有协同作用。一般主张用糖皮质激素和营养支持缓解临床症状，而用肠内营养进行维持治疗。青少年克罗恩病患者由于生长发育的需要，治疗时应首选肠内营养。可根据患者的情况选择给予途径。

5) 其他：上述治疗后仍腹泻者，可用止泻药，首选洛哌丁胺。慢性水样泻患者，也可以试用考来烯胺（消胆胺），开始剂量4g/d，根据需要可增加剂量至12g/d，分3次服。

3. 外科治疗　克罗恩病手术的目的仅仅是解除症状。外科治疗是处理病变导致的各种并发症，而不能改变其基本病变进程。患者往往需要进行多次手术，因此保留肠管十分重要。

(1) 手术指征

1) 急诊手术指征：急性肠梗阻者；并发中毒性巨结肠，保守治疗无效者；腹腔脓肿；急性肠穿孔、肠内外瘘、严重肠出血，保守治疗无效者；顽固性感染。

2）择期手术指征：内科治疗效果不佳，仍有肠梗阻而持续腹痛者，或一般情况未见改善者；儿童期发病，影响发育者；狭窄；有明显全身并发症（如关节炎、肝脏损害、脓皮病、虹膜睫状体炎）经内科治疗无效者；有癌变者。

（2）手术方式：包括肠切除术，狭窄成形术和病变旷置术。对于绝大多数患者，肠切除仍是解除症状的首选办法。如病变广泛，大量肠切除可能造成短肠综合征者，则应采取狭窄成形术，由于狭窄成形时病变肠管没有切除，因此不适用于病变出血或并发感染的患者。对于十二指肠克罗恩病，应采用胃空肠吻合，避免切除十二指肠。此外，尚须采用适当术式处理腹腔脓肿及肛瘘。

（郗昌磊）

第七章

结直肠肛门损伤

第一节 结肠损伤

结肠损伤（injury of colon）是腹部钝性损伤及穿透性损伤所致的较常见的空腔脏器损伤，也可因医源性损伤如钡剂灌肠、结肠镜检查、电切除肠息肉所引起的结肠穿孔等。其临床特点为：有外伤史、腹痛、腹胀、恶心、呕吐、腹部压痛、反跳痛及肌紧张，可有全身中毒症状。结肠损伤发病率仅次于小肠，居腹腔脏器伤的第2位，占全腹部损伤的30%，其中，开放式结肠损伤发生率为95%左右，闭合性损伤发生率为5%左右。据统计，结肠损伤以横结肠和降结肠、乙状结肠损伤最多见。单纯结肠损伤的病死率为4%~10%，而在合并其他脏器损伤时，其并发症和病死率均增加4倍。本病属中医"腹痛"的范畴。

第一次世界大战以前，结肠损伤的病死率几乎是100%。第一次世界大战中，大多采用缝合关闭结肠损伤，病死率高达60%~77%。在第二次世界大战及朝鲜战争中，损伤肠襻外置及近端结肠造瘘的常规应用大大降低了病死率，但仍约37%。近年来随着外科手术技术的进步，抗生素及抗休克措施的进展，以及对结肠损伤诊治技术的提高，结肠损伤的病死率已降至10%以下。

一、病因病机

（一）中医

结肠损伤的发病原因多为外伤等原因致肠络气滞血瘀，肠络气机、血运受阻。轻者因肝郁而致气机郁滞，不通之气攻窜两胁、少腹而发。重者肠管破裂，离经之血停滞，终致瘀血阻滞于肠络，不通则痛而发。

（二）西医

结肠损伤的病因大致分为以下几类。

1. 火器伤　多为枪弹和炸伤，以枪弹居多而弹片伤较少，并发身体其他部位的损伤也很多见，是结肠损伤的主要原因。

2. 利器伤　常有锐器的直接刺、切和割伤，各种交通事故，以及摔伤、打击伤、挤压和撞击伤等。

3. 医源性损伤　比较少见，常见原因有如下。

（1）腹部手术损伤结肠血液循环或直接损伤结肠，或手术中腹腔引流不当，如引流物过硬或时间过久。此外，行脾切除或其他与胃肠道无关的手术而发生肠穿孔。

（2）在乙状结肠镜、结肠镜等检查时，息肉电凝切除和灌肠时，偶可发生结肠损伤。另外，钡剂灌肠所致医源性结肠损伤也有报道。

（3）其他：如用腐蚀药物灌肠（高浓度石炭酸等）、肛门插入异物而致破裂、内脏手术或移植损伤等均有报道。

结肠损伤的伤情与致伤条件、损伤物的性质、受伤时患者的体位及确诊的时间有关。结肠内容物不具有强烈的化学刺激性，低位结肠内容物较干，因此结肠破裂后早期反应轻，腹膜刺激征不明显，尤其是腹膜后损伤，临床表现不明显，致早期诊断困难。结肠系膜或伴较大血管损伤可发生大出血，甚至休克，此时以失血性表现为主。结肠损伤常伴腹内其他脏器损伤，如肾、小肠、胰腺及肝脏等，由于消化液的刺激可影响结肠裂口的愈合。结肠破裂晚期由于粪便污染所致的严重感染，可发生严重的腹膜炎，使患者发生全身中毒表现，甚至败血症及感染性休克等，常可因此而危及生命。

二、诊断

（一）病史

无论是穿透性损伤，还是非穿透性损伤，均有外伤史。

（二）临床表现

结肠损伤后的症状与体征与以下因素有关：①有否开放性伤口。②损伤的部位。③就诊的时间早晚。④并发伤的伤情。

1. 症状　如下所述。

（1）腹痛：严重程度视损伤的性质不同和并发伤的情况而定。由钝性腹部外伤所致的结肠损伤，可有25%左右在早期无明显腹痛症状；若结肠破裂，则有进行性加重的持续性腹痛。

（2）腹胀、恶心、呕吐。

（3）可有便血史。

（4）严重者有全身性感染中毒性休克。

2. 体征　穿透性损伤可见明显的伤口，非穿透性损伤虽没有明显伤口，但有腹式呼吸减弱，全腹弥漫性腹痛，伴有反跳痛和腹肌紧张等体征。有时可以出现肝浊音界缩小或消失，随腹膜刺激征的症状逐步加重，常出现明显的腹胀和肠鸣音减弱或消失及移动性浊音。肛门指诊有血迹。

（三）辅助检查

（1）X线检查：结肠损伤后，腹部X线检查可发现部分患者中有膈下游离气体，火器性盲肠伤引起者还能显示腹腔内金属异物残留，对诊断有参考价值。因此，对疑有结肠损伤而又诊断不明确的患者，首先应行X线检查，以观察是否有膈下游离气体和腹腔内金属异物的存在。

（2）诊断性腹腔穿刺：当腹腔内存在200mL以上的积液时，能经穿刺吸出腹腔液做检查，阳性率较高。但应注意，腹腔穿刺表现阴性结果时，也不可轻易排除结肠损伤的可能。

（3）直肠指诊：远端结肠损伤在进行直肠指诊中通常指套有血迹，即使未有血染也不能排除结肠损伤存在的可能性。

（4）导尿：借此可以排除泌尿性损伤，具有十分重要的鉴别诊断价值。

（5）腹腔灌洗术：对腹部钝性伤疑有结肠损伤时，采用腹腔灌洗术灵敏度可高达95%以上。

（6）腹腔镜检查：不仅可了解损伤部位，还可观察损伤程度。

（7）剖腹探查术：对伤情较复杂严重而诊断难以确定的患者，若经细致观察分析后仍不能确诊结肠损伤的患者，应及早进行剖腹探查术以免误诊或漏诊。同时，对腹部伤在剖腹探查时不要忽略结肠的系统探查，方能提高结肠损伤的早期诊断处理率。

三、鉴别诊断

1. 小肠损伤　症状、体征与结肠损伤均相似。腹腔诊断性穿刺和灌洗液中可抽到食物纤维、胆汁；CT照片显示小肠壁缺损、肠周围积液和小肠壁血肿可作为诊断小肠损伤的金标准。

2. 十二指肠损伤　早期疼痛较轻，全身情况相当稳定，体格检查阳性体征少。钡餐检查造影剂从肠腔外溢出征象和见到十二指肠黏膜呈"弹簧样"，X线征象可诊为十二指肠损伤。

3. 直肠损伤　有损伤的病因，同时出现下腹剧痛，并可弥漫至上腹部，而且有腹肌紧张、压痛、反跳痛，叩诊有肝浊音区缩小或消失，并在较晚出现低血压、高热、寒战、腹胀。行腹腔穿刺，可有肠内容物、血液抽出。

四、辨证论治

（一）气机郁滞证

1. 症状　脘腹胀痛，胀满不舒，攻窜两胁，痛引少腹，时聚时散，得嗳气、矢气则舒，遇忧思恼怒则剧。苔薄白，脉弦。
2. 辨证分析　结肠损伤轻者肝郁气滞，腹部气机逆乱，肠络气行不畅，故腹部不通则痛。
3. 治法　疏肝解郁，理气止痛。
4. 方药　柴胡疏肝散加减。

常用中药：陈皮、香附、川芎、枳壳、芍药、炙甘草、柴胡等。

常用的中成药有逍遥丸、四磨饮等。

（二）瘀血阻滞证

1. 症状　少腹痛，痛势较剧，痛如针刺，甚则尿血有块，经久不愈，舌质暗紫，脉细涩。
2. 辨证分析　结肠损伤重者，肠破血流，离经之血溢于脉外，血停肠络不通而发剧烈腹痛。
3. 治法　活血化瘀。
4. 方药　少腹逐瘀汤加减。

常用中药：川芎、五灵脂、当归、延胡索、小茴香、官桂、赤芍、蒲黄、干姜等。

常用中成药有活络丸、云南白药等。

五、手术疗法

凡疑有结肠损伤，均应及时给予手术探查和治疗。手术时间愈早，愈年轻，全身情况愈好，腹腔污染及腹膜炎愈轻者效果愈好，否则则差。损伤后2~4h施行手术，效果最佳，手术每延迟4h，死亡率将提高15%。现手术方法有如下几种。

（一）一期修复术

1. 适应证　手术前患者血压大于80/60mmHg（10.7/8.0kPa）；肠穿孔较小，外溢肠内容物很少，腹腔粪便污染局限于结肠破裂周围；创伤至手术时间小于8h；失血量小于1 000mL；结肠损伤肠壁血运良好，不需要切除，肠壁能一期关闭腹部创伤。
2. 禁忌证　结肠中度、重度损伤。
3. 操作要点　连续硬膜外阻滞或全身麻醉。术时取平卧位，用碘酒、乙醇消毒皮肤，铺无菌手术单，在上腹至耻骨的正中做切口，游离损伤段结肠，分离结肠系膜，吻合结肠断端，充分冲洗腹腔，并吸尽腹腔内冲洗液，关腹。注意引流置于吻合或修补处之附近，不可与吻合口直接接触。术后胃肠持续减压至肛门自动排气。

（二）损伤肠段外置术

1. 适应证　游离段肠襻局部清创后做无张力缝合并提出腹腔外；缝合后疑有不安全应外置造瘘的某些病例，如血浆蛋白过低、老年人或感染严重；短距离两处以上损伤；损伤部结肠之远端不存在第2处损伤；术后无法进行优良的治疗和无法留治观察者。
2. 禁忌证　轻度结肠损伤。
3. 操作要点　连续硬膜外阻滞或全身麻醉。术时取仰卧位。按一期修复术的方法将损伤肠段修复。通过戳创伤口将修复的损伤肠段引到腹壁外，腹壁创口不可太小，以防止狭窄，一般5~7cm为妥。在系膜上无血管区戳1~2个小孔，两个小孔间距离为4~5cm，置一根或两根两端套有橡皮管之玻璃棒以支撑结肠不使回缩。注意外置肠襻应保持湿润，以防止发生浆膜炎而导致裂漏。观察7~10d，如修补缝合部已愈合，则还纳腹腔，否则可在床边直接改为外置造瘘术。

(三) 肠管外置术

1. 适应证　患者全身情况太差，如严重休克；腹腔污染严重；损伤肠管挫灭伤严重，对其生机力判断有困难。
2. 禁忌证　轻度结肠损伤。
3. 操作要点　连续硬膜外阻滞或全身麻醉。术时取仰卧位。将损伤肠管拖出置于腹壁外，待患者情况好转后，再次手术处理及放回损伤的肠管。

(四) 结肠造口闭合术

1. 适应证　结肠造口后 2～3 周，钡剂灌肠或结肠镜证实远段结肠梗阻已解除者。
2. 禁忌证　患者全身状况不好，局部有炎症或结肠远端未通畅者。
3. 操作要点　连续硬膜外阻滞，术时取仰卧位。用碘吡酮纱布堵塞造瘘口，在黏膜与皮肤交界线外 3～4cm，沿结肠造口周围一圈切开皮肤。提起造口边缘，沿切口向深部分离，显露结肠浆膜层，在结肠浆膜与周围皮下脂肪分离，直达前鞘筋膜。显露前鞘筋膜缘，剪除其周围 1～2cm 的皮下脂肪，然后分离结肠壁与前鞘筋膜缘，直至腹腔。进入腹腔，即可用示指深入，轻轻分开横结肠附近粘连，然后在示指保护下结肠与前腹壁完全分离。游离出造口肠襻 5～6cm，切除造口皮肤缘，一般需修剪 3～4cm 造口缘的正常结肠壁，仔细检查肠壁有无损伤。若缝合的肠壁有明显张力，需扩大切口，充分游离横结肠，甚至需游离结肠肝曲，然后切除造口肠襻，分两层做端端吻合。回纳已缝闭或吻合的肠襻，用抗生素溶液冲洗伤口，再逐层缝合腹膜及后鞘、腹直肌前鞘。由于一期缝合皮肤易于发生伤口污染，故可视伤口污染情况，皮下置引流条缝合皮肤，或用纱布松散地填塞皮下，待肉芽生长后做二期缝合。术后持续胃肠减压 1～2d，术后 3～4d 开始流质饮食，术后 1 周禁止灌肠。

六、其他疗法

用于术前、术中及术后针对革兰阳性菌和厌氧菌引起的各种与感染相关的并发症的治疗。WHO 推荐应用"金三联"，即甲硝唑、庆大霉素、氨苄西林三者交替静脉给药。但并不反对使用其他新型抗生素，应做到合理使用，鼓励做药物敏感试验。此外可在加强局部处理的情况下，适当应用全身较少使用的抗生素做局部应用。

七、预防调护

常生活中注意自身安全，不要打架斗殴，遵守交通秩序。行肠镜或手术时，谨慎操作，避免医源性损伤。

(李 瑞)

第二节　直肠肛管损伤

直肠肛管损伤（injury of rectum and analcanal）多由外伤引起，有时只是腹膜外损伤，重者可损及腹腔内，常有其他内脏损伤或骨折，并发症多，可造成肛门、肛管和直肠狭窄及肛门失禁。其临床特点为：①直肠内容物为成形粪便，细菌含量较多，一旦直肠、肛管损伤，极易感染，对患者危害大。②直肠下端周围组织间隙多，内充有较多的疏松脂肪组织，血运差，易感染，且极易向周围组织扩散，常伴有其他组织器官的损伤。③因发病率低，临床医师诊治此类伤的经验不足，易于误诊或漏诊。直肠、肛管损伤较结肠损伤少见，在平时其发生率占腹部外伤的 0.5%～5.5%，战时为 10% 左右。如果诊断和治疗不及时，死亡率达 5.7%～16.7%。本病并发感染可参照中医"肛痈"。

中医学对本病早有论述，如《诸病源候论》有："夫金创断肠者……肠两头见者可速续之。先以针缕如法连续断肠，便取鸡血涂其际，勿令气泄，即推内（纳）之。"近 30 年来，随着严重创伤救治水平的提高，尤其是液体复苏、抗生素进展、伤后确定性手术处理时间缩短、麻醉技术提高等，对本病的救治水平有了明显提高。

一、病因病机

（一）中医

直肠肛管损伤并发感染多因直肠肛管破损染毒，轻者血瘀热结，致经络阻塞而成。重者热毒蕴结而发。再甚者，肠破血流，气随血脱而成。或久病伤阴而热毒未尽致阴虚毒恋。

（二）西医

直肠肛管损伤的病因大致分为以下几类。

1. 火器伤　弹头、弹片及各种飞行器，多见于战时，经直肠周围组织穿入肠腔，常并发其他损伤。

2. 穿刺伤　各种尖锐金属利器，战时多见于刀刺伤，平时多见于斗殴、凶杀、抢劫等治安事故。意外事故如高处跌落、坐于尖锐硬物，直接刺入膀胱直肠。还可见于骨盆骨折，可刺伤直肠并容易损伤尿道、膀胱和阴道。农村还可见牛角顶伤。

3. 钝性暴力伤　当腹部突然受到挤压，肠道内的气体可能挤入直肠而引起肠壁破损。举重、排粪以及分娩时用力过猛，有时造成直肠破裂。矿井或隧道塌方、建筑物倒塌、车祸等钝性暴力打击，可广泛撕裂肛门皮肤、肛管、肛门括约肌和直肠。

4. 异物损伤　吞下的尖锐异物，如鸡鱼骨、义齿、铁钉、别针、牙签等，或由肛门插入的异物，如啤酒瓶、木棒、手电筒、大玻璃杯等，可直接损伤肠管；由肛门灌入腐蚀性物质也可损伤肛管直肠。

5. 医源性损伤　内镜插镜或息肉电切时引起，或钡剂灌肠时因患者肠壁套叠受压过久，再加上压力过大，可致穿孔。手术误伤可见于盆腔内手术如膀胱全切除术，会阴部手术如后尿道修补术，阴道内和骶尾部手术操作不当均可引起误伤直肠或肛管。内痔或直肠脱垂注射，由于注射部位不当，注射药量过大或误用药物，可造成化学性损伤。测肛门温度时，体温表断裂割伤肛门。

6. 放射性损伤或烧伤　直肠盆腔的恶性肿瘤，长期行放射线治疗，可有肠黏膜及周围组织的损伤、坏死，引起放射性直肠炎。肛管及肛周烧伤后造成肛管及肛门口部狭窄，而产生排便障碍。

直肠、肛管损伤的病理改变，视病损的部位、程度、范围、时间及有无并发伤等而定。仅伤及浆膜层或黏膜而无全层破裂者，一般无严重后果；若伴有大血管、骶前静脉丛损伤时，可致大出血，以致发生失血性休克，甚至死亡。腹膜内直肠破裂可致弥漫性腹膜炎；腹膜外直肠破裂可致严重的盆腔蜂窝织炎；直肠后壁和侧壁损伤可引起直肠后间隙感染。这些损伤所致的感染，可造成严重的毒血症、败血症，甚至发生中毒性休克致死。肛管损伤可因括约肌本身的损伤、感染、瘢痕挛缩及括约肌功能障碍等而发生肛门失禁或肛门狭窄，还可形成损伤瘘或窦道。

二、诊断

（一）病史

包括外伤，据伤道的方向和行径，常可判断有无直肠损伤。凡伤口在腹部下、会阴部、大腿内侧或臀部等处的外伤，均可能伤及直肠肛管。或者医源性损伤，如肠镜检查或手术。

（二）临床表现

1. 症状　如下所述。

（1）腹痛：为直肠肛管损伤最常见的症状。凡腹膜内损伤，有下腹疼痛，以后有腹膜炎症状和体征；腹膜外损伤，疼痛不如腹膜内损伤严重，一般无腹膜炎症状。如有骨盆骨折、膀胱和尿道破裂时，耻骨部可有疼痛。

（2）肛门流血：直肠或肛管损伤常引起肛门流出血性液体，此乃诊断直肠或肛管损伤的一个重要标志。有时伴有肛门坠胀。

（3）严重感染的征象：腹膜内直肠破裂可致弥漫性腹膜炎；腹膜外直肠破裂可致严重的盆腔蜂窝织炎；直肠后壁和侧壁损伤可引起直肠后间隙感染。这些损伤所致的感染，可造成严重的毒血症、败血症，甚至发生中毒性休克致死。

2. 体征 如下所述。

（1）腹膜刺激征：腹膜内直肠损伤可见腹部有明显的压痛、反跳痛、腹肌紧张，肝浊音界缩小或消失，肠鸣音减低。

（2）直肠指诊时疼痛，指套上常染有血迹，或于直肠下段可触及裂口。肛管或直肠下段损伤时，直肠指诊可发现损伤部位、伤口大小及数量。当损伤部位置较高时，指诊不能达到而指套染血是一明确的指征，直肠指诊尚可判明肛门括约肌的损伤情况，为治疗提供参考。

（3）腹腔穿刺到血性液体或粪臭味混浊渗出液。

（三）辅助检查

（1）X 线检查：有时可见膈下游离气体或腹膜后气肿。骨盆 X 线摄片、骨盆骨折的错位情况，有助于判断直肠损伤的诊断。如为盲管伤，可经 X 线确定金属异物的位置，也可粗略估计伤道的走向。当疑有直肠、肛管损伤时，禁止做灌肠检查，以免加速感染扩散。

（2）超声、CT 扫描或腹膜腔冲洗：有助于内脏损伤的诊断。但要注意的是只有在腹腔内有足够的血和（或）液体时，才能发现损伤，且有赖于操作者的经验。对于血流动力学稳定的患者首选影像学检查，腹腔内游离液体是肠道损伤时 CT 最常见的影像学改变，直肠内灌注造影剂对于明确肠道断裂（不连续）、造影剂外溢等提示直肠损伤是必要的。

（3）肛门直肠镜检查：因不需要特殊的准备，检查方便，对于怀疑的患者可首先进行检查。如直肠指诊为阴性，又疑有直肠损伤时，可行直肠镜检查，但应在病情允许时进行，不能作为常规应用。直肠镜检可见直肠伤口或证明腔内积血，可据伤情决定在检查室或手术室进行。

（4）结肠镜检查：如高度怀疑肛管直肠损伤，特别是直肠损伤存在，但未发现明确证据的，可考虑行结肠镜检查。但是注意不要灌肠，以防加重腹腔感染，进镜时尽量少注气，动作需轻柔，以防扩大直肠裂口。一旦明确，立即退镜，不可试图插镜至回盲部。

（5）直肠腔内超声：直肠腔内超声可以发现直肠后的血肿和脓肿，还可发现直肠肛管损伤时肛门括约肌损伤的长度、部位，利于术中探查。

三、鉴别诊断

直肠损伤，若为腹内部分，易与结肠损伤相混淆；盆腔部分易与患者原有的周围炎相混淆，同时应注意有无并发膀胱及尿道损伤。根据既往史、损伤史及手术探查一般可以鉴别。

四、辨证论治

（一）血瘀热结证

1. 症状 伤后肛门周围刺痛肿胀，可见皮肤青紫，固定不移，甚至痛引少腹，拒按，低热不恶寒。舌质淡红，苔薄黄，脉弦涩。

2. 辨证分析 直肠肛管损伤早期轻者，瘀血阻滞与感受外来热毒相搏结，血瘀热结，则肛门刺痛肿胀，刺痛不移。

3. 治法 活血化瘀，解毒止痛。

4. 方药 复元活血汤加减。

常用中药：当归、柴胡、穿山甲、红花、桃仁、制大黄、香附、泽兰、苏木等。

（二）热毒蕴结证

1. 症状 伤后腹痛腹胀，高热，甚则神昏恍惚，局部红肿热痛剧烈。舌质红绛，苔黄，脉洪数。

2. 辨证分析 损伤进一步发展，热毒攻窜入营血分，热毒扰乱心神，可见神昏恍惚，热毒入血，红肿热痛剧烈。

3. 治法 清热解毒，消肿散结。

4. 方药　五味消毒饮合仙方活命饮加减。

常用中药：金银花、野菊花、紫花地丁、蒲公英、青天葵子、败酱草、黄连、天花粉、牡丹皮、乳香、没药等。

(三) 气随血脱证

1. 症状　伤口深，出血量多，四肢厥冷，大汗淋漓，甚至不省人事，舌质淡，脉微弱。
2. 辨证分析　损伤重者或延误诊治者，脉络破损，血溢脉外，久之气随血脱而见厥证。
3. 治法　益气、回阳、固脱。
4. 方药　独参汤或参附汤。

常用中药：生晒参、制附子、干姜等。

(四) 阴虚毒恋证

1. 症状　肛门肿痛，皮色暗红，伤口外渗脓血稀薄，疮口难敛，伴有午后潮热，口干心烦，舌红苔少，脉细数。
2. 辨证分析　久病或失治误治者，热毒耗阴，阴虚而热毒未尽，致阴虚毒恋，故可见皮色暗红，疮口难敛，潮热、口干、心烦。
3. 治法　养阴清热解毒。
4. 方药　青蒿鳖甲汤合三妙丸加减。

常用中药：青蒿、知母、生地黄、牡丹皮、黄柏、苍术、牛膝等。

五、外治法

肛门直肠损伤后，伤口可用复方紫草油纱条，或油纱条换药引流。若伤口肉腐脓多，换药时可掺以渴龙奔江丹，待腐去新生。创面肉芽鲜嫩，则用生肌散或生肌玉红膏换药收口。伤口周围红肿发炎明显，可用金黄散外敷。肛内可注入熊珍膏，或放入熊珍栓以清热解毒，生肌止痛。

六、手术疗法

除腹膜内直肠针尖状的小穿透伤可行保守治疗外，直肠肛管损伤原则上应尽早采取手术治疗。手术愈早，腹腔内及直肠周围组织感染程度则愈轻，预后也好。当伴有创伤失血性休克时，应先行抗休克治疗以挽救患者生命，然后尽早手术。按部位的不同，可分为以下三种情况。

(一) 腹膜内直肠损伤

有肠道准备的内镜检查、肠内息肉电切时损伤和术中误伤直肠等可立即缝合伤口并盆腔引流，而战伤、直肠广泛伤及位置低、时间长和感染严重的直肠损伤，都应在损伤的近侧（乙状结肠）做去功能性结肠造瘘，远侧肠道大量盐水冲洗并彻底清除粪便后关闭远端。直肠破裂处在剪去坏死组织后缝合，并置盆腔引流。待患者伤口愈合后，再择期手术，端端吻合关闭肠瘘。

(二) 腹膜外直肠损伤

即腹膜反折以下直肠损伤。仍应近侧乙状结肠做去功能性结肠造瘘，远侧冲洗后关闭残端。若破口在腹膜反折线附近，可游离直肠周围，显露直肠破口进行缝合或定位缝合，然后将盆腔腹膜缝于破口近侧直肠，使裂口位于腹膜外，并在腹膜外裂口附近放置负压引流。破孔小而位置低，污染不重者可不修补。低位直肠损伤经腹腔不易修补者，在经上述腹腔处理后关闭腹腔；然后改为侧卧位，骶尾部消毒铺巾后，在尾骨上做纵切口，游离切除尾骨，切开直肠周围的筋膜，止血后进入骶骨前凹和直肠周围间隙，清除血肿中的血块、异物和骨折片，反复清洗后将直肠裂口缝合或定位缝合，骶骨前放置香烟卷式引流，由切口引出并缝合部分伤口。待裂口及伤口均愈合后再二期关闭结肠造瘘。

(三) 肛门和肛管的损伤

若仅有较表浅的肛门和肛管损伤，可不做造瘘，但应彻底清创，尽可能地保存健康组织，对内外括约肌更应妥善保存和修补；黏膜和周围组织应予缝合，而皮肤可不缝合或部分缝合，以利引流。若损伤严重伤口过大，甚至有少量组织缺损时，则应做乙状结肠去功能造瘘，远侧彻底冲洗后关闭残端，随后关腹腔。然后转到会阴，修复直肠肛管的黏膜、括约肌、皮下和皮肤并做引流。若组织缺损较多，应尽可能将周围组织转移到缺损区以补充缺损组织，尽可能地达到保持直肠肛管的完整，残余括约肌应尽可能修复或做定位缝合，以利将来功能的恢复。只有广泛性的组织缺损和坏死的毁伤性损伤，才可考虑做会阴切除和永久性的腹壁人工肛门。

七、其他疗法

1. 抗感染与全身支持治疗　由于大肠内粪便中存在有大量细菌，可造成伤口的严重感染，故术前、术中及术后及时大剂量联合应用抗生素十分必要。选用抗生素时须兼顾抗需氧菌及抗厌氧菌，同时术中和术后可进行分泌物培养和药敏试验，以便及时调整使用抗生素。由于严重的创伤、出血，术后进食和消耗，以及术后创口的大量液体渗出等，均可致患者的内环境失衡及营养和能量的不足，故应及时注意纠正水、电解质失衡，少量多次输血、血浆或清蛋白等，有条件者还应进行全静脉内营养支持。

2. 术后经肠营养（TEN）　可经小肠造瘘或经口给予，据患者不同情况，选用不同的要素合剂，如复方要素合剂、加营素、活力康、复方营养要素等。其中含有多种氨基酸、糖、脂肪、维生素、微量元素，比例搭配合理，各种成分均为元素状态，容易吸收、利用，含渣滓量少，用后排便很少，特别适合于肠道疾病患者，使用简便，并发症少，容易监测。

3. 引流处理　放入腹内的引流以采用硅胶管为宜，如引流通畅、患者无发热，可于术后 3~5d 拔掉；如有感染可每日用 0.1% 甲硝唑溶液冲洗，直至感染控制再拔掉引流。会阴部的引流，术后可安置负压袋，3~5d 后即可拔除。

八、预防调护

（1）在行肠镜或手术时，谨慎操作，避免医源性损伤的发生。
（2）手术后加强护理，正确换药，加强营养支持，促使伤口愈合，防止并发症。

九、现代研究

（一）直肠损伤的治疗研究

1. 乙状结肠造口　除医源性损伤外，其他损伤行乙状结肠造口是较为稳妥的治疗措施。下列情况应行乙状结肠造口：①直肠损伤并发腹内其他脏器损伤。②骨盆骨折并发膀胱破裂等盆腔脏器损伤。③受伤时直肠充盈饱满者。④受伤时延迟治疗 4h 以上者。可根据具体情况选择标准式襻式造口、远端肠道关闭法襻式造口、双腔造口、Hartmanns 手术等，当肛门、肛门括约肌、腹膜外直肠严重毁伤时则选择经腹会阴直肠切除、乙状结肠造口。对于腹膜外直肠损伤，如果无泌尿生殖系统损伤，不行直肠损伤修补时，则可行腹腔镜乙状结肠造口，可同时探查腹腔内脏器有无并发伤。Navsaria 探讨和平时期腹膜外直肠枪伤的手术处理，认为低能量腹膜外直肠损伤可仅行造口转流粪便治疗。

2. 直肠伤口修补　直肠伤口修补仅应用于：①容易显露的损伤处。②在暴露探查周围脏器如膀胱、髂内血管、阴道时，同时发现的损伤。③伴泌尿生殖系统损伤时，直肠损伤修补多作为造口基础上的辅助措施，对于损伤程度不重、刺伤，尤其是损伤前已行肠道准备的医源性损伤，经慎重考虑后可行一期修补。Levine 报道 30 例直肠腹膜外损伤，认为不流转的直肠修补适用于不伴严重伤、治疗在 8h 以内、直肠损伤评分 <2 分的病例。

3. 应用腹腔镜技术处理因结肠镜诊疗所致的结直肠损伤　方法为：脐部为观察孔，二氧化碳气腹压设置为 1.33~2.00kPa，右侧腹分别取直径 0.5cm 的两个操作孔，用电钩、电剪刀或结扎束（ligasure）分离。先腹腔探查、冲洗后找到损伤处。若腹腔污染轻、肠管炎症水肿不重，正常肠管或息肉电切患者，选择一期修补，用 3-0 可吸收线间断全层缝合后浆肌层缝合，游离一块带蒂大网膜从左侧腹下移，覆盖并固定于穿孔修补处，留置肛管；若腹腔炎症重、溃疡性结肠炎、肿瘤或全身情况差等，则在左下腹（相当于右侧腹麦氏点）取 3~4cm 切口，行双筒或单筒造瘘，根据情况选择单纯造瘘或并发穿孔修补或肿瘤切除术。与开腹手术相比，腹腔镜手术诊治因结肠镜诊治导致的结直肠损伤，具有切口小、腹腔冲洗干净、腹腔干扰小的优势。腹腔镜下视野开阔，可以对腹腔的各个小间隙进行冲洗，减少术后腹腔脓肿的发生。腹腔镜手术减少了开腹手术中纱布、拉钩及手对腹腔的干扰。腹腔镜下寻找结直肠损伤一般不困难，可以根据腹腔污染、出血或炎症相对明显的地方，判断受损的肠段。对于系膜侧的结直肠或腹膜后的结肠损伤，可用电钩和结扎束或超声刀分离系膜或侧腹膜寻找到。

4. 自体组织在结直肠损伤Ⅰ期修复术中的应用　选用自体组织片（带蒂侧腹膜片及带血管蒂的大网膜片），根据大肠损伤部位的不同，选择不同的自体组织片进行修复。升结肠、降结肠、乙状结肠及直肠上段的损伤，常规行局部肠管修补或肠吻合后，切取离损伤肠管最近处的侧腹膜，制作成宽 2.5cm，长 4~5cm 保留蒂部的侧腹膜片，以浆膜面对浆膜面的方式平整覆盖于肠修补口或吻合口处，一般只需覆盖肠管周径的 2/3 即可，用 1 号线间断缝合 4~8 针；横结肠损伤则选用带血管蒂大网膜片，以同样方法覆盖于吻合口或修补口处。带蒂侧腹膜片加强修复者 27 例，带血管蒂大网膜片加强修复 5 例。结果 32 例Ⅰ期手术修复全部治愈。术后肠瘘 1 例，占 3.1%，经引流管灌洗、负压吸引、全身应用抗生素及肠外营养支持等方法治愈。并发腹腔脓肿 1 例，切口裂开 1 例，切开感染 1 例，均经引流、切口清洗、Ⅱ期缝合治愈。本组住院时间 10~15d，平均 12d。随访时间 1~36 个月均健康，无肠瘘及肠梗阻并发症。

（李　瑞）

第三节　结直肠肛门异物

肛门异物是指各种异物进入肛门后，造成肠壁、肛管及周围组织的损害，临床上比较少见。其临床特点为：肛门内坠胀、沉重、刺痛、灼痛、里急后重等。异物可由口、肛门进入，由于肛门在消化道的终末端，一般异物均可自行排出体外，部分异物可在大肠狭窄或弯曲处发生刺伤或梗阻，其中最常见的部位为肛管直肠部。另外，由肛门进入的异物，多为外力所致，常并发直肠损伤。本病属于中医"大肠内异物"范畴。

肛管直肠内异物种类较多，大小不等，来源不同，所致的症状也不一。在中医学中，肛门异物多有记载，如清代《医门补要·医法补要》中说："长铁丝鱼钩插入肛门，钩之背必圆，可入内。而钩尖向外，钩住内肉，拖之难出，痛苦无休。用细竹子，照患者肛门之大小相等，打通竹内节为空管，长尺许。削光竹一头，将管套入在外之钩柄，送入肛门内。使钩尖收入竹管内，再拖出竹管，则钩随管而出。"

一、病因病机

（一）内源性异物

食物内化学物质在肠内不被吸收，积成硬块，有时形成异物。此种异物与患者生活习惯及居住地区有关。常吃大量药品，如碳酸氢钠、镁、钙等，易结成硬块。含有钙盐区，常喝硬水，肠内分泌物减少，能使粪便生成硬块。此种硬块，可在直肠或肛门成为异物。

（二）外源性异物

1. 从口进入　由口不慎，或精神患者及小儿将异物吞下，由胃肠道排至直肠而堵塞。如鱼骨刺、骨片、牙齿、金属币、西瓜子、铁钉、纽扣、发夹等。损伤结果，以异物大小、形状和时间而不同。

2. 从肛门进入　意外伤，如戳伤，由高处跳下或坠下，坐于直立的木桩、铁柱、工具柄、树枝或其他棒状物体上，可将这些棒状物折断留于肠内；自行置入，心理变态和暴力，将木棍、胶管、玻璃瓶、灯泡、钢笔、金属器械，以及瓜、茄子、红薯等植物置入直肠；医源性失误，在治疗过程中，将灌肠器头、注射器、肛门温度计、探针和扩张器等掉入直肠。

二、诊断

1. 病史　因异物来源不同，其病史亦多种多样，有的患者还隐瞒病史，医生应耐心询问。
2. 症状　小而光滑的异物能自动排出，多无任何症状。肛管直肠异物的症状主要是排便障碍。如果为尖锐针头、缝针、铁钉或是边缘锐利的骨片、玻璃碎片可破入肠壁，或横入肛窦则肛痛，排便时加重或便血。如异物位置较高可破入肠壁引起局限性腹膜炎。如异物大，形圆而表面滑只觉得肛门堵塞感，沉重和腹痛。
3. 体征　肛门指诊和镜检是最可靠的诊断方法，可触到肛门内或见到直肠下端的异物，并可测知异物的形状、大小和性质。
4. 辅助检查　乙状结肠镜检查可发现直肠下段异物。如异物在直肠上部，可行X线透视或拍片。结肠镜可发现位置较高异物。B超及放射检查可了解异物部位、大小、性质及肠管损伤情况。

三、鉴别诊断

1. 肛裂　是肛管皮肤非特异性放射状纵形溃疡。肛管前后位发生较多，患者常有便秘，便后有滴血及周期性疼痛。检查可见肛裂溃疡面。
2. 肛门旁皮下脓肿　脓肿发生于肛周的皮下组织，常继发于肛隐窝感染。局部红肿热痛明显，无便血，直肠指诊无异物发现，但肛管、直肠异物取出后，亦可继发肛门旁皮下脓肿。

四、辨证论治

（一）血瘀热结证

1. 症状　异物引起肛门周围刺痛肿胀，可见皮肤青紫，固定不移，甚至痛引少腹，拒按，低热不恶寒，舌质淡红，苔薄黄，脉弦涩。
2. 辨证分析　直肠肛管异物所致的瘀血阻滞与感受外来热毒相搏结，血瘀热结，则肛门刺痛肿胀，刺痛不移。
3. 治法　活血化瘀，解毒止痛。
4. 方药　复元活血汤加减。

常用中药：当归、柴胡、穿山．甲、红花、桃仁、制大黄、香附、泽兰、苏木等。

（二）瘀血阻滞证

1. 症状　少腹痛，痛势较剧，痛如针刺，甚则尿血有块，经久不愈，舌质暗紫，脉细涩。
2. 辨证分析　肛门直肠异物导致肠破血流，离经之血溢于脉外，血停肠络不通而发剧烈腹痛。
3. 治法　活血化瘀。
4. 方药　少腹逐瘀汤加减。

常用中药：川芎、五灵脂、当归、延胡索、小茴香、官桂、赤芍、蒲黄、干姜等。

常用中成药有活络丸、云南白药等。

（三）气随血脱证

1. 症状　出血量多，四肢厥冷，大汗淋漓，甚至不省人事，舌质淡，脉微弱。
2. 辨证分析　病情重者或延误诊治者，脉络破损，血溢脉外，久之气随血脱而见厥证。
3. 治法　益气、回阳、固脱。
4. 方药　独参汤或参附汤。

常用中药：生晒参、制附子、干姜等。

五、其他疗法

治疗原则：以取出或排出异物为目的，方法应灵活，并同时处理并发症。

小型异物，表面平滑，大半可自然排出。患者多吃使增加粪便体积的食物，如马铃薯、燕麦、黑面，然后再服用缓泻药，有时可使异物随粪便排出。剧烈泻药使肠蠕动加强，可将异物驱向肠壁，损伤肠壁。有时可给患者牛奶面包，因牛奶可在异物表面做成滑膜，再服泻药，可使异物容易排出。

如不能自然排出，宜行手术。异物在肛门口，可直接取出。在肛窦内的异物，先麻醉，扩张肛门，将异物取出，再涂以消毒剂。软质异物可先将异物穿一大孔，使空气流出，以减少肠内吸力，然后取出。小的软质金属异物，如发卡、钢针或是铁钉等，可以钳夹碎，分段取出。如异物形圆、质地硬，可用石钳或取铆钳取出。

有时许多的异物连合成块，如樱桃核、石榴子可分块取出。大的质脆异物，则先用麻醉，扩张肛门，然后取出。牙签、鱼刺、果核等异物直位刺入肠壁者，可用肛门拉钩避开异物后拉开肛门，暴露异物末端，用血管钳夹住反向拔出异物。异物横位卡住者，可用肛门拉钩沿着异物刺入方向拉开肛门，使异物一端退出肠壁后，立即用血管钳钳住异物后，将异物取出。如异物较长或术野暴露不满意，可用2把血管钳夹住异物两端，用剪刀将异物剪断后取出。异物较大者，可切开肛门后位括约肌及切除部分尾骨。如异物为玻璃瓶、灯泡等，取出难度较大，特别是异物大头朝向肛门者，可取软质丝线网，以血管钳送入直肠，使任一网眼套住异物上缘；向外牵拽取出。如未成功，可用整块胶布或纱布包裹异物后，破碎异物，分块取出。取异物时，应用各种方法保护直肠和肛管，防止损伤和穿孔。

六、预防调护

（1）使用肛门温度计或内镜时应仔细，防止器械折断、遗留。
（2）发生消化道异物后，不宜盲目使用竣泻药，以免发生严重后果。
（3）照管好心理变态者或小儿。

（李　瑞）

第八章

其他常见直肠、肛管疾病

第一节 肛裂

一、概述

肛裂是肛管皮肤全层裂开所形成的感染性溃疡,中医学又称为"钩肠痔"、"脉痔"、"裂痔"。其临床特点:肛管皮肤全层破裂,常以周期性剧痛、便血、便秘为主证。肛管裂口、裂痔和肛乳头肥大同时存在,称为"肛裂三联征"。肛裂的病理改变包括裂口、肛乳头肥大、裂痔、皮下瘘、肛隐窝炎。肛裂发病数仅次于痔,占第二位,多见于青年和中年,儿童和老人少见,此病发病率高,患者非常痛苦,故可列为肛门三大主病之一。若侧方有裂口或有多发裂口,应想到可能是肠道疾病的早期表现,如克罗恩病或溃疡性结肠炎等。

二、分类

肛裂的分类方法较多,目前国内外尚无统一方法,现对其主要分类法介绍如下。

(一) 二期分类法

国外有人将肛裂分为急性期和慢性期两类。我国1975年全国肛肠学术会议将肛裂分为早期和晚期两类。

1. 急性期和慢性期分类法 如下所述。

(1) 急性期肛裂:又称为早期肛裂。病程短,仅在肛管皮肤上有一梭形溃疡,裂口新鲜,底浅,创缘软而整齐,无瘢痕形成,有明显触痛。

(2) 慢性期肛裂:又称为陈旧肛裂。病程长,反复发作,溃疡底深,边缘增厚,质硬不整齐,基底有梳状硬结,裂口上端伴有肛窦炎,肛乳头肥大,下端常伴有裂痔和潜行性瘘管。

2. 早期和晚期分类法 如下所述。

(1) 早期肛裂:裂口新鲜,尚未形成慢性溃疡,疼痛较轻者。

(2) 陈旧肛裂:裂口已形成梭形溃疡,同时有皮垂、肛窦炎、肛乳头肥大,并有周期性疼痛。

(二) 三期分类法

1. 1978年银川全国肛裂专题学术会议协商制定的标准 如下所述。

(1) 一期肛裂:为单纯性肛裂,肛裂初发,裂口新鲜,病程短。

(2) 二期肛裂:溃疡形成期,创缘隆起增厚变硬,有明显溃疡形成,但尚无其他病理改变。

(3) 三期肛裂:除已形成慢性溃疡外,并发裂痔、肛乳头肥大、肛窦炎、皮下瘘等病理改变。

2. 1991年在桂林全国肛裂专题学术会议制定的标准为三期 如下所述。

(1) 一期肛裂:肛管皮肤全层裂开,形成炎症性溃疡,溃疡底部清洁,边缘整齐,质软,无并发症或伴轻度肛窦炎、肛乳头炎。

（2）二期肛裂：溃疡底部呈灰白色，边缘增厚不整齐，质硬成潜行性。肛管弹性减弱，但能松弛，并发哨痔、肛乳头肥大、肛窦炎。

（3）三期肛裂：溃疡如二期，肛管纤维化、狭窄，并发裂痔、肛乳头肥大及皮下瘘等直接影响溃疡。

3. 1993年制定的《中医各科病证诊断疗效标准》中提出的肛裂三期分类　如下所述。

（1）一期肛裂：肛管皮肤浅表纵裂，创缘整齐、鲜嫩。触痛明显，创面富于弹性。

（2）二期肛裂：有反复发作史。创缘有不规则增厚，弹性差。溃疡基底紫红色或有脓性分泌物，周围黏膜充血明显。

（3）三期肛裂：溃疡边缘发硬，基底紫红色有脓性分泌物。上端邻近肛窦处肛乳头肥大，创缘下端有裂痔，或有皮下瘘管形成。

三、临床表现

（一）症状

1. 疼痛　周期性疼痛为肛裂是主要症状，与排便密切相关。粪便通过肛管，肛管扩大并刺激溃疡面，立刻感觉肛门内撕裂样疼痛或灼痛，粪便排出后数分钟至十余分钟疼痛减轻或短暂消失，称为疼痛间歇期。然后因内括约肌痉挛收缩，又引起剧烈疼痛，疼痛的轻重和时间长短不同，常与裂口的大小和深浅有关，可持续数十分钟至数十小时，使患者坐卧不安，十分痛苦，直到括约肌疲劳松弛后，疼痛才逐渐缓解消失。这种排便时疼痛，排便后减轻，随后又产生持续性疼痛，在临床上称为肛裂疼痛周期。病情严重者，咳嗽、喷嚏都可引起疼痛。

2. 出血　肛裂的出血不规则，时有时无，与排便有关，一般出血量不多，便时有鲜血点滴而出，有的粪便表面有血，或仅染红便纸。乃排便时粪便扩张血管，裂口中小血管被撕裂而出血。

3. 便秘　因恐惧排便疼痛而不愿排便，因此排便习惯被改变，致使粪便在直肠内潴留时间较长，水分被吸收，粪便变干硬，引起便秘。便秘更加重了对肛裂的扩张和撕裂伤，引起剧烈疼痛，成为恶性循环。

4. 瘙痒　由于肛裂溃疡的分泌物或因肛裂所并发的肛窦炎、肛乳头炎等所产生的分泌物的刺激，引起肛门瘙痒。

（二）检查

1. 局部视查　肛裂的检查应以视诊为主。检查时，患者可取适宜的体位，检查者用双手拇指将肛缘皮肤轻轻向两侧分开，可见肛管变形皮肤区有一梭形溃疡。如用探针轻触溃疡创面，即可引起疼痛。一期肛裂患者的溃疡创面颜色鲜红、底浅，边缘无明显的增厚，无裂痔形成。二、三期肛裂患者的溃疡创面颜色灰白、底深，边缘增厚明显，可形成裂痔。

2. 指诊与器械检查　指诊及肛镜检查因能引起剧痛一般可不进行。必要检查时可在裂口处及其周围用表面麻醉剂涂抹，或用2%普鲁卡因1～5mL做浸润麻醉，待痛觉消失后再予进行。一期肛裂指诊时，手指在肛管内可摸到边缘稍有突起的纵形裂口。二、三期肛裂指诊时可摸到裂口的边缘隆起肥厚、坚硬，可有肥大的肛乳头。用肛镜检查时，可见到裂口处呈椭圆形或梭形溃疡。一期肛裂的溃疡边缘整齐、底红色；二、三期肛裂的溃疡边缘不整齐、底深，呈灰白色，溃疡上端的肛窦呈深红色，可见到肥大的肛乳头。三期肛裂，在肛窦与溃疡之间用隐窝钩尚可钩入一定的深度，说明已形成潜行瘘管。此时若在裂口下端的肛缘处轻轻按压，则可见到有少量脓性分泌物从裂口下端溢出。

3. 压力测定　肛裂患者的肛管静息压明显高于正常人。前者为（127.5±42.2）kPa［（130±43）cmH_2O］，而后者仅为（86.3±33.3）kPa［（88±34）cmH_2O］；同时肛管收缩波有明显的增强，前者出现率达80%，而后者仅占5%。

4. 肛管直径测量　患者取侧卧位，将椎体状肛管直径测量器涂抹液状石蜡后，以其顶端对准肛门，轻缓推入，直至不能再推入为止，并从测量器侧面的刻度上读出肛管直径的数据。根据王秋霖对陈旧性肛裂患者在术前未麻醉下测定的结果,其最小直径为1.5cm,最大直径为2.2cm,平均直径为1.95cm,标准差为0.19cm。

四、诊断标准

(1) 排便时疼痛明显,便后疼痛可加剧,常有便秘及少量便血。好发于肛门前后正中部位。

(2) 肛管皮肤浅表纵裂,创缘整齐,基底新鲜、色红,触痛明显,创面富于弹性。多见于一期肛裂。

(3) 有反复发作史。创缘不规则,增厚、弹性差,溃疡基底紫红色后有脓性分泌物。多见于二期肛裂。

(4) 溃疡边缘发硬,基底紫红色,有脓性分泌物。上端邻近肛窦处肛乳头肥大,创缘下端有哨兵痔,或皮下瘘管形成。多见于三期肛裂。

五、鉴别诊断

(1) 肛门皮肤皲裂:多由肛门湿疹、皮炎、肛门瘙痒症等继发引起,裂口为多发,位置不定,裂口表浅而短,一般不到肛管,无赘皮外痔和肛乳头肥大等并发症,疼痛轻,出血少,瘙痒较重。冬春季节加重,夏季较轻。

(2) 肛管结核性溃疡:溃疡的形状不规则,边缘部整齐,潜行,溃疡底呈污灰色,有较多分泌物,色白或混有脓血,无赘皮外痔,疼痛轻,多有结核病史,活检可明确诊断。

(3) 肛管上皮癌:溃疡形成不规则,边缘隆起,溃疡底部凹凸不平,质硬,表面可有坏死组织覆盖,有特殊的恶臭,持续性疼痛,如侵犯括约肌,则肛门松弛失禁,活检可明确诊断。

(4) 梅毒性溃疡:又称下疳,患者有不正当的性行为史,溃疡不痛,常位于肛门侧面,一般呈圆形成梭形,质硬,边缘突起,色红,底灰色,有少量脓性分泌物,不痛,双侧腹股沟淋巴结肿大,血液检查呈阳性梅毒反应。

六、治疗

1. 内治法 适用于各期肛裂。便秘既是肛裂的主要症状,又是肛裂发作的重要原因,故内治法应以润肠通便为主,在大便通畅的前提下,再结合其他治疗。因此本疗法在肛裂的治疗和预防中甚为重要。临床应强调调理大便,务必使其通畅,避免只着眼于裂损局部。由于肛裂在证型上以热结肠道、湿热下注和阴虚肠燥为多见。根据不同的证型和病变的轻重,采取相应的治疗原则。治疗方法同便秘内治法。

2. 外治法 如下所述。

(1) 熏洗:适用于各期肛裂。主要具有活血化瘀、消肿止痛、生肌收口的作用。常用的方药有荆芥方、苦参汤、祛毒汤,或1∶5 000高锰酸钾溶液等,先熏后洗,既可保持局部清洁卫生,又能促进血液循环,减少刺激,加速愈合。

(2) 敷药:适用于各期肛裂。具有清热解毒、止痛止血的作用。常用的有九华膏、生肌玉红膏、肛泰软膏、太宁乳膏(角菜酸酯)、马应龙麝香痔疮膏、龙珠软膏、湿润烧伤膏、复方苯佐卡因凝胶等,每日1~2次。

(3) 塞药:适用于各期肛裂。具有清热解毒、消肿止痛止血的作用。常用的有消炎痛栓(吲哚美辛栓)、吲哚美辛唑酮栓(痔疮宁栓)、马应龙麝香痔疮栓、九华痔疮栓、太宁栓(复方角菜酸酯栓)等。

(4) 腐蚀:适用于反复发作的陈旧性肛裂。具有活血化瘀、祛腐生肌的作用。常用的药物有八二丹、七三丹、红升丹、枯痔散等,或用5%石炭酸甘油涂擦患处后,然后用生理盐水冲洗。主要的用法:在陈旧的裂口上外涂丹药少许,每日1~2次,待创面新鲜后可改用生肌散,使得创面愈合。

（5）其他疗法

1）扩肛疗法：适用于早期肛裂，无结缔组织外痔、肛乳头肥大等并发症者。

操作要点：①麻醉后，术者将双手示指和中指涂上润滑剂，或液状石蜡；②先用右手示指插入肛管内，再插入左手示指，两手腕部交叉，两手示指掌侧向外侧扩张肛管；③逐渐伸入两中指，持续扩张肛管3~5min，使肛管内外括约肌松弛；④手术中注意勿用暴力快速扩张肛管，以免撕裂黏膜和皮肤。

2）封闭疗法：适用于陈旧性肛裂疼痛明显者。通常采取穴位注射，或电针刺激，疏通经络，调畅气血，达到治疗目的。如在长强穴用1%利多卡因5~10mL做扇形注射，隔日1次，5次为一个疗程；亦可于裂口基底部注入长效止痛液（比如：亚甲蓝注射液1mL，2%利多卡因注射液5mL，丁派卡因注射液37.5mg×5mL混合）3~5mL，每周1次。

3）针刺疗法：常用穴位有长强、白环俞、大肠俞、承山、三阴交、足三里、天枢、合谷等，每次选2~3穴，采用强刺激手法，留针10~30min。每日1次，7d为一疗程。另外，按摩天枢穴可促进肠蠕动，缓解便秘。

3. 手术疗法　肛裂手术治疗的指征一般为：①病程长的慢性肛裂，已有肛门溃疡形成，便后剧痛持续1h以上；②已有明显的肛裂三联征，已有肛门瘢痕狭窄，并发有内痔、混合痔；③肛裂并发肛瘘形成。肛裂手术治疗的关键是缓解内括约肌痉挛，降低肛管静息压，改善局部血液循环。常见的手术方法如下。

（1）肛裂切除术

1）适应证：慢性肛裂（三期肛裂）。

2）禁忌证：肛门周围有严重皮肤病者；有结核、克罗恩病、梅毒、艾滋病等所致的特异性肛肠疾病者；有严重心、肝、肾疾病或血液病、癌症、极度虚弱者，不宜手术者；妊娠期妇女及女性月经期。

3）操作方法：患者取侧卧位或俯卧折刀位，常规消毒，局部麻醉或骶管麻醉后，铺巾。沿肛裂溃疡正中纵向切开，上至齿线下至裂口外端0.5~1cm，切口深度以切开溃疡中心，切断部分内括约肌至手指无紧缩感为度，此时肛管一般可容2指。同时将裂痔、肥大的肛乳头、隐瘘、肛窦等病变组织一并切除，再将裂损边缘增殖部分修剪整齐。查无搏动出血，加盖止血明胶海绵，填入凡士林纱条外加敷料包扎固定。术后每次便后用1：5000高锰酸钾溶液坐浴或苦参汤坐浴，用抗生素防止感染，局部每日予凡士林纱条填入创面换药1次，直至创面愈合。

其优点是可在直视下切断内括约肌，准确性强，一次性解除肛裂溃疡及其并发症，远期疗效可靠；缺点是对肛管组织损伤大，切开创面大，不利于恢复，易于遗留"锁洞畸形"，导致肛门不同程度溢液，且疗程长。

（2）内括约肌切断术：内括约肌切断术的优点：①减轻肛门疼痛；②减轻肛门水肿；③改善便秘症状。肛门内括约肌的切断可以解除内括约肌的失弛缓状态，降低直肠的顺应性，使肛管直肠的功能紊乱得到纠正，从而改善便秘症状。

A. 后正中内括约肌切断术

1）适应证：慢性肛裂（三期肛裂）。

2）禁忌证：肛门周围有严重皮肤病者；有结核、克罗恩病、梅毒、艾滋病等所致之特异性肛肠疾病者；有严重心、肝、肾疾病或血液病、癌症、极度虚弱，不宜手术者；妊娠期妇女及女性月经期。

3）操作方法：患者取侧卧位或俯卧折刀位，常规消毒，局部麻醉或骶管麻醉后，铺巾。用双叶肛镜暴露后正中肛裂，直接经肛裂处切断内括约肌下缘，切口上至齿线，下至肛缘。如并发裂痔、肛乳头肥大者也一并切除，所形成创面不予缝合，查无搏动出血，加盖止血明胶海绵，填入凡士林纱条外加敷料包扎固定。术后每次便后用1：5000高锰酸钾溶液坐浴或苦参汤坐浴，用抗生素防止感染，局部每日予凡士林纱条填入创面换药1次，直至创面愈合。

Gabriel、Eisenhamm主张在后正中处行内括约肌切断术，认为这样能较彻底地解除内括约肌持续痉挛。该术式优点是在后正中切开可满意地使肛管松弛，较彻底地解决内括约肌的痉挛。但临床上发现该手术有两个主要的缺点：一是肛管皮肤缺损愈合困难，长达6~7周；二是最终愈合后手术部位可继发形成一"钥匙孔"形的肛管变形，妨碍肛管闭合。为避免以上缺点，近年来，多主张采用侧方内括约肌切断术。

B. 侧方内括约肌切断术

1）适应证：慢性肛裂（三期肛裂）。

2）禁忌证：肛门周围有严重皮肤病者；有结核、克罗恩病、梅毒、艾滋病等所致的特异性肛肠疾病者；有严重心、肝、肾疾病或血液病、癌症、极度虚弱，不宜手术者；妊娠期妇女及女性月经期。

3）操作方法：患者取侧卧位或俯卧折刀位，常规消毒，局部麻醉或骶管麻醉后，铺巾。在肛门左侧或右侧距肛缘1.0~1.5cm处做一弧形切口，长约2cm，显露内括约肌后，在直视下用剪刀将内括约肌剪断，如并发裂痔、肛乳头肥大者也一并切除，所成创面不予缝合，查无搏动出血，加盖止血明胶海绵，填入凡士林纱条外加敷料包扎固定。术后每次便后用1∶5 000高锰酸钾溶液坐浴或苦参汤坐浴，用抗生素防止感染，局部每日予凡士林纱条填入创面换药1次，直至创面愈合。

侧方内括约肌术切断术是在1967年Park为避免后方切断术愈合时间长等缺点提出的方法。内括约肌侧方切开术被认为是治疗肛裂的"金标准"，但也存在术后控便能力降低的危险。其术式优点是损失小，易于切口愈合。缺点是对手术者要求较高，若切断括约肌太深易造成肛门失禁，太浅则不能充分解除内括约肌的痉挛。目前文献报道这种方法的愈合率约为98%，但也有30%的患者发生肛门失禁，尤其以女患者多见。研究表明，行部分内括约肌切开术既能达到降低肛管内压、促进肛裂愈合的目的，又能减少肛门失禁的发生率。但如何掌握切开括约肌的比例，仍无很好的标准。特别是女性患者，因其肛管较短，内括约肌较薄弱，且生产时可造成潜在的括约肌损伤，这类女性患者部分切开内括约肌的比例应注意掌握。

C. 内括约肌挑切术

1）适应证：慢性肛裂（三期肛裂）。

2）禁忌证：肛门周围有严重皮肤病者；有结核、克罗恩病、梅毒、艾滋病等所致的特异性肛肠疾病者；有严重心、肝、肾疾病或血液病、癌症、极度虚弱，不宜手术者；妊娠期妇女及女性月经期。

3）操作方法：患者取侧卧位或俯卧折刀位，常规消毒，局部麻醉或骶管麻醉后，铺巾。于肛缘后正中或稍侧方做一个1.0~1.5cm纵形切口，显露内括约肌后用蚊式钳挑出内括约肌下缘，在钳上切断内括约肌，然后止血不缝合切口。查无搏动出血，加盖止血明胶海绵，填入凡士林纱条外加敷料包扎固定。术后每次便后用1∶5 000高锰酸钾溶液坐浴或苦参汤坐浴，用抗生素防止感染，局部每日予凡士林纱条填入创面换药1次，直至创面愈合。

此法优点是切断肌束清晰，操作简单可靠，不易刺破肛管皮肤造成感染。但要注意挑出的肌束要深达齿线。为此，可用示指伸入肛管直肠触摸齿线处内括约肌下缘，顶起内括约肌使之易于挑出。缺点是若挑出肌束较少，只切断很少肌束，则术后仍有疼痛或复发。

(3) 纵切横缝术

1）适应证：慢性肛裂（三期肛裂），于肛门术后肛门狭窄并发有肛裂者。

2）禁忌证：肛门周围有严重皮肤病者；有结核、克罗恩病、梅毒、艾滋病等所致的特异性肛肠疾病者；有严重心、肝、肾疾病或血液病、癌症、极度虚弱，不宜手术者；妊娠期妇女及女性月经期，肛裂伴有皮下瘘、肛门梳硬结者。

3）操作方法：患者取侧卧位或俯卧折刀位，常规消毒，局部麻醉或骶管麻醉后，铺巾。肛门后正中肛缘至齿线间做纵形切口，切开皮肤及皮下组织，并挑起部分内括约肌切断，适度扩肛3指，同时切除肥大肛乳头、裂痔，然后将切口最上缘与最下缘横向缝合使纵形切口变成横向弧形切口。查无搏动出血，加盖止血明胶海绵，填入凡士林纱条外加敷料包扎固定。术后不予坐浴以防缝合切口感染，用抗生素防止感染，局部每日予凡士林纱条填入创面换药1次，直至创面愈合。

本法优点是扩延肛管皮肤周径，解除肛管缩窄，并解除括约肌痉挛使肛门松弛；缺点是适用性窄，操作相对复杂，术前准备与术后护理要求高，切口易于感染，皮不易成活等。最近有人对单纯纵切横缝术提出了一些不足之处，认为由于横缝切口之间部分移位较大，加之处于污染区，很容易发生缝线切割皮肤组织的情况，影响伤口愈合。故提出了在原术式的基础上，适当延长肛缘外切口，中央不缝合，并在其下部预留一放射状切口作引流。

(4) 肛裂皮瓣转移术

1) 适应证：慢性肛裂（三期肛裂）伴有肛门狭窄者。

2) 禁忌证：肛门周围有严重皮肤病者；有结核、克罗恩病、梅毒、艾滋病等所致的特异性肛肠疾病者；有严重心、肝、肾疾病或血液病、癌症、极度虚弱，不宜手术者；妊娠期妇女及女性月经期。

3) 操作方法：患者取侧卧位或俯卧折刀位，常规消毒，局部麻醉或骶管麻醉后，铺巾。将肛裂溃疡、裂痔、肛乳头一并切除，同时切断部分内括约肌，将创缘修剪整齐，在肛缘外做倒"Y"形切口，将倒"V"字形皮瓣游离，尖端缝合于肛管内切口顶端，使伤口形成倒"V"字形，两侧伤口间断缝合。适用于陈旧性肛裂伴肛管狭窄者。

此术式的优点是不伤及肌肉，术后肛门功能良好，其缺点同"纵切横缝术"。

七、预防与护理

(1) 注意调理起居饮食，不可疲劳过度，不酗酒和过食辛辣及膏粱厚味，以免损伤脾胃，滋生湿热。

(2) 养成生理排便习惯，防止便秘，如有干硬粪便形成，不可用力努责排出，应用温盐水灌肠或开塞露注入肛内滑润排便。

(3) 对患有肛窦炎和肛乳头炎的患者，要及早治疗，防止诱发肛裂。

(4) 扩肛和肛门镜检查时忌粗暴用力，对肛管上皮的损伤，应积极治疗，防止因感染而形成溃疡。

(5) 指导药物熏洗、坐浴等治疗方法。

（孙丙军）

第二节　肛管、直肠周围脓肿

肛门直肠周围脓肿是肛门直肠间隙所发生的急慢性化脓性感染。本病较为常见，起病急骤，疼痛剧烈，可发生于任何年龄组，但多见于20～40岁的青壮年，男性多于女性，春秋季多发。

祖国医学把肛门直肠周围脓肿归于肛门"痈疽"范畴，按其发生部位又有肛门痈、悬痈、坐马痈、跨马痈、鹳口痈、盘肛痈之称。中医辨证属阳证。

本病的发展过程较为迅速，如延误治疗可使病情加重，并使病情复杂化。因此，应早期行急诊一次性根治手术，防止感染进一步发展，造成局部感染加重，破溃后形成肛瘘；或全身感染加重，形成败血症，严重的形成感染性休克。

一、病因病理

肛门直肠周围脓肿可由特异的和非特异的病因引起。

非特异性的肛门直肠周围脓肿多由肛窦管堵塞后感染引起。肛窦是向上开口于直肠的漏斗形盲袋，其底端多数有肛腺。6～10个这样的腺体围绕着肛管并开口于肛窦的底部，肛腺腺体导管多位于黏膜下层及内外括约肌之间。当肛窦肛腺感染后，炎症蔓延波及肛门直肠周围的疏松结缔组织间隙形成脓肿。

特异性肛门直肠周围脓肿病因包括：外来细菌的侵入、创伤、恶性肿瘤、放射、免疫减退状态、感染性皮炎、结核、放线菌病、Crohn病、肛瘘，也可由痔及其他肛门手术引起肛门直肠周围脓肿。常见的致病菌有：金黄色葡萄球菌、链球菌、大肠埃希菌、铜绿假单胞菌、变形杆菌、产气荚膜杆菌以及结核杆菌等。

祖国医学认为肛门直肠周围脓肿的发病原因有：①外感风热、毒热湿邪；②饮食醇酒厚味。《素问·生气通天论》认为"营气不从，逆于肉里，及生痈肿"。大肠湿热，流注肛门，气血瘀滞，结成肿块，日久化腐生热，溃而成脓。也有因肺、脾、肾三素亏损，湿邪乘虚而攻等。

肛门直肠周围脓肿的形成，约95%以上起源于肛窦感染，即肛窦炎。当肛窦炎症继续发展，细菌经肛腺导管进入肛腺体，引起肛腺导管及肛腺体感染发炎，肛腺管因炎症水肿，发生阻塞，肛腺体内黏液排出障碍、淤积，加之细菌在其中大量生长繁殖，使感染加剧。此时炎症直接向外扩散或经淋巴管向周围播散，引起肛门直肠周围结缔组织炎症，进而形成肛门直肠周围脓肿。

二、分类

脓肿根据位置可分为4种类型：肛周的脓肿、坐骨直肠间的脓肿、括约肌间的脓肿、肛提肌上的脓肿。

因此，肛门直肠周围有7个易发生脓肿的结缔组织间隙，间隙内充满含有丰富小血管和小淋巴管的疏松结缔组织和脂肪。这7个间隙分别是：深部的左、右直肠骨盆间隙，均位于肛提肌上方；浅部的左、右坐骨肛门间隙和皮下间隙，均位于肛提肌下方；以及位于直肠黏膜与肌层之间的黏膜下间隙。黏膜下间隙脓肿形成时脓液可向上、向下或环绕直肠蔓延；其他各间隙之间也有结缔组织通道，当一个间隙形成的脓肿处理不及时可因脓液增多、压力增大，扩散到其他间隙，因此脓肿诊断一经确立，应按急症行手术治疗。

（一）临床表现

肛门直肠周围脓肿的临床表现为局部急性化脓性感染的临床表现，又因其发生部位不同而各有差异。

1. 括约肌间脓肿　发生在直肠黏膜下层括约肌间隙内。有人也叫黏膜下脓肿，但脓肿不在黏膜下，有的全身症状较显著，发热、倦怠、食欲缺乏等症状明显。直肠下部有坠胀感及疼痛，行走及排便时加重，并有排便困难。直肠指诊可触及卵圆形或索条状肿物，质软，有波动感，触痛明显。内镜检查时，可见黏膜隆起，其边缘整齐，发红、发亮。穿刺时可吸出脓液。有时可于黏膜上或肛窦处向肠腔破溃。

2. 肛周脓肿　发生于肛管皮下或肛周皮下间隙内。局部呈剧烈持续性跳痛，但全身症状常较轻微。肛旁皮肤可见一圆形或卵圆形隆起，红肿，触痛明显，若已化脓，可有波动感。有时肛门镜检查能发现脓肿从肛隐窝排出或位于慢性肛裂上。

3. 坐骨直肠间隙脓肿　发生于坐骨直肠间隙内。本病是肛门直肠周围脓肿中最常见的一种类型。初起时，肛门部坠胀不适，患侧局部疼痛较轻，继而出现发热、寒战、脉速、倦怠、食欲缺乏等全身症状；局部症状也很快加重，肛门部灼痛或跳痛，行走或排便时加剧，有时可有排尿困难。局部观察，患侧肛旁皮肤隆起，高于对侧，触之发硬，压痛明显。直肠指诊时，发现肛门括约肌紧张，患侧肛管饱满，压痛明显，坐骨直肠间隙穿刺时，有脓液吸出，当脓液穿入皮下间隙时，可有波动感。

4. 肛提肌上脓肿　位于骨盆直肠间隙内。症状急骤，发热、寒战明显，腰骶部酸痛，便意频繁。因部位较深，局部外观无明显变化，严重时会阴部可红肿。直肠指诊时，在肛管直肠环上方，可触及一较硬包块，压痛明显，有时有波动感。因骨盆直肠间隙顶端为腹膜，受到炎症波及，有时下腹部可有压痛及反跳痛。从笔者的经验来看，多数患者有盆腔内感染类疾病，如克罗恩病、憩室炎、输卵管炎或近期腹部或盆腔手术。

5. 肛门后深部脓肿　位于直肠后间隙内。全身症状显著，有周身不适，发热、头痛、倦怠、食欲缺乏等症状，腰骶部酸痛，排便时肛门部有明显坠痛。因部位较深，外观肛门局部无变化，肛门与尾骨之间，可有深压痛。直肠指诊可发现直肠后壁，肛管直肠环上方饱满或隆起，压痛明显，可有波动感。

（二）诊断与鉴别诊断

肛门直肠周围脓肿，根据其临床表现，做出正确诊断并不困难。但需要注意的是，深部脓肿局部外观常无明显变化，这时直肠指诊是重要的检查手段。此外，一切辅助检查，常可提供有力的佐证，如：血常规检查，可见白细胞计数及中性粒细胞计数比例明显增高；肛门直肠内超声检查，可发现肛门直肠周围组织内有局限的液性暗区，而且这种技术还可决定近2/3患者脓肿与括约肌间的关系，对于多数脓肿找内口有帮助。

本病在诊断过程中,应与肛门直肠部结核性脓肿及肛门部化脓性汗腺炎相鉴别。前者起病缓慢,病史较长,无局部急性炎症的表现,常伴有全身其他脏器、组织的结核病灶;后者全身呈慢性消耗症状,脓肿浅而范围大,病变区域皮肤变硬,急性炎症与慢性窦道并存。

(三)其他类型脓肿

1. 坏死性脓肿　肛门直肠脓肿若不及时治疗最终导致严重的并发症:脓毒败血症、气性坏疽,甚至死亡。

2. 骨髓移植后肛周脓肿　肛周感染是骨髓移植后的少见并发症。其处理与一般血液病相同。切口愈合时间很长。

3. 艾滋病患者的肛周脓肿　获得性免疫缺陷综合征患者肛门直肠周围非常容易感染,有人认为发病率为34%。所以要慎重处理。若已经形成脓肿,只适合于分期切开引流。

三、治疗

(一)药物治疗

适用于炎症初期,脓肿尚未形成阶段,选用抗感染药物,临床上常用青霉素类、头孢菌素类、抗厌氧菌类抗生素口服或静滴以控制炎症扩散。同时根据中医辨证论治的原理,解毒通腑,散结消肿,可选防风通圣散,仙方活命饮等方内服,或内服活血化瘀汤加减,当归15g,赤芍12g,苏木15g,桃仁9g,土茯苓25g,大黄2g,川芎9g,薏苡仁2g,败酱草15g,白芥子5g,甘草5g。水煎服,每日1剂。

对于结核性脓肿,可选用抗结核药,如异烟肼、利福平口服,利福霉素静脉滴注;也可用青蒿鳖甲汤水煎内服。

(二)手术治疗

适用于脓肿形成后,因肛门直肠周围脓肿起病急骤,发展迅速形成脓腔,所以手术治疗是本病的主要治疗方法。由于本病所在部位解剖学上的原因,为防止病情进一步加重、恶化,对于急性肛门直肠周围脓肿均应行急症手术治疗。脓肿发生部位不同,所采取的手术方法也不相同。但各种类型肛门直肠周围脓肿手术治疗的原则是:争取行一次性根治手术,不遗留后遗症。

1. 分期切开引流排脓　如下所述。

(1)适应证:糖尿病不稳定期、血液病缓解期、艾滋病、克罗恩病、溃疡性结肠炎、孕妇等。

(2)手术方法:在局部麻醉下,常规碘仿消毒肛周后,根据不同脓肿的位置,一般取距肛周2～3cm的波动明显处或相对脓腔低点,切开皮肤、皮下组织,钝性分离脓腔隔,充分引流脓液后,下一引流条,术毕。

(3)术后处理:全身应用抗生素,每天换药1次,术后1～2d用3%的过氧化氢溶液冲洗,然后用生理盐水清洗脓腔,放置15%复方黄连液纱条或氯霉素纱条。便后用加减三黄液(黄连、黄柏、大黄)坐浴30～40min。形成瘘管后,依据全身状况改善后,再行二次手术。

2. 一次性根治术　如下所述。

(1)括约肌间脓肿

1)手术步骤:在骶麻或硬脊膜外麻醉下,常规碘仿(碘附)消毒肛周后,通过直肠指诊,查清脓肿的部位、范围,在肛门镜或拉钩下,仔细查找原发内口的肛窦所在之处,再由此切开脓肿,排出脓液。切口要大,引流要通畅。排出脓液后,指诊检查有无残留脓腔,如有残留应充分分离其间隙。术毕,脓腔内放置凡士林纱条引流。

2)术后处理:每天换药1次,术后1～2d用3%的过氧化氢溶液冲洗,然后用生理盐水清洗,创口内放置15%复方黄连液纱条或氯霉素纱条。要保持排便顺利通畅,可给液状石蜡30mL每晚1次口服,便后用加减三黄液坐浴30～40min。

(2) 肛周脓肿

1) 手术步骤：做常规术前准备，对于表浅的皮下脓肿可不行清洁灌肠。麻醉应选骶管麻醉或硬脊膜外麻醉，为防止感染沿注射针头扩散，尽量不用局部麻醉。

以脓肿的中心部位做放射状切口，排出脓液后，用右手示指深入脓腔中，分离脓腔结缔组织间隙，防止遗留无效腔，避免操作粗暴，损伤过多组织及血管。退出手指，将左手示指插入肛门内，右手持金属探针，自切开排脓切口探入，由内口及感染肛窦处探出，内口往往在脓肿相对应的肛窦处。由内口至肛缘做放射状切开皮肤及皮下组织，脓腔通过外括约肌皮下层、浅层及部分外括约肌深部者，都可以做一次性切开。修剪切口呈V形，以利引流及换药，清除脓腔内坏死组织，用过氧化氢溶液、生理盐水反复冲洗脓腔后，创口内放置凡士林油纱条引流。

2) 术后处理：术后前几天，用化腐散纱条换药，以脱落去除坏死组织，当肉芽组织新生之际，改用生肌散纱条换药，促进肉芽组织生长，还可配合"三黄液"坐浴。在创面近于愈合时，注意有无"桥形"粘连等假愈合现象，有则及时分开。创面水肿时，局部应用高渗盐水纱条湿敷。创面较大者，为防止愈后瘢痕过大，在无菌条件下，可进行一期清创缝合。便后用加减三黄液坐浴30～40min。

(3) 坐骨直肠间脓肿

1) 手术步骤：选用骶麻或硬脊膜外麻醉。常规碘仿消毒肛周后，在麻醉下找到内口，由患侧相应处距肛缘3～5cm处，做一弧形切口，长3～5cm。切开皮肤、皮下组织至坐骨直肠间隙。然后将左手示指插入直肠内做引导，右手持长止血钳，经坐骨直肠间隙，穿透分离肛提肌至骨盆直肠间隙，排除脓液，退出止血钳，用右手示指从切口深入脓腔，分离脓腔内间隔并探查脓腔范围，钝性分离肛提肌被分离的切口，以利引流通畅。用探针从皮肤切口处探入，于相对应的肛窦处寻找原发内口，将内口与切口之间皮肤、皮下组织切开，修剪皮缘。骨盆直肠间隙脓腔内放置硅胶管引流，切口内填塞凡士林纱条。

2) 术后处理：每日换药1次，术后1～2d用过氧化氢溶液、生理盐水冲洗脓腔，并逐渐退出引流条，注意防止过早拔管，使其以上部分引流不畅，形成无效腔。便后用三黄液坐浴30～40min。

(4) 肛提肌上脓肿：这种脓肿治疗较难，我们的经验是首先要明确病史，在麻醉下找到内口，根据内口确定引流方案。

1) 手术步骤：选用骶麻或硬脊膜外麻醉，常规碘仿消毒肛周后，在麻醉下找到内口，由患侧相应处距肛缘3～5cm处，做一弧形切口，长3～5cm。切开皮肤、皮下组织至坐骨直肠间隙。然后将左手示指插入直肠内做引导，右手持长止血钳，经坐骨直肠间隙，穿透分离肛提肌至骨盆直肠间隙，排除脓液，退出止血钳，用右手示指从切口深入脓腔，分离脓腔内间隔并探查脓腔范围，钝性分离肛提肌被分离的切口，以利引流通畅。用探针从皮肤切口处探入，于相对应的肛窦处寻找原发内口，将内口与切口之间皮肤、皮下组织切开，修剪皮缘。骨盆直肠间隙脓腔内放置凡士林纱条引流，切口内填塞凡士林纱条。

2) 术后处理：每日换药1次，逐渐退出引流条，用过氧化氢溶液、生理盐水冲洗脓腔，并注意防止过早致肛提肌切口闭合，其以上部分引流不畅，形成无效腔。便后用加减三黄液坐浴30～40min。

(5) 提肛肌上三腔脓肿：肛提肌上三腔间隙脓肿不同于其他各间隙脓肿，3个主要特点是：①脓腔一般都比较大；②脓腔的内侧壁及部分底壁为直肠壁，当脓液蓄积较多时，便容易使前壁即直肠壁向直肠腔内隆起，从而托住脓液；③后壁受骶尾骨自然弯曲的影响，切口引流不通畅。因此单纯脓肿切开引流术，往往不能收到满意的效果，我们自1974年以来，运用充气气囊，在行脓肿清创引流术后，用直肠压迫的方法，使得脓腔间隙消失，促进了脓腔的粘连愈合。对于长期不愈的患者，采取这种方法，收到了非常满意的疗效。

(三) 切开清创加气囊加压术的操作方法

麻醉选骶麻或硬脊膜外麻醉。常规碘仿消毒肛周后，在尾骨尖至肛门之间中后1/3处，做纵向切口长约2.5cm，切开皮肤及皮下组织，用长止血钳逐层分离至脓腔，排出脓液。分离扩大引流口，用右手示指探入脓腔内，充分分离脓腔内组织间隔，使其相互沟通，不留无效腔，以利充分引流。再用过氧化氢溶液、生理盐水反复冲洗脓腔数次。用刮匙轻轻搔刮脓腔内壁，在后壁及侧壁可稍重些，前壁应轻些，以免损伤直肠，造成肠壁穿孔。搔刮干净后，用过氧化氢溶液、生理盐水冲洗脓腔，直至彻底清洁为止，并彻底止血。在脓腔内放入适量链霉素粉、庆大霉素或新霉素粉，然后将气囊放入直肠腔内，根据患者情况，将气囊注入 80～120mL 空气，使直肠充分膨起，挤压脓腔，使前壁塌陷，与后壁粘连。创口放置甲硝唑纱条，无菌纱布包扎。

术后处理：控制饮食 3～4d，控制排便 3～4d，全身使用抗生素，以防止感染。每隔 4h 放气休息 2h，每晚睡前气囊放气，以使患者得到充分的休息。晨起大便后及时换药，并再次注入气体。

注意事项：①气囊压迫治疗期间，不可用任何药液冲洗脓腔，禁止探查腔隙；②引流纱条不得塞入脓腔，只填塞引流口即可；③注意直肠末端动脉搏动；④每 4～6h 放气 1 次，间隔 2h 再次充气；⑤控制大便 3～4d，第 4 天将气囊取出。

每日换药后，可经气囊中心的肛管向直肠内注入 10% 黄连液 20～30mL，用以清洁肠腔，用氯霉素、链霉素、新霉素注入也可。

（四）切开挂线引流术的操作方法

示指探入肛内，摸清脓肿的部位及范围，并仔细查找有无原发内口。分叶镜或肛门镜下观察肛隐窝处有无红肿、凹陷性硬结、溢脓，以判断内口的位置。于脓肿波动明显处行放射状切口或弧形切口切开皮肤及皮下组织，用止血钳钝性分离充分排脓后示指探查脓腔走行及分离脓腔间隔。过氧化氢溶液、生理盐水依次冲洗脓腔。若脓腔与两侧坐骨直肠间隙相通，则于左右两侧距肛缘约 2.5cm 处、避开坐骨结节，由前向后各行一弧形切口，使三切口底部互相沟通。两侧弧形切口下端与后位切口间皮桥不应小于 2.0cm。左手示指探入肛内做引导，右手持缚扎一橡皮筋的球头探针，沿切口基底部缓缓向肛内探查寻找内口，于脓腔最高点、最薄处齿状线上 1.0cm 处穿出，通过脓腔拉出切口；两端合拢，松紧适宜结扎修剪切口成梭形，彻底止血，包扎。

术后处理：每日换药 1 次，用过氧化氢溶液、生理盐水冲洗脓腔，放置中药纱条。定期勒紧橡皮筋，至自行脱落为止。

（五）建议

但凡肛周一旦形成脓肿，都应及时切开引流，因其自行从皮肤破溃较难，而脓液更易向肛周疏松组织扩散，导致多间隙脓肿。就术式问题笔者主张，不论脓肿部位深浅，均宜采用一次性切开引流，不做分期手术，但其成败的关键取决于能否正确寻找并处理好感染的肛窦（内口）。对各类型脓肿均不主张切开挂线术，当深部脓肿（肛提肌以上）侵犯到直肠环以上时，在找准感染性肛窦切开时注意保留直肠环，不切断括约肌，在旷置脓腔区做引流，并在直肠腔内放置气囊压迫以消灭脓腔（空腔或无效腔）。

（孙丙军）

第三节 肛瘘

一、流行病学及中西医病因、病理

（一）概念及流行病学

肛瘘又名肛漏，系肛痈成脓自溃或切开后所遗留的腔道，亦称痔漏、痔疮。一般由原发性内口、瘘管和继发性外口三部分组成，亦有仅具内口或外口者。内口为原发性，绝大多数在肛管齿状线处的肛窦内；外口是继发的，在肛门周围皮肤上，常不止一个。

肛瘘发生率的统计，反映了报道者所在医学机构里的情况，结果往往带有片面性。此外，肛周脓肿继发产生的肛瘘，是不是应该统计到肛瘘的发生率里，目前，并没有一个明确的规定。在我国，肛瘘占肛肠发病人数的 1.67%～3.6%，发病高峰常常为在 20～40 岁的青壮年，男性多于女性，男女之比为 (5～6)：1。

美国布鲁克林医院1930—1939年,在77 372病例中有532例肛瘘,发生率为0.69%;1959年弗吉尼亚大学外科诊疗的1 000名患者中,150例是肛肠疾病,其中0.4%是肛周脓肿,0.8%是肛瘘,根据芬兰赫尔辛基(1969—1978年)的手术室数据统计,肛瘘发病率为8.6/100 000,其中12.3%为男性,5.6%为女性。2002年Nelson荟萃分析报道,美国每年治疗20 000~25 000例的肛瘘患者,Ramanujam报道肛周脓肿并发肛瘘的发生率约为34%。Scoma报道的肛周脓肿继发肛瘘的发生率为26%,而Vasilevsky报道为37%。肛瘘的发生与年龄呈相关性,约61%的肛瘘患者分布于15~29岁,且20~29岁为发病高峰。在成人患者中,男女发生率的比例约为2:1。一般认为肛瘘的发病率与季节无明显相关性,但也有报道认为,6月为肛瘘的发病高峰,而8月和9月的发病率为全年最低。个人卫生和久坐没有被证明与肛瘘的发生有相关性,此外,腹泻和便秘也不是肛瘘患者的常见症状。

(二)病因与病理

肛周脓肿和肛瘘可能是一个疾病的不同表现状态,关于肛瘘的发病学说,长期以来占据主导地位的是肛腺感染学说,但是其他一些原因如先天性的原因、盆腔感染、外伤等在肛瘘的发病中也占到一定作用。另外,肛瘘可能是一些疾病的特殊表现形式,比如在克罗恩病患者中,部分患者可能以反复发作的肛瘘为首要的发病原因,因此认识肛瘘的发病原因对于选择合适的治疗方法非常重要。

1. **肛腺感染学说** 尽管大多数肛瘘起源于肛周脓肿切开引流术后,但不是所有的肛瘘均起源于肛周脓肿,同时也不是所有肛瘘患者有肛周脓肿病史。尽管如此,多数的证据表明,肛瘘起源于括约肌间的肛腺感染。但是为什么有些肛瘘患者似乎没有肛腺感染的病史呢?Seow-Choen等认为许多肛腺感染可能非常小,在形成严重感染之前就向肛管内破溃,因此患者并没有发现有明显肛旁感染的病史;Adam等研究认为,大约70%的肛瘘患者有肛旁脓肿引流的病史,但是也有一些学者有比较低的报道。在国内,目前尚没有权威的数据显示肛瘘患者中有多少发生肛旁脓肿。但是在临床进行肛瘘治疗的研究中发现,如果进行仔细检查,可以在括约肌间发现感染后的硬结。90%以上的肛瘘其瘘管的主要部分在括约肌之间,然后通过内外括约肌间隙向肛管直肠的深部间隙进行扩散。如果括约肌间的慢性感染没有很好地处理和控制,那么就可能提高了肛瘘复发的风险。

人类肛腺存在于黏膜下、内括约肌和肌肉之间,一般为8个以上,但是肛腺不横穿纵行肌纤维或外括约肌,因为肛腺是来源于内脏的组织而不是来源于肛管本身的组织。肛腺具有烧瓶样的形状,由腺体、导管和开口组成,而且肛腺开口成向上的漏斗状,所以容易发生感染。肛腺在后侧丰富,而且存在于肛管的下部。肛腺可以分泌酸性的黏液润滑肛管,肛腺周围有丰富的淋巴组织,所以肛腺常常易被结合或被克罗恩病侵犯。有两种不同类型的肛腺,一种完全存在于黏膜下层,一种其腺管伸入到肛管的肌层中间,一般为6~8个,这种肛腺可以向上延伸,其腺管开口均匀分布在肛管周围。

一旦肛腺发生感染,要么被吸收,要么向肛管内破溃,有时当症状不是非常明显的时候,患者甚至不知道发生了感染;而一些患者由于感染形成了腺管的堵塞,脓液不能引流而形成了慢性脓肿或感染的腔隙。Hass-Fox等认为肛周脓肿和肛瘘的形成、播散是沿着以联合纵肌为中轴的肛周结缔组织途径形成的。感染通常沿着肌纤维隔向会阴扩展,少部分也向头侧蔓延形成高位肌间或肛提肌上方脓肿,部分向侧方经联合纵肌纤维隔经肛管外括约肌上部进入坐骨直肠窝,偶尔亦可由耻骨直肠肌上方穿透进入坐骨直肠窝。脓肿被引流或自发性破溃就有形成肛瘘的可能,一旦瘘管纤维化就会形成肛瘘。

2. **肛瘘其他病因** 尽管有许多证据表明很多肛瘘是由于肛腺感染,文献报道的肛腺感染占所有肛瘘发生的80%~90%,但是还有其他一些原因也可能引起肛瘘。

(1)先天性肛瘘:文献报道肛腺感染导致的肛瘘可以在很小的婴儿发生,而且有一些婴幼儿的肛瘘瘘管走行在柱状上皮和移行上皮之间,提示肛瘘可能是先天性原因或发育方面的原因。在临床上,还可以发现一些皮样囊肿、畸胎瘤在括约肌间、直肠后间隙破溃后引起感染,但是这种感染往往与直肠肛肠不通,仅仅破溃后与肛周皮肤形成一个窦道,当然,这种肛瘘或脓肿在初次进行切开引流时如果认识不足,人为形成假道的话,可能表现就和肛瘘一致了。肛瘘也可能发生于一些先天性疾病的手术后,如先天性巨结肠手术后或先天性肛门直肠畸形手术后,可能因为处理不可靠而形成肛瘘。

先天性肛瘘可能继发于胚胎的残余组织,在出生后就可以有临床表现,甚至有的可以在肛门部位流出脑脊液。在临床上也可以发现一些患者肛瘘继发于先天性无肛、直肠阴道瘘、先天性肛管直肠发育不全等。在成人中，也有一些肛瘘继发于一些胚胎残余组织。

（2）盆腔脓肿：盆腔脓肿常常继发于急性阑尾炎、回肠憩室感染、炎症性肠病特别是克罗恩病或盆腔肿瘤。盆腔的脓肿可以导致慢性的括约肌上脓肿，沿筋膜间隙蔓延形成高位的括约肌间肛瘘或通过肛提肌破溃形成无症状的坐骨直肠脓肿导致无症状的括约肌外肛瘘。

（3）会阴部损伤或肛管直肠损伤：会阴部损伤在临床上并不十分多见，但是在一些复合伤的病例中，特别是骨盆骨折并发肛管直肠损伤的患者中，由于对肛管直肠损伤的处理不及时，可以形成较为复杂的肛瘘。对于会阴部损伤的患者，在一期手术时进行良好的处理可以预防以后形成复杂的肛瘘，而这种肛瘘在处理时往往非常困难。

（4）肛门部疾病

1）肛裂：肛裂是一个常见的疾病，反复发生感染的肛裂可以并发皮下瘘管，但是肛裂并发的肛瘘一般位于前后正中，处理比较容易。

2）痔：痔一般不会并发肛瘘，但是血栓痔溃烂形成感染后可以形成皮下或黏膜下瘘管。

3）肛管疾病手术：肛管疾病手术后可能形成慢性感染灶，逐渐形成肛瘘，在内括约肌切断或闭合性痔手术后可能形成肛瘘。

（5）炎症性肠病

1）克罗恩病：典型的克罗恩病的肛周表现包括复发性肛周脓肿、肛瘘、皮肤增生突起、肛管溃疡和狭窄等。克罗恩病肛瘘在有直肠侵犯的克罗恩病中比较多见，而在单纯回盲部侵犯的克罗恩病中少见。肛瘘常开口于肛周的皮缀，常有数个高位盲瘘和在肛管直肠环以上的瘘管。

2）溃疡性结肠炎：以往认为只有克罗恩病才出现肛瘘，而溃疡性结肠炎的患者并不出现肛门部疾病。Buchanan 等报道 7% 的溃疡性结肠炎的患者可以并发肛门部疾病如肛瘘、肛裂和肛旁脓肿。当然，当一个溃疡性结肠炎的患者并发肛门部疾病的时候，要排除是克罗恩病的可能性。

（6）肛门部结核：以往认为，结核性肛瘘在国内已经非常少见，因此在临床上常常可能忽视结核性肛瘘的存在。结核性肛瘘可能没有特殊的临床表现，但是对于一些手术后长时间切口不愈合、切口灰白、分泌物多的患者，要考虑结核性肛瘘的存在。对于结核性肛瘘的患者，关键要考虑到该病的存在，同时在手术时常规送病理检查。

（7）性传播疾病：性传播疾病引起的肛旁脓肿或肛瘘在临床并不罕见，笔者每年可以发现数例由于艾滋病、梅毒等性传播疾病导致的肛旁脓肿或肛瘘，由于并发性传播疾病的患者往往隐瞒病史，因此对其感染的情况并不十分清楚。因此常规进行相关性传播疾病的检查非常必要，一旦怀疑，必须在权威的检验部门进行诊断而且要进行传染病的上报。

（8）恶性肿瘤：恶性肿瘤表现为肛瘘是一个比较少见的情况，但是在临床上往往非常容易误诊，对于一些非常复杂的脓肿或肛瘘，医生需要考虑更多的可能特殊的情况，否则容易导致误诊。

我国是认识"瘘"病最早的国家之一，中医对于肛瘘的认识几千年来不断发展，成书于战国以前的《山海经》已明确提出了"肛瘘"的病名，《山海经·卷二·中山经》中曰："仑文赤尾，食者不痛，可以为瘘。"秦汉之后，肛瘘多以"痔"名概括，《五十二病方》中提出牡痔、牝痔、脉痔、血痔四痔分类，并将瘘归入"牡痔"之中，"有赢肉出，或如鼠乳状，末大本小，有空（孔）其中"，另外《五十二病方》中也提及"多空（孔）"的瘘，即现代医学所指的复杂性肛瘘。"痔瘘"病名始见于《神农本草经》，如"夫大病之主，痈肿恶疮、痔瘘瘿瘤"，系泛指痔、瘘等肛肠疾病，之后的文献也记作"痔瘘"。《疮疡经验全书·痔瘘症并图说篇》中，将瘘管称作"漏疮"，同时对痔瘘的病因、病机及证治行了专门论述，在五痔基础上，进一步详细分为二十五痔，并附图说明，充分反映了当时对痔瘘病研究的细致和深入。据文献判断宋代已有治疗痔瘘病的专科，《太平圣惠方》将痔与痔瘘从概念上进行了区分，如"夫痔瘘者，由诸痔毒气，结聚肛边，有疮或作鼠乳，或生结核，穿穴之后，疮口不合，时有脓血，肠头肿痛，经久不差，故名痔瘘也"。著名医家陈实功著的《外科正宗》一书，较全面地总结了前代的外科学术成就，并写有《脏毒论》和《痔疮论》等专篇，对痔、瘘、肛周痈疽等痔瘘疾病的病因、病机和辨证施治进行了较全面的论述。肛瘘的分类较为复杂，我国古代医家多依据瘘管的部位、形态、特征等进行分类。如《外科大成·论痔漏》中云："漏有八，肾俞漏，生肾俞穴……肾囊漏，漏管通入于囊也。"明朝，我国医学的发展取得了很大成绩，痔瘘学科更有了新的进展，枯痔疗法日趋完善，并首创治肛瘘的挂线疗法，明代徐春甫《古今医统大全》中就记载了挂线治疗肛瘘的方法："上用草探一孔，引线系肠外，坠铅锤悬，取速效。药线日下，肠肌随长，僻处既补，水逐线流，未穿疮孔，鹅管内消。"这个记载不但记录了挂线的方法，而且对其机制和治疗效果也做了阐述。这种挂线的方法是目前最常使用的切割挂线（cutting seton）的方法。中医肛瘘切开术也早有记载，如清代《外科图说》："若久年漏症，初诊探以银丝，方能知其横飘直柱，以及浅深曲直之由通肛过桥之重症。然后每日用柳叶刀开其二三分，开后用絮止血约半日去絮，乃上药版。通肛则用弯刀，若素有血证不可开，劳病脉数不可开，肛门前后不可开，髫龄以及耄年均不可开。此治横飘之法也。"

痔久不愈成瘘。《诸病源候论》有云："痔久不瘥，变为瘘也。"又如《疡科选粹》云："痔疮绵延不愈湿热痰久，乃穿肠透穴，败坏肌肉，销损骨髓，而为之漏焉。"

风湿燥热之邪所致。《河间六书》云："盖风热不散，谷气流溢，传于下部，故令肛门肿满，结如梅李核，甚至乃变而为瘘。"

过食醇酒厚味，劳伤忧思，房劳过度所致。清代余听鸿著《外症医案汇编》云："肛漏者，皆肝脾肾三阴气血不足……始因醇酒辛辣，醉饱入房，疾奔久坐，筋脉横解，脏腑受伤。"

局部血液循环欠佳所致。薛己《薛氏医案》："臀，膀胱经部分也，居小腹之后，此阴中之阴。其道远，其位僻，虽太阳多血，气运难及，血亦罕到，中年后忧虑此患。"

肛痈溃后余毒未清，不能托毒外出，久不收口所致。如《太平圣惠方》云："夫痔瘘者，由诸痔毒气，结聚肛边，有疮或作鼠乳，或生结核，穿穴之后，疮口不合，时有脓血，肠头肿痛，经久不差，故名痔瘘也。"又如《医门补要》云："湿热下注大肠，从肛门先发疙瘩，渐大溃脓，内通大肠，日久难敛，或愈月余又溃，每见由此成瘘者……若咳嗽而成漏者，不治。"

二、诊断和鉴别诊断

（一）临床表现

1. 流脓　这是肛瘘最常见的临床症状，表现为反复发作的肛旁流脓。瘘口大时可表现为粪汁或粪水样物流出，所以民间也形象地将肛瘘称为"偷粪老鼠"。常常新生成的瘘管流脓较多，脓液较稠厚，气味较臭，色黄，以后逐渐减少。若脓液突然增多，表示有新脓腔形成。脓液有时可混杂有少量的血液。结核性的肛瘘，常常脓液多而清稀，色淡黄，呈米泔样，可有干酪样坏死物。

2. 疼痛　如果瘘管引流通畅，一般局部疼痛不明显，但当外口闭塞或引流不通畅时，引起局部脓液积聚，炎症发作则出现局部的疼痛。

3. 瘙痒　由于肛门周围的皮肤不断地受到从瘘管内流出的脓液的刺激，可引起肛门周围的瘙痒，甚至引起肛门周围的湿疹等皮肤病变。

肛瘘从其疾病的过程来说是属于一个慢性感染的阶段，是一个潜在的感染病灶，因此当由于疲劳等因素引起身体抵抗力下降时可引起肛瘘的急性发作，此时局部疼痛明显加重，肛门周围又可出现红肿等急性炎症的表现，并可出现新的脓腔，当脓肿溃破或切开引流后，局部症状减轻，如果不及时治疗，这种情况会反复发作，这也是肛瘘发病的一个特点。

（二）辅助检查

1. 指检　指检是最基本而有效的检查方法，可直接触摸病变部位，了解索状物大小、深度及走向，有无压痛，按压时有无脓液流出等，对病情的判断尤其是内口的寻找很有帮助。直肠指检如肛窦局部有硬结、凹陷或触痛处多为内口所在部位。直肠指诊是对效的诊断方法之一，对于一个有经验的肛肠外科医师，其诊断准确率可以与腔内超声和MRI相媲美。

2. 探针检查　探针检查的目的在于探清瘘管的行径、长短、深浅与肛门括约肌的关系及内口的位置等。检查时将润滑后带上指套的示（食）指伸入肛内，触于可能内口处，然后用另一手取粗细适宜的探针，将圆形探头插入外口，如为弯管可将探针弯成相应弧度，探入时将探头端指向肛门中心。动作应尽可能轻柔，以防形成假道或人工内口。肛内手指应与探针互应，探查管道行径及有无相通。若探针进入受阻，可能是方向不对，可以调理方向后再试进，若仍不能进入，可能是管道狭窄或闭锁，不可强行进入。对于复杂性肛瘘，可同时插入几根探针，探查各管道是否相通或内口部位是否在同处。探针检查是一个危险的检查方法，特别是在急性脓肿引流时使用探针，可能容易形成假道，从而导致更为复杂的"人造复杂肛瘘"，所以 Thomason 曾经说过：一个没经验的医师使用探针就像猴子的手里拿把枪一样危险（pistol in monkey's hand）。

3. 肛门镜检查　将涂上润滑剂的肛镜插入肛管后，抽出镜芯对好光源即可窥查，将肛镜徐徐外退，随镜视野的外移注意观察肠黏膜的变化。一般肛瘘患者，内口齿状线处可充血肿胀，或有红肿发炎的隐窝及突出的乳头。挤压管壁，有时可见脓水自内口向肠腔溢出。

4. 瘘管造影　对复杂性肛瘘、反复多次手术的患者，或疑为骶前囊肿、畸胎瘤、骶骨结核者，可做 X 线造影检查，具有较高的诊断和鉴别诊断价值。

（1）X 线平片：骨盆正、侧位片，可以显示骨盆及骶骨骨质。若为骨结核或骨髓炎，则可见骨质破坏，有脓腔、死骨等。若为畸胎瘤，可见毛发或钙化点、骨骼、牙齿等，常有直肠向前移位。

（2）碘油造影：造影前，先将一链状金属条（每节 1cm）放入肛内以做标记，在肛门缘安置金属丝以标记肛门口。用细硅胶管从外口插入瘘管，直到有阻力为止，在外口处做一金属标记，然后缓慢注入 40％碘油，待碘油溢出时将硅胶管拔出，堵塞外口，拍摄正、侧位片，可以显示瘘管走行、深浅、有无分支、内口位置、与直肠的关系等。应用造影时须注意：①直肠内必须放入标志物，以判断肛瘘是否与直肠相通和瘘管的深度。②肛门缘、外口同样须做标记，可进一步判断瘘管的长短、深浅。③与染色剂检查相似，因括约肌收缩，可阻碍碘油全程通过，不能全程显影。碘油未进入肠腔并不能说明没有内口。

5. 腔内 B 超　肛瘘因其发病及治疗过程的复杂性，决定了诊断的困难，近年来超声越来越成为肛管直肠周围疾病的主要检查手段之一，通过肛管直肠周围的超声检查明确肛瘘的走向、范围及内口的位置。随着三维超声诊断技术日益成熟，经直肠腔内三维超声也日益广泛地应用于肛瘘的诊断。

另外，环阵的探头也可在内口位置探及局部黏膜的缺损，对于多个齿状线处内口的复杂性肛瘘可在同一环阵平面见多个内口。

声像图上可以见到低回声的管道在括约肌间的走行情况，伴有感染者有无回声区存在。

6. CT　简单肛瘘经临床检查即可初步诊断，但对于复杂性肛瘘，借助影像学检查，特别是螺旋 CT 检查，对选择治疗方案具有重要意义。

7. MRI　近年来，影像学的发展，特别是 MRI 广泛应用，能够有效地在术前确定可能会被遗漏的脓腔和瘘管。术前 MRI 检查结果已被证实能够明显影响手术结果，减少肛瘘术后复发，提高肛门控制功能。MRI 能从矢状位、冠状位及横截位获得理想的影像图片，充分显示肛管直肠周围肌肉，瘘管与瘢痕存在不同的影像学信号而能准确分辨。肛瘘术前 MRI 检查已成为多数医学中心评价复杂性肛瘘的金标准。

8. 肛管直肠压力测定　肛管直肠压力测定是对肛管和直肠正常或异常运动的压力变化进行探测和记录，通过图形识别进行定量分析，对肛管直肠生理、病理生理进行研究。肛管直肠压力测定在评价肛瘘患者术前术后肛管直肠功能有重要意义。

9. 盆底肌电图　肌电图是通过记录肌肉的生物电活动，借此判断神经肌肉功能变化的一种检测方法。随着骨骼肌收缩而产生的动作电位经放大而被记录下来的曲线称为肌电图。盆底肌电图可以判断盆底肌的功能活动状态，如肛瘘炎症刺激表现为盆底肌的反常电活动；也可评价盆底功能失常的原因，如创伤性盆底肌肉缺损，肌电活动减弱或消失及病理性电活动。

（三）诊断和分类

1. 国内常用的肛瘘分类方法　在 1975 年中华中医药学会肛肠专业委员会就提出了肛瘘的分类方

法，虽然在以后的使用中也进行了一定的修改，但是仍是目前我国最常用的肛瘘分类的方法。在这个分类方法中，将肛瘘根据瘘管和内外口的多少分为复杂性肛瘘和单纯性肛瘘，有一个内口、瘘管、外口的肛瘘称单纯性肛瘘，有两个或两个以上内口或瘘管、外口的肛瘘称复杂性肛瘘；而根据瘘管与肛门外括约肌关系分为高位肛瘘和低位肛瘘，以肛管外括约肌深部为标志，瘘管经过此线为高位，在此线以下为低位（图8-1）。根据这个分类方法，在我国通常将肛瘘分为以下四个类型：

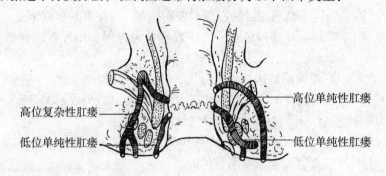

图8-1　国内肛瘘分类示意图

（1）低位肛瘘

1）低位单纯性肛瘘：只有一个瘘管或内外口、瘘管通过肛管外括约肌深部以下，内口在肛窦附近。

2）低位复杂性肛瘘：瘘管在肛管外括约肌深部以下，外口和瘘管有两个以上，内口一个或几个在肛窦部位（包括多发性瘘）。其中马蹄形肛瘘呈环形或半环形围绕肛管，外口在肛门部两侧，内口多在截石位6点（后马蹄形）或12点处（前马蹄形）。

（2）高位肛瘘

1）高位单纯性肛瘘：仅有一条瘘管，瘘管道穿过肛管外括约肌深部以上，有一个内口。

2）高位复杂性肛瘘：有两个以上外口，瘘管有分支，主管穿过肛管外括约肌深部以上，有一个或多个内口。其中高位马蹄形肛瘘的瘘管主要在肛管外括约肌深部环形或半环形围绕肛管，外口在肛门两侧，内口多在截石位6点（后马蹄形）或12点（前马蹄形）。

该肛瘘分类方法相对比较简单，完全依靠临床的检测就可以达到分类的目的，适合于广泛的推广应用。该分类方法没有确切地将瘘管和括约肌之间关系阐述清楚，对手术的指导意义有限，而且缺乏客观的指标，难以在同行之间进行比较。

2. 肛瘘的Parks分类　在西方，肛瘘的分类方法也非常复杂，而且存在极大的争议，没有一个统一的诊断标准。但是在进行肛瘘分类时，除考虑原发性瘘管的位置在水平平面还是在垂直平面，也要考虑到继发性瘘管在什么位置。

对于瘘管和括约肌之间的关系，可以简单地分为四种（图8-2A、B、C、D）。

（1）括约肌间肛瘘：瘘管位于括约肌之间、开口在齿状线附近；多见，占肛瘘60%~70%（图8-2A）。

（2）经括约肌肛瘘：瘘管从齿状线处穿过内外括约肌，开口于会阴部；较多见，占肛瘘20%~25%（图8-2B）。

（3）括约肌上肛瘘：瘘管起源于括约肌间平面，然后向上延伸进入括约肌上间隙，破溃进入坐骨直肠间隙并且从会阴部引流而形成的肛瘘；少见，约占肛瘘5%（图8-2C）。

（4）括约肌外肛瘘：指在肛管直肠环之外进入直肠的肛瘘，极少见，约占肛瘘1%，而且常并发其他疾病如克罗恩病等（图8-2D）。

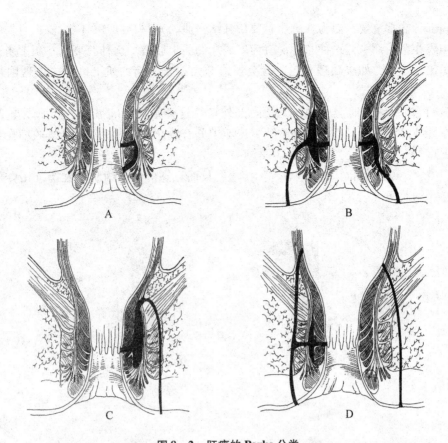

图 8-2 肛瘘的 Parks 分类
A. 括约肌间肛瘘；B. 经括约肌肛瘘；C. 括约肌上方肛瘘；D. 括约肌外侧肛瘘

这种肛瘘的分类方法充分考虑了肛瘘的瘘管与括约肌之间的关系，对于肛瘘的治疗有重要的意义，但是该分类方法没有考虑瘘管与直肠周围腔隙之间的关系，因此在治疗过程中对于如何处理周围的腔隙没有指导意义。但是该分类方法相对比较简单，在丰富的临床经验的基础上结合腔内超声检查，就可以得出诊断。肛瘘的 Parks 分类是目前国际上应用最为广泛的肛瘘诊断方法，但是由于国内肛肠病诊治方面发展不平衡、腔内超声等一些仪器难以普及，致此分类在国内的推广有一定困难。

3. Parks 分类的细分类　因为肛瘘多起源于肛腺感染，因此其内口应该在齿状线附近，但是由于感染形成、纤维化的出现，导致该内口的闭合而在内口的上端或下端形成新的内口；同样瘘管也可以形成堵塞，因此形成继发性的瘘管，继发性瘘管可以并发感染或瘘管堵塞闭合。因此在肛瘘分类时要充分考虑到继发性瘘管和周围腔隙内感染的存在。Parks 等（1976）将上述的分类方法进行进一步的分类，这个分类方法看起来非常繁杂，但是这个分类方法真正描述了原发性瘘管的方向、是否并发继发性瘘管、继发性瘘管的方向以及是否并发脓肿或盲瘘。

（1）括约肌间肛瘘：瘘管仅穿过内括约肌，向下与肛周皮肤相通，向上形成高位盲管或与直肠相通。为临床最常见的肛瘘，约占 70%。

1) 单纯性括约肌间肛瘘：单纯性的括约肌间肛瘘内口在齿状线、瘘管经过内括约肌到达感染肛腺部位，向下通过括约肌间平面到达会阴部位（图 8-3A）。

2) 并发封闭外口和感染：当内口封闭，瘘管内分泌物不能充分引流的时候，可以形成脓肿，直到脓肿再次溃破形成外口（图 8-3B）。

3) 伴高位盲瘘：继发性瘘管在括约肌间平面向上延伸进入直肠周围但是没有进入到直肠，也没有发生感染（图 8-3C）。

4) 并发高位瘘管开口于直肠：继发性瘘管向上延伸并进入直肠（图 8-3D）。

5) 并发高位瘘管及肛提肌以上脓肿：继发性瘘管向上延伸并在肛提肌以上形成脓肿。认识到这种肛瘘的括约肌间部分非常重要,因为在治疗时要切开括约肌切开整个肛瘘,同时要在直肠内对这样的脓肿进行引流,如果在会阴部引流这种脓肿,就会形成括约肌上肛瘘。这种肛瘘从本质上来讲是括约肌间肛瘘,治疗相对比较容易,如果处理不当,就会形成非常复杂的括约肌上肛瘘,处理困难、并发症多(图8-3E)。

6)并发高位盲瘘及肛提肌上脓肿,无会阴部外口:这种括约肌间肛瘘,其原发瘘管可能已经闭合,而仅剩继发性的瘘管向上延伸,这种脓肿引流不十分有效,因为内括约肌持续收缩会导致脓肿引流不畅(图8-3F)。

7)并发高位瘘管无会阴部外口,但与直肠相通:长而且高位的括约肌间肛瘘,无会阴部外口,但这个高位瘘管在括约肌间(图8-3G)。

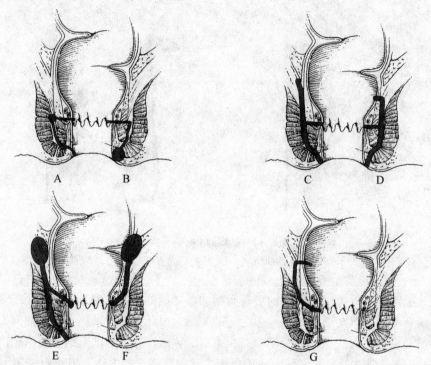

图8-3 括约肌间肛瘘
A. 单纯性括约肌间肛瘘;B. 并发封闭外口和感染;C. 并发高位盲瘘;D. 并发高位瘘管开口于直肠;E. 并发高位瘘管及肛提肌以上脓肿;F. 并发高位盲瘘及肛提肌上脓肿,无会阴部外口;G. 并发高位瘘管无会阴部外口,但与直肠相通

(2)经括约肌肛瘘

1)单纯性经括约肌肛瘘(图8-4A):没有并发症的单纯性的经括约肌肛瘘治疗结果并不非常相同。瘘管可以在高位或低位进入肛管,瘘管可以穿过低位的外括约肌,也可以沿静脉通道进入对侧的坐骨直肠窝。

2)无外口及外口时溃时愈的经括约肌肛瘘并发脓肿(图8-4B、C、D):外口闭合的肛瘘,不可避免地形成复发性脓肿。

3)并发高位盲瘘和肛提肌以上脓肿的经括约肌肛瘘(图8-4E):是经括约肌肛瘘的另一种比较复杂而且危险的形式,如果原发性瘘管和继发性瘘管未能准确探明,肛提肌以上的肛瘘不是从直肠内进行引流而是从会阴部进行引流,往往可能形成括约肌外肛瘘。继发性肛瘘可能来源于在进行脓肿引流时过多刮除瘘管组织,也可能发生在坐骨直肠窝脓肿在顶部引流,引流不充分,因此瘘管不是直接穿过外括约肌形成外口,而是在坐骨直肠窝顶部形成一个继发性的瘘管。这种瘘管危险之处在于从外口置入探针的时候,经常直接进入继发性的瘘管,如果不注意穿入直肠的话就可能形成括约肌外肛瘘,因此对于这种肛瘘,建议先寻找内口,从内口置入探针,可以较容易找到正确的瘘管位置。

4）并发高位盲瘘和高位坐骨股直肠窝脓肿的经括约肌肛瘘（图8-4F）。

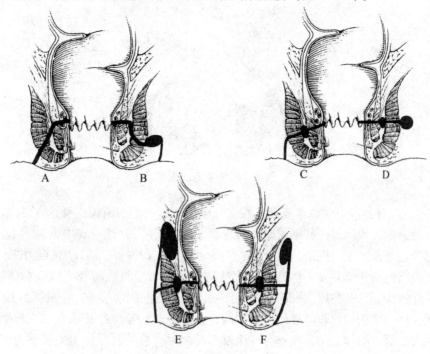

图8-4 经括约肌肛瘘

A. 单纯性经括约肌肛瘘；B、C. 外口时溃时愈的经括约肌肛瘘并发复发脓肿；D. 无外口的经括约肌肛瘘并发脓肿；E. 并发高位盲瘘和肛提肌以上脓肿的经括约肌肛瘘；F. 并发高位盲瘘和高位坐骨股直肠窝脓肿的经括约肌肛瘘

（3）括约肌上肛瘘

1）单纯性括约肌上肛瘘（图8-5A）：括约肌上肛瘘要比人们想象的多见，常常由于括约肌间肛瘘并发肛提肌上脓肿破入坐骨直肠窝形成肛瘘。瘘管起于括约肌间但是瘘管向上延伸并经过耻骨直肠肌和外括约肌进入会阴部。

2）括约肌上肛瘘并发脓肿（图8-5B）：括约肌上肛瘘常沿直肠周围延伸并形成马蹄形肛瘘。

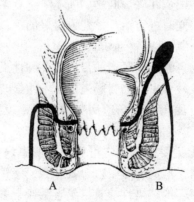

图8-5 括约肌上肛瘘

A. 单纯括约肌上肛瘘；B. 括约肌上肛瘘并发脓肿

（4）括约肌外肛瘘：必须承认大部分括约肌外肛瘘是医源性形成的，比如坐骨直肠窝脓肿过度引流或切除、直肠损伤、括约肌间肛瘘或经括约肌肛瘘肛提肌以上脓肿经会阴部引流等，但幸运的是这种肛瘘并不多见，一般报道在1%左右。如果没有医源性的原因，可能因为盆腔脓肿或妇科疾病穿破盆底筋膜而向臀部溃破，这种情况在克罗恩病中非常多见（图8-6）。

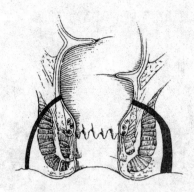

图8-6 括约肌外肛瘘

这个细分的 Parks 分类的方法非常复杂，在实际应用中有一定的困难，特别在并发一些括约肌上或肛提肌以上脓肿的患者，如何进行鉴别诊断非常重要，即使借助3D超声和MRI成像技术，详细而准确地描述复杂性肛瘘也非常困难。但是这个分类方法告诉我们，在进行肛瘘诊断时，首先应判定是否属于括约肌间肛瘘或经括约肌肛瘘并发一些高位盲瘘或脓肿，因为括约肌间肛瘘和经括约肌肛瘘治疗效果好、治疗的并发症较少；只有在确实探明原发性瘘管不是括约肌间肛瘘或经括约肌肛瘘，才考虑是其他复杂类型的肛瘘。将一个相对比较简单的肛瘘诊断为一个复杂肛瘘，后果可能是将患者的病情变得更为复杂而且损伤更大。笔者的体会是，在进行一个肛瘘诊断时，首先要尽可能地寻找原发性瘘管的位置，特别是合并非常高位的脓肿或盲瘘或高位组织炎性变硬的时候，首先从简单的诊断入手进行检查和治疗，因为毕竟经括约肌肛瘘和括约肌间肛瘘占80%以上，只有很少一部分是括约肌上和括约肌外肛瘘。如果发现确实属于括约肌上或括约肌外肛瘘时，必须要寻找肛瘘同时并发的疾病如克罗恩病、结核、盆腔脓肿等。

但是在临床工作中，往往有将疾病复杂化的趋势，过分强调诊断的复杂化容易过度治疗，以至于人为造成复杂的肛瘘。在临床中，经常发现一些反复复发的肛瘘，往往都是括约肌上肛瘘，主要原因是初次手术时挂线范围过多，内口不准确，造成以后治疗非常困难。

(四) 鉴别诊断

肛瘘的症状以肛周间断分泌物流出为主要特征，有溃口的多见溃口时溃时溃愈，表浅的肛瘘还可触及皮下的条索状结缔组织增生，但不能依此确诊肛瘘，尚需了解有多种疾病都可能会造成肛周感染进而形成肛瘘，这种情况下只有对原发病同时进行治疗才能取得好的疗效。肛瘘通常需与以下疾病相鉴别。

1. 克罗恩病肛管直肠周围感染 克罗恩病（Crohn 病）是一种病因尚未完全清楚的慢性非特异性肠道炎症性疾病，多发于青少年。为可累及全肠道的慢性肉芽肿性炎症，最常累及末段回肠及其邻近结肠，并发肛周病变且为首发症状的比较少见，当胃肠道症状不明显时常被误诊为肛瘘、肛旁脓肿。所以对于肛瘘患者要常规询问有无腹痛、腹泻等胃肠道病变的表现，以及发热、贫血、营养障碍等胃肠外损害。

克罗恩病以肛管直肠周围疾病为主要表现的常可见到克罗恩病特征性的肉芽肿、皮赘、溃疡、肛瘘、脓肿等，克罗恩病肛周感染通常于肛周有多个瘘口及脓腔，瘘管多较大、较深，通常还可伴有与阴道、尿道、直肠、乙状结肠等其他脏器的感染性瘘管，笔者临床上多次见到直肠周围反复感染形成的直肠阴道瘘、直肠尿道瘘，病情迁延难以愈合。此类肛周的瘘管内口较高，多位于齿状线以上，由黏膜的灶性感染所致。临床上对于反复发作的肛周感染、溃疡、结节、瘘管、窦道等患者，尤其伴有胃肠道表现的均应行结肠镜、血沉、C反应蛋白、全小肠钡剂造影等检查，局部肉芽肿行组织病理学检查。

2. 肛管、直肠及其周围恶性肿瘤 肛周恶性肿瘤并发感染尤其是反复发作形成慢性窦道临床表现多不典型，常被临床医师所忽略，而误诊为肛瘘、肛周脓肿或漏诊延误治疗。同时慢性肛瘘的反复炎症也是导致癌变的一个因素。

南京市中医院在 1994—2008 年发现慢性肛瘘癌变 3 例，分别为鳞癌 2 例，腺癌 1 例；以肛周感染为首发症状的肛周黏液腺癌及腺癌各1例，均起病凶险，确诊时已有远处淋巴结转移。慢性肛瘘者表现为反复迁延不愈的复杂性肛瘘，有的行多次手术不能治愈，创口难以生长，1例患者在第4次手术活检时才发现癌细胞。以肛周感染为首发症状的脓肿范围大，本院的1例患者行术前超声检查时显示为坐骨直肠窝及骨盆直肠窝感染，疼痛明显，1例在当地曾因疼痛剧烈而行扩肛治疗，破溃处有黏液样分泌物溢出，有一侧腹股沟淋巴结肿大，腹会阴联合根治术后1个月另一侧淋巴结肿大。

对于肛瘘及肛周脓肿患者，在了解病史及常规专科检查的同时注意检查腹股沟淋巴结的情况，局部组织活检是确诊的论据，必要时进行多次、多点的活检。

3. 藏毛窦　藏毛窦是一种罕见的位于骶尾骨后方皮下的感染灶，感染破溃后形成慢性窦道，反复发作，多发于毛发比较浓密、肥胖的青壮年男性，与久坐及激素水平增高等因素相关。缓解期无任何不适，发作时局部疼痛，感染严重者伴有发热，查体多可于骶尾后方臀正中线处见骶后小凹，局部有红肿现象，按压可及其下方窦道，有时见分泌物外溢，术中常发现窦道内毛发。由于患者多有反复脓液流出或多次手术史，因而术中未见毛发也属正常情况。影像学检查可发现此类窦道不与直肠相通。

4. 骶尾部肿块　由于骶尾部的胚胎发育极为复杂，组织结构、来源多样，在生长发育过程中常导致肿瘤的发生，骶尾部肿瘤以先天性居多。骶前肿瘤的临床表现缺乏特异性，且位置隐蔽，容易误诊。从临床接触到的病例看，术后病理提示为皮样囊肿、表皮样囊肿、畸胎瘤、中肾管源性囊肿（午非管囊肿）、神经纤维瘤、腺瘤癌变，反映了疾病起源的多样性及复杂性。较大体积的骶尾部占位亦可引起肛门坠胀、压迫直肠使排便时肛管直肠角不能正常增大而致排便困难、压迫盆腔神经、膀胱造成会阴疼痛、排尿不畅等，随着年龄增长囊肿增大，症状也日渐加重。骶尾部占位以肛内或骶尾部分泌流出为主诉就医者居多，多由囊肿自溃或因误诊采取了错误、不彻底的治疗手段所致，反复的感染导致窦道形成，临床容易误诊，因而对于"肛瘘"患者常规行影像学检查势在必行。

5. 化脓性汗腺炎　为汗腺导管阻塞、破裂感染后在皮内和皮下组织反复发作，广泛蔓延，形成范围较广的慢性炎症、脓肿、复杂性窦道和瘘管，称为化脓性汗腺炎（suppurative hidrosadenitis）。发病部位多在大汗腺分布区，如脑腋下、肛门、生殖器、臀部、股部、腹股沟、乳晕、脐部和外耳道，发生于肛门周围者称为肛周化脓性汗腺炎。在中医学中属蜂窝漏、串臀瘘的范畴。多见于20~40岁身体肥胖多汗的人，女多于男。本病的发病完全与大汗腺的活动一致，青春期以前从不发病，绝经期后不再发作。本病长期不愈有恶变可能，大多发生在病后10~20年。有数年病史的患者，其特征为疼痛、波动感、溢脓和窦道形成。切除活检有助于诊断，但诊断主要是依靠临床表现，局部超声检查可见窦道及感染多位于皮下，位置较表浅，且不与直肠相通，细菌培养也有一定帮助，最初为金黄色葡萄球菌感染，但在慢性病例，革兰阴性菌如变形杆菌是主要的。

6. 直肠阴道瘘　直肠阴道瘘是阴道上皮与直肠黏膜之间存在的异常通道，先天性者可伴有先天性的肛门直肠畸形，后天性因素有妇科肿瘤、直肠肿瘤、创伤、肛门直肠周围脓肿、炎性肠病、直肠阴道内放疗损伤、产科伤以及肛门直肠镜损伤等，感染在直肠阴道间隙发生形成脓肿后，可压迫并穿透阴道后壁。患者常主诉经阴道排便、排气、排脓液。由于局部解剖特殊性和复杂性，可导致局部组织炎症反复发生。直肠内注入亚甲蓝，于阴道内见亚甲蓝染色可明确直肠阴道瘘的诊断。瘘口较大的直肠阴道瘘行经直肠或阴道的腔内超声检查时可见直肠阴道隔部位的组织连续性中断。

7. 会阴、直肠子宫内膜异位症　子宫内膜异位症是妇科常见病、多发病，多为良性病变，多发生于盆腔脏器，也可发生于阴道、会阴及腹部切口，会阴、直肠子宫内膜异位症尤其是溃后形成窦道时容易误诊为肛瘘。内膜异位症发病有上升趋势，一般认为只有两个部位的内膜异位症可能发展为恶性肿瘤，此两个部位为卵巢和直肠阴道隔，所以对于会阴、直肠的子宫内膜异位应引起肛肠科医生的高度重视。

此类患者的病史与生育史明显相关，于分娩时曾行会阴部侧切，局部症状有经前、经期进行性加重的特点，表现为经前、经期会阴部的肿胀、疼痛，严重的影响排便，会阴部切口瘢痕下方可及包块或硬结，类似于肛瘘窦道，并于经期增大，直肠部位的子宫内膜异位在行直肠指诊时能触及包块，而直肠黏膜表面光整、连续。此类患者应详细询问病史，局部的影像学检查可见类似囊肿的边界光整的声像图，术中可见病灶内有紫黑色陈旧性血液流出，术后病理可见子宫内膜组织。CA125高于正常2倍以上应考虑恶变。

8. 肛周放线菌病　放线菌病（actinomycosis）是一种慢性特异性炎症，是由放线菌引起的慢性化脓性疾病。病变好发于面颈部及胸腹部，肛周的放射菌病罕见，以向周围组织扩展形成瘘管并排出带有硫黄样颗粒的脓液为特征。肉眼或取脓液染色检查，均可查见"硫黄颗粒"。破溃排脓后的炎症浸润灶，不久就在其周围又形成新的结节和脓肿，脓肿互相沟通，形成瘘管而转入慢性期，瘘管口有不整齐的肉芽组织。以后若伴有化脓性感染时，还可急性发作，出现急性蜂窝织炎的症状，体温高达38.5～39℃。这种急性炎症与一般炎症不同，虽经切开排脓，炎症可有好转，但放线菌病的局部板状硬肿胀不会完全消退，愈合后留下紫红色萎缩性瘢痕。主要依靠临床表现及细菌学检查，必要时可做活体组织检查。

大剂量、长疗程的青霉素治疗对大多数病例有效，亦可选用四环素、红霉素、林可霉素及头孢菌素类抗生素；另外放线菌为厌氧菌，可配合高压氧治疗，同时还需外科引流脓肿及手术切除瘘管。此病无传染性。注意口腔卫生可预防本病。

9. 坏死性筋膜炎　坏死性筋膜炎（necrotizing fasciitis）又称"食肉细菌"感染，是一种较少见的严重软组织感染，它与链球菌坏死不同，常是多种细菌的混合感染。是一种威胁生命的进行性感染，起病凶险，破坏性强，早期诊断极其困难。近年来，随着三高患者的增多，肛周的坏死性筋膜炎的发生率明显增高，应引起肛肠科医生的高度重视，并与常规的肛周感染及肛瘘相鉴别。

坏死性筋膜炎可分为两种类型：一种是致病菌通过创伤或原发病灶扩散，使病情突然恶化，软组织迅速坏死。另一种病情发展较慢，以蜂窝织炎为主，皮肤有多发性溃疡，脓液稀薄奇臭，呈洗肉水样，溃疡周围皮肤有广泛潜行，且有捻发音，局部感觉麻木或疼痛，这些特点非一般蜂窝织炎所有。患者常有明显毒血症，出现寒战、高热和低血压。皮下组织广泛坏死时可出现低钙血症。

致病菌包括革兰阳性的溶血性链球菌、金黄色葡萄球菌、革兰阴性菌和厌氧菌。细菌学检查对诊断具有特别重要意义，尤其是伤口脓液的涂片检查。

坏死性筋膜炎治疗的关键是早期彻底扩创手术，充分切开潜行皮缘，切除坏死组织，包括坏死的皮下脂肪组织或浅筋膜，伤口敞开，用3%过氧化氢或1：5 000高锰酸钾溶液冲洗，用纱布疏松填塞，或插数根聚乙烯导管在术后进行灌洗。Baxter建议用含新霉素100mg/L和多黏菌素B 100mg/L的生理盐水冲洗，也有人建议用羧苄西林（羧苄青霉素）或0.5%甲硝唑溶液冲洗。术后勤换药加速坏死组织脱落，发现有坏死组织需再次扩创。换药时应重复细菌培养以早期发现继发性细菌例如铜绿假单胞菌、黏液沙雷菌或念珠菌。坏死性筋膜炎的致病菌包括肠杆菌属、肠球菌属和厌氧性链球菌和拟杆菌属，应联合用药，采用氨苄西林（氨苄青霉素）以控制肠球菌和厌氧性链球菌。

易患因素有糖尿病、肾病、肥胖、外周血管疾病、免疫低下、营养不良、年迈、静脉吸毒等，其他包括酗酒、吸烟、高血压、AIDS、肝肾功能异常、慢性阻塞性肺病、长期应用皮质类固醇激素、慢性皮肤溃疡等。

三、治疗方法

（一）非手术治疗

基于对肛瘘形成原因的认识，中医学将肛瘘的治疗分为内治法及外治法，根据不同的情况选择治疗方法。

1. 内治法　肛瘘的内治法就是通过药物的治疗使炎症消退，溃孔闭塞。中医学在理、法、方、药方面都积累了丰富的经验。《疮疡经验全书》云"治之须以温补之剂补其内，生肌之药补其外"；《丹溪心法》云"漏者，先须服补药生气血，用参、术、芪、归为主，大剂服之"。目前认为，单靠内治法治疗，愈后易复发，因此临床上多用于体虚患者，以改善症状，为手术创造条件，或用于急性发作期控制炎症，消肿止痛，或用于术后创面修复过程中的祛腐生肌、活血化瘀、促进创面愈合。

内治法的应用需要辨证施治：

（1）湿热下注：肛周经常流脓液，脓质稠厚，肛门胀痛，局部灼热，红肿疼痛明显。肛周有溃口，按之有索状物通向肛内。纳呆少食，或有呕恶，渴不欲饮，大便不爽，小便短赤，形体困重，舌红苔黄腻，脉滑数或弦数。应用清热解毒、除湿消肿之药方。可用萆薢渗湿汤合五味消毒饮加减。

（2）热毒炽盛：外口闭合，伴有发热，烦渴欲饮，头昏痛，局部红肿、灼热、疼痛，大便秘结，小便短赤，舌红苔黄，脉弦数。应以清热解毒、凉血散瘀、软坚散结、透脓托毒之药方，可用仙方活命饮、七味消毒饮等加减。

（3）阴液亏虚：肛周有溃口，外口凹陷，周围皮肤颜色晦暗淡红，按之有索状物通向肛内，脓水清稀呈米泔样，形体消瘦，潮热盗汗，心烦不寐，口渴，食欲不振，舌红少津，少苔或无苔，脉细数。应以养阴托毒、清热利湿之方，可用青蒿鳖甲汤加减。

（4）正虚邪恋：肛瘘经久不愈，反复发作，溃口肉芽不新鲜，脓水不多，脓液质地稀薄，肛门隐隐作痛，外口皮色暗淡，漏口时溃时愈，肛周有溃口，按之较硬，或有脓液从溃口流出，且多有索状物通向肛内，可伴有神疲乏力。形体消瘦，气短懒言，唇甲苍白，纳呆，舌淡苔薄白，脉细弱无力。予补益气血、托里生肌方，可用十全大补汤加减。

2. 外治法　中医在肛瘘的治疗过程中也发现了单纯应用内治法时疗效的不确定性，因而多配合外治法。明代徐春甫在《古今医统大全》（公元1556年）中详述了挂线法的方法和原理，至今被临床所应用。

中医肛瘘的外治法包括熏洗、敷药、挂线、手术等，其中挂线术为治疗肛瘘最为常用之法。

（1）熏洗坐浴：由于肛瘘病程长，炎症范围大，术后选择合适的中药方剂进行局部的熏洗坐浴可以达到清热解毒、行气活血、软坚散结、消肿止痛、祛腐生肌、缓解疼痛的作用。显然药物直接作用于患处，充分发挥了药物的治疗作用，减轻术后伤口疼痛及水肿，常用的熏洗方剂有祛毒汤、苦参汤、五倍子汤、硝矾洗剂等。南京市中医院全国肛肠专科医疗中心常用的熏洗坐浴方为自行配制的消肿洗剂。

（2）药物外用法：选用适当的药物敷于患处，亦可达到消肿止痛，促进肿痛消散、溃破引流、去腐生肌的作用。

油膏：适用于瘘管闭合或引流不畅、局部红肿热痛者。如：九华膏、如意金黄散、鱼石脂软膏等。

箍围药：将药粉调成糊状，局部外敷。常选用醋、酒、茶、蜂蜜、蛋清、姜汁等调制。适用于局部肛瘘红肿者。

掺药：将各种不同的药物碾成粉末，并配伍成方，直接撒于患处，或撒于油膏上敷贴，或粘于纸捻上插入瘘口内。常用的有提脓化腐药及生肌收口药，如生肌散等。

冲洗法：用中药进行瘘管及创面、创腔的冲洗。

（二）手术治疗

1. 肛瘘切开术　即指沿瘘管走向，自外口至内口完全切开瘘管壁外的皮肤及皮下组织，打开瘘管，再加以清刮管腔内的炎性肉芽或坏死组织的术式。

（1）适应证：①低位肛瘘，包括瘘管通过外括约肌皮下层与浅层之间，或通过外括约肌浅层与深层之间，或内、外括约肌之间的瘘管。②部分高位肛瘘，如瘘管通过肛管直肠环，但其局部病变已完全纤维化，且与周围组织粘连的。③一些高位复杂性肛瘘位于皮下浅层的支管。

（2）方法：手术原则是将瘘管全部切开，并将切口两侧边缘的瘢痕组织充分切除，使引流通畅，切口逐渐愈合。

1）正确探查内口：观察外口的位置和形态，估计瘘管的走向和深浅。先用探针由外口沿瘘管轻轻探入，经过整个瘘管，直达内口。探查时可在肛管内插入手指，感觉探针经过的位置，探得内口后，将探针自内口拉出肛门外，如瘘管弯曲或有分支，探针不能探入内口，可在直肠内塞一块干纱布，自外口注入1%亚甲蓝溶液2~3mL，拔出纱布，观察亚甲蓝染色的位置，以判定内口位置，再由外口以有槽探针或弯头止血钳探查，将管道逐步切开，直至探到内口为止。如仔细探查仍不能找到内口，可将疑有病变的肛窦作为内口处理。

2)切开瘘管:切开瘘管表层的皮肤及皮下组织,由外口到内口及相应的肛管括约肌纤维(图8-7),结扎内口处黏膜组织,以防出血。瘘管切开后应检查有无支管,如发现也应切开。将腐烂肉芽组织搔刮干净,一般不需要将整个瘘管切除,以免创面过大。最后修剪伤口边缘,使伤口呈底小口大的"V"字形,便于伤口深部先行愈合。

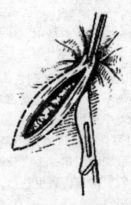

图8-7 切开瘘管

3)肛管括约肌切断:部分高位肛瘘需切断括约肌,术中应仔细摸清探针位置与肛管直肠环的关系。如探针在肛管直肠环下方进入,虽全部切开瘘管、大部外括约肌及相应内括约肌,但由于保存了耻骨直肠肌,不致引起肛门失禁。如探针在肛管直肠环上方进入直肠(如括约肌上肛瘘、括约肌外肛瘘),则不可做瘘管切开术,应做挂线疗法。

2. 肛瘘切除术 将瘘管全部切除直至健康组织。

(1)适应证:管道纤维化明显的低位肛瘘。

(2)方法:用探针从外口轻轻插入,经内口穿出。亦可先从瘘管外口注入1%亚甲蓝溶液,以显露瘘管。用组织钳夹住外口的皮肤,切开瘘管外口周围的皮肤和皮下组织,再沿探针方向用电刀或剪刀剪除皮肤、皮下组织、染有亚甲蓝的管壁、内口和瘘管周围的所有瘢痕组织,使创口完全敞开,结扎内口处黏膜。仔细止血后,创口内填以碘仿纱条或凡士林纱布。

3. 肛瘘切除缝合术 将纤维化的瘘管组织切除后,切口缝合。

(1)适应证:仅适用于单纯性或复杂性低位直型肛瘘,如触到瘘管呈硬索状,则效果更好。

(2)方法:①术前肠道要准备,手术前后应用抗生素,手术后大便要控制5~6日。②瘘管要全部切除,留下新鲜创面,保证无任何肉芽组织及瘢痕组织遗留。③皮肤及皮下脂肪不能切除过多,便于伤口缝合。因此,高位复杂性肛瘘不宜缝合,因其分支较多,常需切除过多的组织才能切净其分支。④各层伤口要完全缝合对齐,不留无效腔。⑤术中严格无菌操作,防止污染。

剥离瘘管时要紧贴瘘管壁剥离,尽量避免损伤正常组织,剥离过程碰到支管较长或弯曲时,可先用丝线扎住支管,并在主、支管之间切断支管,先剥离主管,待主管剥离干净后再剥离支管。瘘管深达坐骨直肠窝或骨盆直肠间隙接近直肠壁者,剥离瘘管时一定要用一手指伸入直肠内,感受括约肌及肠壁厚度,注意不要损伤肠壁,个别病例瘘管较大、管壁较厚,剥离瘘管势必损伤括约肌时,可在剥离瘘管后一期缝合括约肌,注意只缝合括约肌而不缝合其切口,只要引流通畅,一般不会发生感染。

4. 挂线术 在高位复杂性肛瘘的治疗中,挂线治疗是一个非常重要的手段。在目前的文献记载中,最早记述挂线疗法可源于公元前6世纪,印度医生Sushruta介绍了使用药线挂线治疗肛瘘的方法,在公元前5世纪,希波克拉底使用软麻布包裹马鬃做成的线进行切割挂线治疗肛瘘。挂线英语称为Seton,来自拉丁文seta,鬃毛的意思。在我国的医学中,明确记载挂线疗法的是明代的《古今医统大全》,距今400多年,书中记载嘉靖时名医徐春甫曾患肛瘘。他在书中描述了其使用挂线疗法的亲身感受:"予患此疾一十七年,遍览群书,悉遵古法,治疗无功,几中砒毒,寝食忧惧。后遇江右李春山,只用芫根煮线,挂破大肠,七十余日方获全功。"作者在前人的基础上进行了优化,对方法记录如下:"不拘数疮,上用草探一孔,引线系肠外,坠铅锤悬,取速效。药线日下,肠肌随长,僻处既补,水逐线流,未穿疮孔，鹅管内消。"1873年Dittel等报道了印度使用橡皮筋进行切割挂线的方法，以后许多的临床研究认为挂线治疗具有许多优点，是目前仍在临床使用的重要方法。

（1）挂线治疗的基本原理

1）引流作用：药线或橡皮筋在瘘管中起引流作用，使肛瘘得到引流，达到使肛瘘愈合的作用；引流作用是使用挂线治疗基本作用之一，不管切割挂线还是引流挂线，引流作用是挂线治疗的重要目标之一。

2）炎性粘连作用：橡皮筋或药线的异物刺激，可以导致周围形成炎症，从而使括约肌的断端粘连固定，所以切割后的括约肌不至于造成较大的缺损，预防肛门失禁的发生；炎性粘连作用是切割挂线作用的基础，如果切割过快，炎性粘连不十分确切时，可能达不到预防肛门失禁的作用。

3）慢性切割作用：使用重力或弹力橡皮筋，可以缓慢持续地对括约肌产生压力，造成局部慢性缺血、坏死，使肌肉和组织脱落达到缓慢切割的作用；缓慢切割作用是挂线治疗的最重要的功能，切割的速度应该取决于炎性粘连的速度。

4）标志作用：使用挂线可以标志出瘘管和内外口的关系，以做进一步的处理。慢性切割作用和引流作用是肛瘘治疗的重要原理，而炎性粘连是保护肛门功能、使组织修复、减少术后组织缺损的重要机制。

（2）挂线常用的材料

1）橡皮筋：橡皮筋是目前使用切割挂线最常用的材料，特别在国内，许多人选用不同来源的橡皮筋进行挂线治疗，但是由于使用材料差异巨大、无法进行标准化，因此报道的结果可比性较差。

2）药线：在传统中医或国外传统医学中，使用药线是一种重要的选择，但是尚没有证据表明使用药线要比使用不含药的挂线效果更好，因此在目前的临床使用中使用药线的报道较少，但是如果在挂线中增加一些缓释止痛药物，减少手术后疼痛，可能也是一个很好的方向。

3）硅橡胶：在国外文献报道中，有使用硅橡胶进行挂线治疗的报道，但是由于硅橡胶的组织相容性较好，因此造成异物刺激和炎性粘连作用较差，会不会造成切割挂线后组织缺损较大也是一个问题，需要进行进一步的研究。

（3）挂线方法的选择：根据挂线的目的不同，挂线可以分为切割挂线和引流挂线，切割挂线根据方式不同又分为一期切开挂线和分期切割挂线。

1）切割挂线：切割挂线是利用挂线的弹性切割作用缓慢切断括约肌，使括约肌断端不会回缩而形成缺损。可分为一期切割挂线和分期切割挂线。①一期切割挂线：当高位肛瘘涉及肛门外括约肌浅部大部以上时，为保护肛门功能，避免排便失禁，一期切割挂线是目前应用最广泛的方法，但是一期切割挂线由于切开的速度存在差异，因此有可能在瘘管部位引流不是十分充分时切开，因此残余的感染可能导致复发。②分期切割挂线：部分高位肛瘘合并有难以处理的残腔，或因手术及术后引流的需要而在肛门外部切开较大的创面，术中应暂不紧线，通过挂线的引流和异物刺激作用，2~3周后，待残腔缩小，创面生长变浅与挂线部相适应再紧线，完成慢性切割作用。

如何选择分期挂线和一期切开挂线是一个存在很多争议的问题，从目前的文献来看，大家在切割挂线时间、每次紧线时间等很多问题上不尽相同，所以很难得出统一的意见。目前每个医生根据自己的经验选择分期切开和一期切开，可能需要进行临床研究以确定其优点和缺点。

2）引流挂线：①长期引流挂线：长期引流挂线在克罗恩病肛瘘患者中已得到广泛应用，李柏年教授建议侵及括约肌很少的克罗恩病肛瘘可做手术切开或切除，但高位经括约肌克罗恩肛瘘应该用长期挂线引流治疗，以限制症状和保持肛门功能。AIDS患者伴发的肛周脓肿和肛瘘也应使用长期挂线引流，形成脓肿或瘘管的长期引流，预防复发性脓肿的形成。另外对于高位肛瘘，如果通过切开或挂线失禁的风险非常大时，可能需要进行长期的引流挂线。但是常常有医生会问，患者能否接受长期引流挂线？李柏年教授认为关键在于医生是否确实能接受长期的引流挂线，如果一个患者冒30%失禁的危险治疗一个肛瘘，其治愈的成本是否太高。所以对于一些特别复杂的肛瘘，一定要调整患者的期待，否则可能会导致非常严重的后果，笔者曾见到许多例患者，进行了数次肛瘘的切开、挂线等手术，最终瘘管确实愈合了，但是出现了完全性肛门失禁，严重影响了患者的生活质量。每一个肛肠外科医生必须知道肛门失禁对患者生活质量的影响远远超过肛瘘对患者生活质量的影响。②短期引流挂线：李柏年教授认为短期引流挂线往往为进一步手术做准备，除非是肛旁脓肿的患者，否则单纯使用短时间挂线获得的成功率要比文献报道低得多。

（三）不同类型肛瘘的治疗策略

肛瘘治疗的最基本的原则是：封闭内口、切开或切除瘘管、引流所有存在的腔隙。但是在肛瘘治疗中最根本的原则是：不要造成新的肛门功能的损害。到目前为止，肛门失禁尚没有任何有效的治疗手段，而且一旦发生肛门失禁，患者的生活质量就受到很大的损害，肛门失禁对于人生活质量的影响远远超过肛瘘对人生活质量的影响，因此以牺牲肛门功能来换取高的治愈率是不明智而且难以令人接受的。

各型分类的肛瘘治疗的原则如下：

1. 括约肌间肛瘘 括约肌间肛瘘进行瘘管切开后治疗效果好而且并发症较低。切开内括约肌似乎不对肛门功能造成较大的损害。

（1）单纯性括约肌间肛瘘：瘘管切开或切除，内括约肌切开或部分切开（图8-8A）。

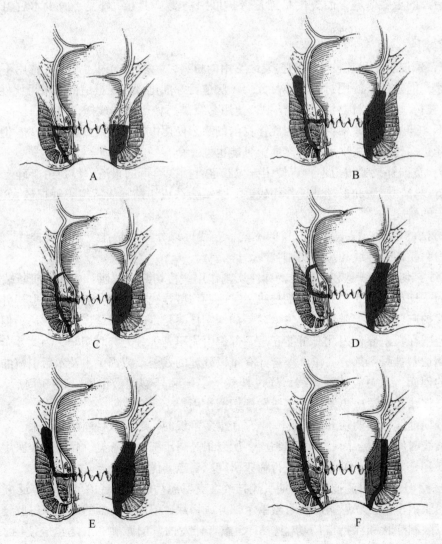

图8-8 括约肌间肛瘘的治疗

A. 单纯性肌间肛瘘切开下段的内括约肌和肛管黏膜；B. 合并高位盲瘘的肌间肛瘘延长内括约肌切开的范围和切开肛管黏膜；C. 合并高位盲瘘开口于直肠者切开整个瘘管、分离内括约肌；D. 高位瘘无会阴部外口切开整个内括约肌、开放整个括约肌间平面；E. 高位瘘管合并肛提肌以上脓肿需要切开整个内括约肌和肛管黏膜；F. 继发于盆腔疾病括约肌间瘘在原发性疾病治疗后下段瘘管切开

(2) 括约肌间肛瘘并发伴高位盲瘘：沿内括约肌切开所有瘘管，如果没有切开高位的瘘管可能导致术后复发（图8-8B）。

(3) 括约肌间肛瘘伴高位瘘管开口于直肠：这种肛瘘在探查时可能在肛管直肠环以上发现内口，但是其真正的原发瘘管在括约肌间，因此沿内括约肌切开整个瘘管和内括约肌。当位置较高，在直肠内切开时可以使用切割挂线，减少切开后出血和缺损（图8-8C）。

(4) 高位瘘无会阴部外口：这种瘘管往往会导致混淆，似乎是非常困难的括约肌外肛瘘，但是再仔细进行探查是可以发现瘘管从上下两个方向相通。对于这种肛瘘，沿内括约肌切开整个瘘管（图8-8D）。

(5) 高位瘘管并发肛提肌以上脓肿：这种脓肿不能在会阴部切口进行引流，引流后可能形成括约肌外肛瘘，正确的治疗方法是沿内括约肌切开整个瘘管，脓肿经直肠进行引流（图8-8E）。

(6) 继发于盆腔疾病：继发于盆腔疾病括约肌间瘘管，潜在的盆腔疾病必须清除、脓肿必须彻底引流，括约肌间部分只需要轻轻搔刮，并放置引流挂线（图8-8F）。

2. 经括约肌肛瘘的处理　经括约肌肛瘘是一种比较常见而且处理后效果差异较大的，特别在处理的时候如果不十分关注肛门功能的话可能导致肛门功能受损，以往对于经括约肌肛瘘治疗过程中保留外括约肌的功能比较关注，而对保留内括约肌关注不够，因此部分患者手术后出现肛门功能受损，因此肛肠外科医生开始认识到保留内括约肌功能的重要性。

对于瘘管超过括约肌一半或以上的经括约肌肛瘘常有四种处理的方法，一是肛瘘切开术，虽然在切开了大部分括约肌后肛门完全失禁的较少，但是有轻度的损害，因此对于超过外括约肌1/2的肛瘘，使用肛瘘切开术要慎重；第二是切割挂线手术，切割挂线是在处理经括约肌肛瘘中最常使用的技术，切割挂线有四种基本的功能即炎性粘连、缓慢切割、引流和标记作用。尽管切割挂线是一种比较安全的手术方法，但是切割挂线本身也有许多问题需要研究，比如对于切割的力量无法控制、无法定量，目前使用挂线的材料不能统一，切割力为环形切割力而不是单向切割力等问题需要解决；第三是瘘管剔除、括约肌缺损修补、直肠推移黏膜瓣覆盖等；第四是切开后括约肌完全重建，部分患者需要进行造口，一般患者难以接受这种手术方法（图8-9）。

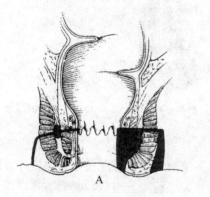 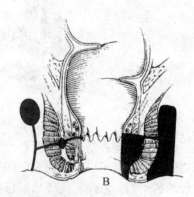

图8-9　经括约肌肛瘘的治疗

A. 简单的经括约肌肛瘘需要切开瘘管和内括约肌下端部分；B. 并发高位盲瘘的经括约肌肛瘘应剔除瘘管、切开内括约肌、引流周围的脓肿

对于并发高位肛瘘的经括约肌肛瘘，治疗时应剔除瘘管、切开内括约肌、引流周围的脓肿，但是必须注意不要在直肠内引流直肠脓肿，否则可能形成括约肌外肛瘘。

3. 括约肌上肛瘘　括约肌上肛瘘常继发于括约肌间脓肿向上延伸、并发脓肿向直肠破溃或经过肛提肌破入坐骨直肠窝。

(1) 无并发症的括约肌上肛瘘的治疗：在探查明了瘘管以后，切除外括约肌及以外的瘘管，关闭肛提肌的缺损，将括约肌间的瘘管切开；或在切除瘘管后使用推移黏膜瓣进行覆盖，括约肌上肛瘘并不推荐使用切割挂线，因为切割挂线必须切断所有外括约肌，对肛门的结构和功能影响较大（图8-10）。

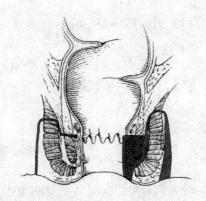

图 8-10 括约肌上肛瘘治疗，切除整个瘘管

（2）并发高位盲瘘的括约肌上肛瘘：这种瘘管常并发肛提肌以上的脓肿，因此瘘管处理与无并发症的括约肌上肛瘘一致，而脓肿可以通过直肠进行引流。

4. 括约肌外肛瘘 括约肌外肛瘘常并发于其他疾病或人为造成的，在处理时应结合原发性疾病的治疗，如并发克罗恩病的括约肌外肛瘘应首先进行克罗恩病的治疗，并发盆腔脓肿者要处理盆腔脓肿，对于这种瘘管的治疗，防止脓肿的形成是治疗的主要目标，治愈肛瘘的难度非常巨大。

继发于肛周脓肿的括约肌外肛瘘：一些继发于肛周感染的括约肌上脓肿可能需要进行结肠造口手术才有可能治愈，但是不是所有的括约肌外肛瘘需要进行结肠造口，特别是有一些医源性的括约肌外肛瘘可以通过直肠推移瓣治愈。这种括约肌外肛瘘通过切除瘘管、切开内括约肌引流内口，直肠开口进行缝合，可以治愈部分括约肌外肛瘘（图8-11）。

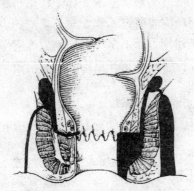

图 8-11 括约肌外肛瘘

继发于外伤的括约肌外肛瘘：治疗时要清楚所有的异物、清除坏死组织，如果没有造口，需要进行结肠造口。如果引流充分，瘘管可以自行愈合，如果不能愈合可以考虑使用直肠推移黏膜瓣覆盖。

继发于盆腔脓肿的括约肌外肛瘘：应该清除感染灶，进行充分引流，必要时可以通过坐骨直肠窝进行引流。

5. 马蹄形肛瘘的治疗 由于瘘管的堵塞和脓肿的反复形成，可以形成马蹄形的肛瘘，马蹄形肛瘘并不是复杂和难治肛瘘的代名词，关键在于判断原发瘘管的位置。处理原则仍然为引流或封闭内口、瘘管切开、引流周围的腔隙。

（1）括约肌间马蹄形肛瘘：括约肌间肛瘘并发感染在括约肌间平面进行蔓延，需要进行充分的切开引流、瘘管进行切开。

（2）经括约肌马蹄形肛瘘：这种肛瘘常常是后侧的括约肌外间隙与坐骨直肠间隙相交通，常常有数个外口通向齿状线附近的内口，内口常在后侧。内口常常较难确定，而且内口可能不是一个单一内口，可能存在继发性内口或甚至在内口部位有感染的腔存在。对于这种肛瘘，如果寻找内口比较困难的话，可以从后正中的内括约肌平面先切开以寻找内口；瘘管可以充分切开，但是愈合时间较长，也可以切除括约肌以外的瘘管而将括约肌部分的瘘管进行挂线或旷置。

(3) 括约肌上肛瘘或括约肌外肛瘘：在括约肌以上平面进行蔓延形成的马蹄形肛瘘，处理比较困难。可以切开括约肌进行引流，但是并发症比较多，也可以放置引流挂线或放置引流管进行引流。

（四）其他相关治疗方法

1. 肛瘘栓的应用　肛瘘栓（anal fistula plug，AFP，Surgisis AFP™）是由美国 Cook Medical Incorporated（Bloomington, IN）开发的用以治疗肛瘘的方法，是使用来自猪小肠黏膜下组织（SIS）的可吸收的生物材料，能刺激植入者损伤部位的组织修复和重建，AFP 可以在 3~6 个月内在植入者体内吸收或崩解，可以作为支架帮助植入者的组织修复和重建。尽管 AFP 开始使用后报道的治疗效果非常好，但是在不同的中心报道 AFP 治疗肛瘘的效果差异非常大，因此 AFP 的临床应用还需要进行进一步的研究。目前对 AFP 的适应证、手术方法、术前术后处理和结果上存在一定的争议，尚难以达成共识。

(1) AFP 手术适应证：AFP 最理想的适应证，目前文献报道的多数是由于 AFP 植入手术病例为经括约肌肛瘘。直肠阴道瘘也认为是 AFP 治疗的适应疾病之一，但是直肠阴道瘘的瘘管越短、治疗的成功率似乎越低，但是 AFP 作为直肠阴道瘘的一种治疗手段，该手术对患者不造成新的损伤，唯一的损失就是手术和材料方面的经济损失。最近 COOK 公司又开发了专门用于直肠阴道瘘治疗的栓（RVP），在临床应用中也产生了比较好的疗效，因此目前应用于肛瘘治疗的 AFP 不再用于直肠阴道瘘的治疗。尽管括约肌间肛瘘通过常规的手术方法治疗效果就非常好，但是 AFP 在括约肌间肛瘘的治疗中也是有用的，特别是对于炎症性肠病或进行过会阴部放疗患者，这些患者其手术即使切除很少的括约肌也可能面临很大的失禁风险；括约肌外肛瘘是一种非常少见的疾病，但是其外科治疗效果较差，是 AFP 植入手术的一种适应证，但是在临床上，将 AFP 缝合在内口部位在技术上是非常困难的。对于克罗恩病并发肛瘘的患者，一般认为可以进行 AFP 植入手术，但是治疗效果存在一定争议。

(2) AFP 手术的禁忌证：一般认为 AFP 植入手术治疗没有明显的并发症，即使不成功也不至于导致严重的后果，所以无绝对的手术禁忌，但是对于常规的没有并发症的括约肌间肛瘘，这种肛瘘在常规治疗时其治愈率就可以达到 100% 的治愈率，而且失禁等手术并发症非常小，但是使用 AFP 植入手术效果不十分清楚，所以不推荐使用 AFP 植入手术。另外对于一些少见的肛瘘如储袋阴道瘘、瘘管极短的直肠阴道瘘、瘘管持续的感染腔存在者、任何可能存在感染的瘘管、对 AFP 过敏者和无法辨别内口和外口的肛瘘，不适宜进行 AFP 植入手术。

(3) AFP 置入术的治疗效果：AFP 设计之初，大家对 AFP 治疗的效果持非常乐观的态度，对于那些即使没有任何改善的患者，认为对其并没有造成严重的后果，所以认为是一个没有任何"害处"的手术。2006 年 Johnson 等第一次报道 AFP 治疗肛瘘效果，并与生物蛋白胶进行了比较，入选 25 例经括约肌肛瘘或更复杂的高位肛瘘，排除克罗恩病等肛瘘，10 例进行生物蛋白胶充填，15 例进行 AFP 植入手术，随访时间 13.8 周，60% 的生物蛋白胶充填的肛瘘没有愈合，而 AFP 植入组，仅有 13% 的患者没有愈合，2 组差异有显著意义。同时该医院的另一个研究小组成员 O'Connor 等（2006）报道了 AFP 治疗克罗恩病肛瘘的效果，入选病例 20 例克罗恩病肛瘘患者共有 36 瘘管，中位随访时间为 10（3~24）个月，在 20 例患者中 16 例患者（80%）的肛瘘愈合，同时在 36 个瘘管中 30 个瘘管（80%）愈合。该中心 Champagne 等（2006）报道 38 例 AFP 植入手术的 6 个月到 2 年、平均 12 个月的长期的随访结果，总体的治愈率在 83%。Ellis（2007）报道了 AFP 治疗 13 例经括约肌肛瘘和 5 例直肠阴道瘘患者，在平均 6 个月的随访中，复发率为 12%，而 95 例肛瘘患者使用推移黏膜瓣治疗患者，10 个月复发率为 32.6%。早期 AFP 治疗肛瘘的报道确实振奋人心，似乎是治疗肛瘘的一种非常理想的方法。但是 van Koperen 等（2007）报道了 17 例肛瘘栓治疗的前瞻性研究，在 7（3~9）个月随访中，7 例（41%）肛瘘发生了愈合，10 例患者肛瘘复发。似乎 AFP 治疗肛瘘可能也存在一定的问题，2007 年 5 月 27 日由 15 位专家参加一个 AFP 研讨会，其中 5 位行 AFP 植入手术超过 50 例，治愈率报道超过 80%，在会议上就 AFP 植入手术的适应证、方法、围术期处理等一系列问题进行探讨并于 2008 年 1 月在 Colorectal Disease 上发表了专家共识。以后一些陆续报道的 AFP 植入手术的效果差异很大，对 AFP 治疗肛瘘的前景蒙上了阴影。

Schwandner 等（2007）报道了 19 例 AFP 植入手术患者，其中 12 例为肛腺源性的肛瘘、7 例为克罗恩病相关的肛瘘，在平均 279 日的随访中，总体治愈率为 61%，而肛腺源肛瘘的治愈率为 45.5%、克罗恩病的肛瘘治愈率为 85.7%（6/7），该报道虽然病例数较少，但是发现克罗恩病肛瘘的治愈率较高是一个非常有意义的结论。Ky 等（2008）报道了 45 例 AFP 植入手术的患者，1 例失访没有列入统计，其中单纯肛瘘 24 例、复杂性肛瘘 20 例，术后 3~8 周的治愈率为 84%，以后逐渐下降，8 周下降到 72.7%，12 周下降到 62.4%，中位随访 6.5（3~13）个月时，治愈率下降到 54.6%。长期随访发现，对于单纯性肛瘘的治愈率高于复杂性肛瘘的治愈率（70.8% vs. 35%，$P < 0.02$），对于非克罗恩病肛瘘的治愈率高于克罗恩病肛瘘（66.7% vs. 26.6%；$P < 0.02$），两次 AFP 植入手术患者的治愈率明显低于一次手术的患者（12.5% vs. 63.9%；$P < 0.02$），这是最早的一个大样本的研究结果。Mayo Clinic 的 Lawes 等（2008）报道 20 例 AFP 植入手术，17 例患者为经括约肌肛瘘，而 3 例患者为直肠会阴瘘，10 例患者曾至少进行一次肛瘘手术，3 例患者在进行 AFP 植入手术的同时进行推移黏膜瓣内口封闭手术，平均随访时间为 7.4 个月，只有 24% 单纯使用 AFP 植入手术的患者愈合，2 例合并使用推移黏膜瓣转移的患者肛瘘愈合，5 例患者发生了会阴部的感染，其中 4 例需要引流手术而 1 例需要使用抗生素治疗。明尼苏达大学医院肛肠外科 Christoforidis 等（2008）报道了 47 例 AFP 植入手术的患者，47 例患者共有 49 个复杂性肛瘘，共进行了 64 个 AFP 植入手术，平均随访 6.5（3~11）个月，手术的成功率为 31% 而病例的成功率为 43%，而且发现，肛瘘侵犯括约肌的范围越多，其治疗效果越差。

Thekkinkattil 等（2008）报道了 45 例高位复杂性肛瘘植入 AFP，平均随访 47（12~77）周，成功率为 44%。Echenique 等（2008）报道了 23 例在波多黎各进行 AFP 植入手术的患者，排除了克罗恩病肛瘘的患者，总体治愈率为 60%。Christoforidis 等（2009）回顾性比较了 43 例直肠推移黏膜瓣治疗肛瘘和 37 例 AFP 植入治疗肛瘘的病例，在 56（6~136）个月随访中，直肠推移黏膜瓣的治愈率为 63%，而经过 14（6~22）个月随访，AFP 植入的治愈率为 32%。Cleveland Clinic Florida 肛肠外科 Safar 等（2009）报道了目前成功率最低的 AFP 治疗的经验，35 例患者进行了 39 个 AFP 植入手术，31 例为肛腺源性肛瘘，4 例为克罗恩病性肛瘘，3 例失访，32 例得到随访，随访时间 126 日，总体手术成功率为 13.9%（5/36），成功治疗肛瘘中 4 例肛腺源性肛瘘、1 例克罗恩病肛瘘。对 AFP 治疗肛瘘的疗效系统回顾总结在表 8-1 中。

表 8-1 肛瘘栓治疗肛瘘的治疗效果

作者	时间	例数	随访时间	治愈率
Johnson, et al	2006	15	13.8 周	87%
O'Connor, et al	2006	20*	10 周	80%
Champagne, et al	2006	38	12 个月	83%
Ellis	2007	18	6 个月	88%
vanKoperen, et al	2007	17	7 个月	41%
Schwandner, et al	2007	19	279 日	61%
Ky, et al	2008	45	6.5 个月	54.6%
Lawes, et al	2008	20	7.4 个月	24%
Christoforidis, et al	2008	47	6.5 个月	43%
Thekkinkattil, et al	2008	45	47 周	44%
Echenique, et al	2008	23	24 个月	60%
Christoforidis, et al	2009	37	14 个月	32%
Safar, et al	2009	35	126 日	13.9%

注：*均为克罗恩病肛瘘。

AFP 植入手术从开始 80% 以上的治愈率，在使用了 2~3 年后降低到 20% 左右，到底 AFP 治疗是否有价值仍有争议，而且目前的研究均为小样本的研究，需要大样本的研究以支持该方法，同时需要制定进一步的治疗指南以提高临床的治疗效果。van Koperen 等在 BMC Surgery 第一个报道了使用 AFP 和推移黏膜瓣治疗肛瘘的随机对照研究，其最后的结果尚没有公布。

2. 推移瓣的应用　直肠推移瓣（anorectal advancement flap）是封闭内口，治疗高位复杂性肛瘘（图 8-12），特别是治疗括约肌外肛瘘、括约肌上肛瘘、高位经括约肌肛瘘以及直肠阴道瘘已有 20 多年的历史，而且在早期治疗的效果令人非常振奋，手术避免切断肛门括约肌，因此不会导致肛门失禁，目前仍然是治疗肛瘘的理想方法，在复杂性肛瘘治疗中仍是一种首选的方法。但是近年来研究对直肠推移瓣治疗高位复杂性肛瘘的价值以及在肛瘘功能保护中的价值存在一定的争议，笔者综述了近十余年以来在直肠推移黏膜瓣治疗复杂性肛瘘中的文章，以提高直肠推移黏膜瓣治疗复杂性肛瘘的效果。

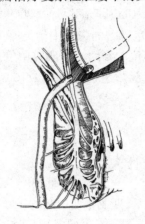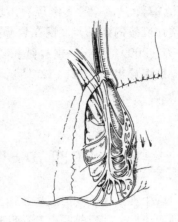

图 8-12　推移瓣治疗肛瘘

肛腺源性的肛瘘占肛瘘 90% 以上，对于高位的经括约肌肛瘘和括约肌间肛瘘，常规治疗后肛门失禁的发生率高，而且复发率高，直肠推移瓣治疗高位复杂性肛瘘是一个并发症较少、疗效较为确切的方法。早期文献报道的有效率非常高，Aquilar 等报道 189 例直肠推移黏膜瓣治疗肛瘘的报道中，仅 2 例复发，仅 8% 出现轻度肛门失禁和肛门狭窄等并发症。在 20 世纪 90 年代，对推移黏膜瓣治疗肛瘘、直肠阴道瘘的治疗效果进行了较为广泛的研究。Miller 等（1998）回顾性随访了 25 例进行直肠推移黏膜瓣治疗肛瘘的病例，20 例瘘管愈合，但是本研究例数较少，缺乏代表性。Schouten 等（1999）报道了 44 例使用推移黏膜瓣治疗经括约肌肛瘘的经验，随访 12 个月，33 例（75%）患者瘘管愈合，在没有以前手术史的患者中，治愈率达 80%，而在有手术史患者中，成功率降低至 50%。35% 患者术后有控便能力的损害。Oritiz 等（2000）回顾性分析了 103 例高位经括约肌肛瘘和括约肌上肛瘘经瘘管剔除和直肠推移黏膜瓣的患者，96 例（93%）患者瘘管愈合，仅 8 例患者出现肛门功能的损害。Zimmerman 等（2000）使用直肠推移黏膜瓣治疗 26 例经括约肌肛瘘，随访 25 个月，仅 46% 患者完全愈合，作者认为成功率与以前的手术史有重要的关系，当术前仅有一次手术史的患者，成功率可以达 78%，而二次以上手术的患者成功率就降低到 29%，而且认为该手术对括约肌功能有一定损害。Kreis 等（1998）随访了 24 例直肠推移黏膜瓣治疗肛瘘患者的肛肠测压，发现直肠推移黏膜瓣除治疗成功率较高以外，肛门功能保护也非常好。Dixon 等（2004）回顾性分析了 29 例直肠推移黏膜瓣治疗肛瘘的病例，其总体治愈率可以达到 83%，但是该研究病例较少，没有足够的说服力。varder Hagen 等（2006）回顾性分析了直肠推移黏膜瓣治疗高位肛瘘和肛瘘切开治疗低位肛瘘的经验，在随访 12、48 和 72 个月后，直肠推移黏膜瓣组的复发率分别为 22%、63% 和 63%，切开组的复发率为 7%、26% 和 39%，当然这组数据由于肛瘘的复杂程度不同，所以可比性不强。Perez 等（2006）报道了第一个直肠推移黏膜瓣（AF）和肛瘘切开括约肌重建（FSR）治疗高位复杂性肛瘘的随机对照研究，60 个病例被随机分为两组，每组 30 例，两组的临床特点差异无显著意义，随访 36 个月，两组的复发率分别为 7.4% 和 7.1%，两组的肛门控便以及肛管压力均无显著差异。Uribe 等（2007）报道 60 例直肠推移黏膜瓣治疗肛瘘的患者，随访 43.8 个月，复发率仅为 7.1%，12.5% 有轻微肛门失禁和 9% 有严重肛门失禁。Mitalas 等（2007）对直肠推移黏膜瓣治疗失败的患者再次进行推移黏膜瓣手术，治愈率达 69%，而且直肠手术并没有增加肛门的损害。Dubsky 等（2008）比较了使用直肠推移瓣时，是使用黏膜推移瓣还是使用全层推移瓣进行覆盖，回顾了54例患者，其中34例使用部分厚度的推移黏膜瓣而20例使用全层推移瓣，两组术后肛门控便无明显差异，全层推移瓣复发率为5%而使用部分黏膜推移瓣复发率为35.3%，提示使用直肠全层推移瓣可能能增加肛瘘的治愈率。van Koperen 等（2008）比较了直肠推移瓣治疗肛瘘同时使用生物蛋白胶治疗肛瘘的优点，127例高位肛瘘的患者进行了推移黏膜瓣手术，排除炎症性肠病和HIV感染者共80例患者进入统计，26例患者进行推移黏膜瓣手术时同时使用生物蛋白胶，随访13个月，发现使用生物蛋白胶后复发率反倒升高（13% vs. 56%），其原因不十分清楚。Abbas 等（2008）报道直肠推移瓣治疗复杂性肛瘘的远期效果，回顾性随访36例患者中进行38次直肠黏膜瓣推移手术，手术结束后治愈率为83%，随访27个月后，有5例患者出现了复发。Christoforidis 等（2009）比较了直肠推移瓣治疗肛瘘和肛瘘栓治疗肛瘘的结果，发现在直肠推移瓣治疗肛瘘的患者中治愈率为63%而肛瘘栓的治愈率为32%。Ortiz 等（2009）进行一项针对肛瘘栓治疗高位肛瘘的治疗研究中发现，对于腺源性的肛瘘，其1年后复发率肛瘘栓组为80%（12/15），而推移直肠瓣组是12%（2/16）。提示推移瓣治疗肛瘘是一个理想的方法。

（孙丙军）

第四节 肛乳头肥大

肛乳头肥大是一种增生性炎症改变的疾病，是由慢性炎症长期刺激而引起的。临床上随着肛乳头逐渐增大，有时可随大便脱出肛外，反复脱出刺激肛管，可使局部分泌物增多，有时还会出现便后带血，排便不净的感觉及肛门瘙痒。由于肛腺感染、排便时创伤或肛门乳头附近长期慢性刺激而发生炎症，反复发作，日久肛乳头逐渐形成肥大。肛乳头肥大多伴有内痔、外痔、肛裂和肛瘘等多种肛门疾病。本病的确切病因不明，中医认为此病的发生是由于饮食不节，过食膏粱厚味和辛辣醇酒、肥甘煎炒之品等刺激食物，致使湿热内生，下注直肠肛门；或大便干结，肛管损伤染毒，湿毒热结，使局部气血淤滞、经络阻塞而成。现代医学则认为和肛窦本身的解剖特点有关，再加上诸如外伤、局部刺激、腹泻和机体免疫功能下降等因素，容易发生本病。

一、诊断

（一）诊断标准

1. 症状 肛门坠胀不适，或异物堵塞感，或灼热，排便时轻度疼痛，可放射到会阴、骶尾部。或便意频、欲便又无便排出、时时临厕。或便次多，便后不尽感；便秘结时便前可见少许黏液。或伴肛门潮湿瘙痒。

2. 局部检查 指诊肛管有紧缩感、灼热，肛窦区可触及疼痛或可及较硬的硬结或凹陷，可触摸到肿大、压痛的肛乳头，指套可染有少许分泌物；肛门镜检查：肛窦区和肛瓣充血、水肿，有不等数目、不同大小的肛乳头肥大。探针可探查肛窦变深，或有脓性分泌物。

（二）分期

肛乳头肥大常并发肛窦炎和肛乳头炎，可分为急性期和慢性期。急性期可表现为肛内灼热、坠胀，排便时疼痛明显，有少量脓性或脓血性黏液，肛窦充血、水肿，肛乳头红肿等。慢性期则可无明显不适。慢性肛乳头炎日久可见肛乳头肥大增生，最终形成肛乳头状瘤。

二、药物治疗

（一）中医辨证论治

1. 湿热下注证 如下所述。

［证候］肛周潮湿、潮红，有灼热感，肥大的肛乳头充血，水肿。舌红苔黄，脉滑数。

[治法] 清热利湿。

[方药] 萆薢渗湿汤加减。

2. 气滞血瘀证　如下所述。

[证候] 排便时肛门肿物脱出，其表面色紫暗，伴有肛门坠胀感。舌紫暗，苔薄，脉涩。

[治法] 行气活血祛瘀。

[方药] 止痛如神汤加减。

（二）西药治疗

用于肛乳头肥大炎症急性发作期，可口服消炎药。严重患者予广谱抗生素。

三、常用特色疗法

1. 熏洗　威灵仙30g、大黄15g、艾叶15g、明矾5g，水煎至1 500mL，熏洗，并坐浴15min，每日2次；苦楝皮30g、椿皮30g、石榴皮30g、生地榆30g，水煎至1 500mL，熏洗坐浴。

2. 涂药　可使用三黄膏（黄连、黄柏、大黄）、九华膏、金氏痔疮膏等，挤入肛内，涂敷局部患处。

3. 灌肠　黄连、黄柏、大黄各10g，水煎成30mL三黄汤，每日早晚1次，保留灌肠；也可用马齿苋15g、苦参20g，黄柏、黄芩、秦皮、川朴、蒲公英各10g，水煎成120mL，早晚各灌60mL。

四、手术疗法

1. 肛乳头切除术　如下所述。

（1）适应证：肛乳头肥大者，长度>5mm。

（2）操作要点：取左侧卧位或截石位，腰俞麻醉或局部麻醉。于肥大肛乳头基底部以电刀切除，以防出血，或于肛乳头基底部贯穿结扎，切除项部。如并发有肛隐窝炎，一并切除。

（3）术后处理：手术当日最好禁止大便。次日起，排便后温水坐浴，局部清洁换药治愈。

2. 电灼术　如下所述。

（1）适应证：肛乳头肥大者，长度<5mm。

（2）操作要点：取左侧卧位或截石位，腰俞麻醉或局部麻醉。在肛门镜下暴露肥大肛乳头，用高频电灼探头，按压在肥大肛乳头根部，开通电源，将肥大肛乳头彻底烧灼。

（3）术后处理：术后每日用痔疮膏或痔疮栓纳肛，7d左右可治愈。

本术式的优点是操作方便，疗效可靠，每次可治疗多个肥大肛乳头。

五、临床参考

肛乳头肥大一般认为是肛窦炎、肛乳头长期刺激增生引起，临床上只患肛窦炎而无肛乳头炎或只有肛乳头炎而不伴有肛窦炎者罕见。肛乳头炎继发病变为肛乳头状纤维瘤，是肛乳头重度纤维化所致。现代医学认为肛窦的解剖排列是肛窦容易发炎的最重要的原因，长期便秘、粪团干硬使肛窦和肛瓣受损、粪渣残留，引起肛窦炎和肛乳头炎；腹泻频繁刺激也易引起炎症。但在我们临床工作诊治的病例中，往往有过各种手术史，包括注射、切除、激光治疗的病例。故我们认为各种痔瘘治疗的操作不慎导致肛窦或肛瓣的损伤刺激可能也是诱因之一，因此对临床医师的手术操作和手术方式改进提出了更高的要求。

（孙丙军）

第五节　会阴部坏死性筋膜炎

会阴部坏死性筋膜炎（necrotizing fasciitis，NF）主要由厌氧菌感染为主引起的会阴部、阴囊、肛周软组织快速的、大范围的组织坏死，常并发休克及多器官损伤。发病率低，但死亡率极高，NF在美国发病率为4.3/10万。本病以中老年男性患者居多，常伴有糖尿病、免疫力低下及营养不良。中医学认为"疽由筋骨阴分发",将该病命名为"肛疽"。多因过食肥甘、辛辣、醇酒等物,湿浊不化,热邪蕴结,下注大肠,毒阻经络,瘀血凝滞,热盛肉腐成脓而发为痈疽;病至后期热盛肉腐,气血耗伤,气血不足。

一、诊断

(一) 诊断标准

1. **症状** 本病多有肛门会阴部感染、肿瘤、创伤、手术等病史,发病急,病情重,发展迅速,死亡率极高。

(1) 寒战高热:初期为会阴、肛门周围及阴囊不适或疼痛,之后出现寒战高热,体温可达39℃以上,并持续不退。

(2) 肿胀:初期大都为肛门周围皮肤红肿、疼痛,不久迅速向周围扩展,累及会阴,并以阴囊部快速肿胀为特征,疼痛逐渐减退或消失。

(3) 血性渗出:随着肿胀的加快,局部皮肤颜色变为苍白,出现大小不一的散在性血疱,或青紫坏死,皮肤及血疱溃破后有大量的血性浆液或脓液不断渗出,并夹有气泡。此时大面积的皮肤变为暗黑色,皮下脂肪、浅筋膜、深筋膜等组织呈灰白色,但不累及肌层组织,这是本病的又一特征。由于病变的皮肤、筋膜广泛坏死,皮下神经损伤,血管栓塞,患处的感觉消失,无出血。

(4) 臭秽:患处充满粪臭味,奇特难闻,多与感染了大肠埃希菌、厌氧杆菌和产气杆菌有关。

(5) 捻发音及坏死:本病常伴有产气杆菌感染,因此大部分病例可在病变部位及其周围的皮下触及捻发音。由于病变的皮肤、筋膜组织血管栓塞,广泛坏死,故呈青紫色或炭黑色,且边缘清楚,迅速四周扩展。

(6) 毒血症:本病早期常误诊,延误治疗,病变部位的毒素大量吸收进入血液中,引起一系列中毒症状,如寒战高热,脸色苍白,神情淡漠,反应迟钝,嗜睡懒言;如治疗不及时,可迅速引起感染性休克,血压下降,呼吸循环衰竭,直至死亡。

2. **实验室检查** 如下所述。

(1) 血常规:血常规检测可见白细胞明显升高,一般可接近甚至超过 $20 \times 10^9/L$,核左移现象明显,可出现中毒颗粒;红细胞计数与血红蛋白显著降低。

(2) 血培养与脓培养:早期血、脓培养与药敏试验可有助于明确感染细菌,指导抗生素的应用,对控制局部、全身细菌感染有重要的临床意义。未发现梭状芽孢杆菌有助于本病的确诊。

(3) 超声检查:局部超声检查可明确感染的范围与深度,评价病情的进展情况,及时确定是否有气体、脓液的积聚,以指导治疗方案的制订与更改。

(4) X线、CT与MRI:本病进展快,并发症严重,因此早期对局部感染的范围、深度做出准确的评估是制定有效治疗方案,降低死亡率的关键。X线检查简单、快速,若见皮下组织内有气体存在,可有助于早期诊断本病;CT与MRI可全面准确了解局部感染的范围与侵及深度,探及深部脓腔、脓液与坏死组织分布,治疗过程中也应反复行CT与MRI检查,可及时发现感染向会阴阴囊、腹股沟、腹壁等处扩散。

(二) 分类

坏死性筋膜炎分为两型,Ⅰ型为多种细菌的混合感染,包括革兰阳性的溶血性链球菌、金黄色葡萄球菌、产气荚膜梭菌、创伤弧菌、脆弱拟杆菌和厌氧菌等;Ⅱ型多由β-溶血性链球菌所致,常伴有休克及多器官衰竭,死亡率极高。近年来发现由金黄色葡萄球菌的一株变种——对多种抗生素产生抗药性的金黄色葡萄球菌引起的坏死性筋膜炎有增多的趋势。

二、药物治疗

(一) 中医辨证论治

1. **热毒炽盛证** 如下所述。

[证候] 寒战高热,会阴、肛门周围及阴囊等肿胀色黑,伴大量的浆液渗出,疼痛,粪臭味;感觉

消失，皮下有捻发音。舌质红，苔黄腻或无苔，脉数。

[治法]凉血清热，解毒托毒。

[方药]犀角地黄汤合透脓散加减。

2. 气血两虚证　如下所述。

[证候]局部渗液量多，排便时疼痛，神疲乏力，面色苍白，动则气急汗出。

[治法]益气养血，生肌收口。

[方药]补中益气汤合四物汤加减。

常用成药验方：犀黄丸、牛黄解毒片、新癀片、龙胆泻肝丸等治疗。

（二）西药治疗

1. 抗生素联合运用　选择有效的大剂量抗生素联合治疗，是控制感染的有效措施。可根据致病菌的特点和药敏试验，选择2~3种抗生素，最好以广谱的和抗革兰阴性杆菌配合使用，首选头孢菌素类，如常用的有大剂量青霉素钾、庆大霉素、头孢哌酮钠（先锋必）、头孢曲松钠（罗氏芬）、甲硝唑等。同时还应依据脓液和血液培养的药敏试验及时调整用药。大剂量抗生素持续使用1周以上，应注意体内是否有霉菌感染，如处理不及时，易引起多重感染，导致患者死亡。

2. 支持疗法　由于组织大面积的坏死、渗出；多次清创、引流等处理对机体的损耗极大，加之毒素广泛吸收，造成全身的中毒反应。因此必须给予足够的热量、蛋白质的补充，增加机体的抗病能力至关重要。一般可用新鲜的血浆、全血、正常人体白蛋白，如有条件可予胃肠外营养支持。

3. 及时纠正电解质的紊乱　必须注意患者的电解质情况，随时调整、补充电解质，并注意掌握补液量和补液速度。

4. 积极治疗基础疾病，有效控制并发症　对于血糖升高的患者，应控制含糖的液体输入，合理、准确地使用胰岛素，使血糖控制在10mmol/L以下；部分患者经清创后血管栓塞情况有所改善，可出现术后创面出血，甚至有动脉搏动性出血，应注意观察，发现出血要及时缝扎，一般不主张压迫止血；如发现有霉菌感染，应适当对抗生素做出调整，积极控制霉菌生长。

三、常用特色疗法

（一）外治法

1. 冲洗疗法　急性期创面坏死组织较多时，可配合3%过氧化氢溶液或高锰酸钾溶液与0.5%甲硝唑溶液交替冲洗创面，以使坏死组织及时排出。

2. 湿敷疗法　早期创腔较大，分泌物多时可配合过氧化氢溶液纱条或甲硝唑纱条疏松填塞疮腔，既可以持续作用又能够及时引流创面分泌物。

3. 熏洗疗法　病情稳定之后，可用苦参汤等熏洗，每日1~2次，至创面愈合。

4. 敷药疗法　恢复期创面如有部分脓腐未脱者，可用八二丹、九一丹，红油膏外敷；脓腐已净者可用白玉膏、生肌散生肌收口。

（二）其他治疗

早期进行高压氧治疗，对有效控制深部厌氧菌感染有很大的帮助，必要时每日可重复治疗2~3次。恢复期还可加速创面的修复。

四、手术疗法

一经明确诊断应及时大范围、彻底地清创，切除已变性坏死的组织，阻断与正常组织、血管之间的联系，防止坏死组织和毒素的吸收。病变部位彻底清创是本病治疗和防止病情扩展的基础。

清创的原则是沿病变区域的分界线逐一切开，切除已变性坏死的组织，分离筋膜间隙，并充分暴露通氧、敞开开放引流。

多次、彻底的大面积清创是本病治疗的关键，应早期在患处做多方位的切开，充分暴露，敞开引流,尽可能切除所有已坏死的组织。之后每日多次用过氧化氢溶液或1:2 000的高锰酸钾溶液反复冲洗,并可用甲硝唑湿敷,破坏厌氧菌繁殖的条件,控制感染的继续蔓延和扩散。首次清创后,应及时观察了解病情的变化情况,如发现坏死区域有扩大,应随时进行再次或多次清创,才能将坏死组织全部切除。

五、临床参考

(一)学术讨论

会阴部坏死性筋膜炎在发病初期无特异表现,难以早期确诊。一旦可明确诊断则病情发展迅速,危及生命,病死率高。但是会阴部坏死性筋膜炎发病率低,将普通类型感染按坏死性筋膜炎处理也不妥当。目前已有学者关注此问题,比如研究发现坏死性筋膜炎患者可于早期出现血钙下降,但此结果对早期诊断仍存在局限性,且特异性不高。今后的研究目标应侧重研究该病易发因素与该病之间的相关性程度,确定评分细则以更准确评定患者患该病的风险系数大小,以便早期干预。因该病确诊较晚,所以如何对可能患有该病的患者实行早期有效干预是新课题。应对高危患者加强临床观察和监测,通过研究发现病情转化的关键点作为突破口,从而研究对其干预的合适方法。在以往的回顾性研究中,部分外科医生提出早期造瘘的干预手段,但是感染的性质难以早期明确,而造成外科干预的黄金时间很难确认,这成为目前这个疾病诊断和治疗需要突破的难点。

(二)名医经验

陆金根治疗肛周坏死性筋膜炎经验 孙某,男,76岁。于2004年2月10日因"肛周阴囊会阴部肿痛伴发热1周"拟"急性坏死性筋膜炎"收治。入院时查体:体温38℃,神志清醒,精神萎靡,疼痛剧烈,局部见肛周红肿,边界清楚,阴囊肿大,局部呈紫褐色,有大小不等水疱,疱下呈不规则的出血性坏死并有淡黄色渗出液,味臭秽明显,舌质红,苔薄黄,脉弦数。入院查血常规:白细胞13.6×10^9/L,中性粒细胞87%,红细胞4.6×10^9/L,血红蛋白120g/L。谷丙转氨酶39U/L,尿素氮7.1mmol/L,肌酐171μmol/L,血糖15.6mmol/L。尿、大便常规无异常。X线胸片及心电图无异常。腹部平片有不完全性肠梗阻,考虑麻痹性肠梗阻可能。肛周会阴CT检查示:阴囊、会阴及两前侧腹壁皮下大量气体,阴囊内积液,符合坏死性筋膜炎表现。

入院当日即行多切口扩创引流。于肛缘环周做多处放射状切口达脓腔,切口之间留皮桥,然后在手指探查下,逐步将会阴、阴囊等上述所波及的部位开窗留桥,大的皮桥间放置多股医用7号丝线以拖线引流,引出腐臭味、夹有气泡的浓汁,皮下组织暗灰色,浅筋膜呈烂叶状坏死,钝性分离所有间隔,清除脓汁及坏死组织。所有切口均用过氧化氢溶液、甲硝唑、生理盐水依次冲洗后,以丹药脱腐。深部组织液培养出大肠埃希菌,根据药敏试验结果应用甲硝唑、头孢曲松钠(罗氏芬)静脉注射,并配合高压氧舱治疗,每日2h。另外,注意维持水、电解质平衡,注意热量、蛋白质的补充;积极纠正贫血、高血糖等全身并发症。本例起病初,据其症状及舌苔、脉象,辨证为热毒炽盛,治以养阴清热、凉血解毒。药用:

生地黄60g,玄参15g,炒牡丹皮12g,赤芍12g,金银花30g,连翘30g,白花蛇舌草30g,紫花地丁30g,怀牛膝30g,苍术12g,黄柏12g,龙骨、牡蛎各30g,白豆蔻3g,生甘草、炙甘草各6g,水煎服。

同时因大便不通,腹部X线平片提示不完全性肠梗阻,以大承气汤保留灌肠,每日1次。经治7d后,热退痛减,大便通畅,停用抗生素;中药加减再治疗14剂后,疮面坏死脓腐渐脱,新肉渐生,但疮面不鲜,皮色不红而暗淡,辨证为气阴两虚,治以扶正生肌为主,药用:

黄芪30g,天花粉12g,生白术、炒白术各30g,茯苓15g,当归15g,生地黄15g,玄参15g,赤芍12g,升麻12g,连翘15g,白花蛇舌草15g,薏苡仁30g,怀牛膝30g,苍术12g,黄柏12g,龙骨、牡蛎各30g,白豆蔻3g,生甘草、炙甘草各6g。

加减治疗2个月余,痊愈出院。

按：陆金根教授诊治该病具有以下特点：①中西医结合治疗。②早期诊断，立即手术。③手术采用多切口，引流通畅。④根据药敏结果选用抗生素。⑤切口之间留皮桥，避免不必要损伤，争取早期愈合和最大限度保存病变区域术后恢复的完整性。⑥支持疗法。⑦针对病情主要矛盾，用药侧重，层次分明。

（三）临床研究进展

会阴部坏死性筋膜炎是一种潜在的威胁生命的进行性感染性疾病，表现为感染沿深、浅筋膜播散，在累及的血管内形成血栓，致相应皮肤、皮下组织及筋膜组织坏死。该病在1924年由Meleny提出，是多种需氧菌和厌氧菌协同作用所致，以溶血性链球菌、大肠埃希菌、产气杆菌、变形杆菌、类杆菌属和消化链球菌等为常见，其细菌主要来源于泌尿生殖道、直肠和皮肤，具有发病急、进展快、死亡率高的特点。尽管现代医学重症监护技术和抗生素治疗效果越来越好，但是临床病死率仍高达30%~50%。糖尿病、肾病、肿瘤、免疫力低下、营养不良、年迈、静脉吸毒、长期应用糖皮质激素、放疗、化疗等均为本病的易患因素。而外部因素，如软组织损伤、裂伤、血肿等损害了防御屏障，为细菌入侵提供了条件，目前从坏死性筋膜炎中培养出70余种细菌，致病菌来源主要有直肠、泌尿系统及肛周皮肤，所占比例分别为52.35%、11.40%、31.30%。本病也常常继发于会阴和肛门部各种感染、肿瘤、创伤、手术后等，其中肛管直肠周围脓肿是最为常见的原因。起病急骤，明确诊断较为困难，误诊率较高，手术治疗不彻底，极易产生不良后果，甚至患者死亡。

坏死性筋膜炎的诊断主要以临床症状、体征为主要依据，结合影像学检查与细菌培养。实验室检查包括全血细胞计数、代谢功能全套检查、凝血试验。血液培养可确定致病菌，为选择敏感抗生素治疗提供实验基础。局部X线摄片若发现软组织内有积气影，则有助于坏死性筋膜炎的确诊；CT在发现深部感染、软组织坏死及积气范围方面，优于平片，但在显示深筋膜液体方面比MRI的敏感性低；软组织超声有助于该病的早期诊断。坏死性筋膜炎是外科危重急症，其治疗原则是早期诊断，尽早清创，纠正休克及多器官损伤，应用大量有效抗生素和营养支持疗法。高压氧、免疫球蛋白、抗凝剂、重组人激活蛋白C等物质的应用可降低坏死性筋膜炎的死亡率，有效缩短病程。

会阴部坏死性筋膜炎的治疗主要包括纠正休克及多器官损伤，应用敏感抗生素及彻底引流清创等措施。辅助治疗包括高压氧治疗、营养支持疗法及对伤口的修复等。严重创伤常表现为代谢率明显升高，能量消耗增加，蛋白分解大于合成，呈现明显负氮平衡、低蛋白血症和高糖血症。这些代谢改变使机体对能量、蛋白质的需求明显增加。有研究表明，创伤程度越重，蛋白质合成低于分解的情况越严重。整体蛋白质分解增加可达40%~50%，有文献提出早期使用支持疗法，大量的蛋白的补充，可能可以有效地降低致死率，增强控制感染的能力，同时减慢疾病进展的速度。大量免疫球蛋白静脉给药治疗可以封闭抗体，提高机体的非特异性免疫功能，对于急性期的治疗具有重要的作用。

中医中药的早期介入，有利于整个病程的恢复。急性期以中西医结合为主，组织恢复期以中医药为主。上海中医药大学附属龙华医院陆金根教授在治疗坏死性筋膜炎时根据病情进展情况提出治分三期，扶正与祛邪兼顾，取得了较好临床疗效。他认为初期以邪实为主，治疗重在祛邪，并注意时时顾护胃阴。治宜清热解毒凉血，以黄连解毒汤和犀角地黄汤加减；中期邪气未退，正气渐衰，治疗当扶正与祛邪兼顾，以托毒排脓为主，药用八珍汤合四妙勇安汤；恢复期当以扶正为主，以补气血，促生肌，药用加味十全汤。注意整体与局部的辨证，扶正与祛邪的关系。扶正即用益气养阴、滋阴降火、气血双补等方法以固本；祛邪即解毒、和营、托毒外出，正如明代吴又可指出："大凡客邪贵乎早逐。"该病多来势凶险，在中药用量上应较治疗一般性疮疡为大，如生地黄用60g，金银花用40~60g，紫花地丁用30~40g等。通过手术的方法切开排脓，引邪外出，以防邪毒内陷，损及脏腑，变证蜂起；运用中药换药，达到清除坏死组织，促进肉芽生长的作用。

（孙丙军）

第六节 肠易激综合征

一、流行病学及中西医病因、病理

(一) 概念及流行病学

肠易激综合征 (irritable bowel syndrome, IBS) 是一组以腹痛或腹部不适并同时伴有排便习惯及大便性状改变为主要特征的肠道功能性疾病,其病程可长达数十年,对患者的生活、工作和精神造成较大不良影响,并造成医疗卫生资源的巨大消耗。据国外文献报道,全球人群中10%~20%的成人和青少年有IBS症状,女性多于男性,男女性别比为1:1~1:20 在我国采用同一诊断标准对普通人群进行的流行病学调查显示IBS患病率为0.82%~5.67%。

(二) 病因与病理

总体来说,IBS的病因和发病机制尚不十分清楚。现有研究结果显示IBS的发病与下列因素有关。

1. **胃肠道动力异常** 胃肠动力异常是IBS发生的重要病理生理基础,表现为胃-结肠反射异常,结肠及小肠转运加快或减慢。多项研究显示,腹泻型IBS患者在餐后或肠道受到刺激后,结肠平滑肌的收缩幅度、收缩频率和峰电位明显增强,结肠集团运动增加可致腹痛和排便;便秘型IBS患者结肠对进餐的反应减少,表现为进标准餐后,升、横、降结肠反应减弱。

2. **内脏感觉敏感性增高** IBS患者内脏感觉过敏有以下特点:①IBS患者可能存在广泛的内脏敏感性的增强。其不仅表现出直肠与结肠的高敏感性,而且消化道的另一些区域,如空肠或食管也常表现出高敏感性。②IBS患者的内脏感觉过敏的差异。内脏感觉过敏区域具有个体化特性,有的患者表现为直肠感觉过敏,有的则表现为小肠感觉过敏。单独用内脏感觉过敏无法解释患者的全部症状,其可能是一种协同因素发挥作用。

3. **肠道感染与炎症反应** 肠道急性细菌感染后部分患者发展为IBS,肠道感染引起的黏膜炎症反应、通透性增加及免疫功能激活与IBS发病存在一定的联系。

4. **精神心理异常** 社会心理因素与IBS患者内脏感觉异常密切相关,心理压力和负性生活事件是导致感觉异常的重要因素。IBS患者存在焦虑、紧张、抑郁、失眠等精神心理异常,可诱发或加重其症状。

5. **脑-肠轴** 脑-肠轴将中枢神经系统与肠神经系统、神经-内分泌-免疫系统连接起来,形成双向交通通路。在调节胃肠运动功能、内脏敏感性、脑肠肽分泌、机体对应激的反应性、中枢认知功能等方面发挥重要作用。

6. **遗传因素** IBS具有家族聚集倾向,与遗传相关。研究表明具有不同程度IBS症状的父母存在心身紊乱,并且会传递给子女,患有IBS病史的双亲将是下一代患IBS的危险因素之一。

二、诊断和鉴别诊断

(一) 诊断依据

1. **诊断标准** 采用2006年修订的罗马Ⅲ功能性胃肠疾病诊断标准。在最近的3个月内每月至少有3日具有反复发作的腹痛或腹部不适,并有下列症状中的2个或以上:①排便后症状改善。②发作时伴有排便频率的改变。③发作时伴有粪便性状的改变。在诊断前症状出现至少6个月,最近3个月症状发作符合上述诊断标准。

2. **临床分型** 依据粪便的性状将IBS分为以下亚型:①便秘型IBS (IBS-C),硬便或块状便占大便量≥25%,稀便(糊状便)或水样便占大便量<25%。②腹泻型IBS (IBS-D),稀便(糊状便)或水样便占大便量≥25%,硬便或块状便占大便量<25%。③混合型IBS (IBS-M),稀便(糊状便)或水样便占大便量≥25%,硬便或块状便占大便量≥25%。④未定型IBS,粪便的性状不符合上述IBS-

C、D、M 之中的任一标准，根据 Bristol 粪便性状量表，硬便或块状便为 Bristol 分级 1~2 级，稀便（糊状便）或水样便为 Bristol 分级 6~7 级。

3. **辅助检查** 为排除器质性疾病，可选择下列辅助检查。

（1）血常规、血生化、血沉检查：绝大多数患者血常规、血生化、血沉正常。

（2）粪便检查：多数腹泻带有黏液便，培养无致病菌生长，隐血试验阴性，脂肪定量测定正常。

（3）结肠镜检查：对于 IBS 症状人群应常规行结肠镜检查，以排除肿瘤（良、恶性）及炎症等器质性病变。肉眼观察结肠黏膜无异常，活检正常，有时可见肠管蠕动增加或呈痉挛状态，肠管频繁舒缩似眼睑开合，形成"瞬眼征"。

（4）胃肠 X 线检查：胃肠道运动增加，降结肠和乙状结肠呈弥漫性或节段性收缩，部分患者也可表现为结肠袋消失。

（5）消化道压力测定：气囊扩张法显示下段结肠耐受性下降，表现为高度敏感。

（6）结肠电图：正常人结肠中 3 次/分的慢波不到 10%，而 IBS 患者高达 40%，有助于 IBS 的诊断。各类型 IBS 又有各自的特征性改变。

（二）鉴别诊断

1. **以腹痛为主的 IBS** 如下所述。

（1）炎症性肠病：两者均有反复发作的腹痛、腹泻、黏液便，但 IBS 患者不伴有全身症状，而炎症性肠病患者往往伴有不同程度的消瘦、贫血等全身症状及相关肛周病变。结肠镜、胶囊内镜、小肠 CT 等检查可鉴别。

（2）慢性菌痢：有急性菌痢病史，粪便培养可分离出痢疾杆菌，IBS 患者粪便常规及培养均正常。

（3）肝、胆、胰疾病引起的腹痛：常见有慢性胆囊炎、胆石症、胰腺炎患者，临床会伴有发热、呕吐等症状。主要依靠 B 超、CT、MRI 或胆管造影等影像学检查鉴别。

（4）其他：妇科、泌尿系等疾病。

2. **以便秘为主的 IBS** 主要与器质性便秘鉴别，如大肠肛门良、恶性肿瘤，慢性炎症引起的肠腔狭窄，先天性巨结肠引起的直肠痉挛狭窄，手术后并发肠粘连，腹腔巨大肿瘤以及某些内分泌疾病如甲状腺功能低下和糖尿病等。

3. **以腹泻为主的 IBS** 如下所述。

（1）乳糖不耐受：临床表现为吃乳制品后有严重的腹泻，大便含有大量泡沫和乳糖，食物中去掉牛奶或奶制品症状即可改善。乳糖吸收试验与氢呼气试验阳性是乳糖不耐受症诊断的可靠指标。

（2）肠道慢性细菌感染：多次粪便常规及培养有阳性发现，进行充分有效的抗生素系统性治疗，症状改善明显，可明确诊断。

（3）吸收不良：小肠疾病、细菌生长过度、肠源性脂肪代谢障碍等。

（4）肿瘤：类癌、血管活性肠肽瘤。

（5）其他：滥用泻药等。

三、治疗方法

目前多认为 IBS 是神经系统、免疫系统和内分泌系统共同参与发病的，以社会心理因素刺激为触发因素的心身性疾病。正由于其参与发病的因素涉及过多，所以针对所有的 IBS 患者很难有统一的治疗方案。治疗原则是在建立良好医患关系的基础上，根据症状严重程度和症状类型进行分级治疗和对症治疗。注意治疗措施的个体化和综合运用。治疗目的是消除患者顾虑，改善症状，提高生活质量。目前临床上包括非药物治疗、药物治疗、中医中药治疗。

（一）非药物治疗

包括饮食调理、生活方式的改善和精神心理治疗。

1. **饮食调理** 日常饮食应避免过冷、过热、高脂、高蛋白质及刺激性食物如咖啡，减少产气食品。

对于存在腹胀、腹泻和肛门排气增多的患者，可以选择低纤维素饮食；而对于便秘患者，可选用高纤维素饮食，但对纤维素的使用需个体化。

2. 生活方式的调整　主要是减少生活应激原，方法有进行规律的运动、瑜伽、沉思、芳香疗法、催眠疗法及心理咨询。

3. 精神心理疗法　包括心理治疗、认知疗法、催眠疗法、生物反馈等。心理学治疗要求医生遵循科学的原则，极富同情心地去纠正患者对 IBS 疾病的不良认知及应对策略，帮助患者了解自己所患疾病的良性本质，建立对 IBS 的正确认知，调整患者的生活方式，提高对症状发作有关的应激事件的应对及耐受能力，改善患者的生活质量。IBS 的心理治疗以重建正确认知为目标，应该具有针对性，应作为药物治疗及其他治疗措施的实施基础。

（二）药物治疗

1. 解痉药　钙通道阻滞剂如硝苯地平对腹痛、腹泻有一定疗效；匹维溴胺为选择性作用于胃肠道平滑肌的钙通道阻滞剂，可以减少钙离子内流，发挥对肠平滑肌的松弛作用，适用于 IBS 腹泻型及便秘型患者；奥替澳胺（斯巴敏）可选择性作用于远段肠管，具有纠正内脏感觉异常、降低肠管敏感性、缓解腹痛和腹胀症状的作用；曲美布汀是作用于钾、钙离子通道的胃肠平滑肌运动调节剂，是一种外周性作用的脑啡肽类似物，可表现出抑制和兴奋平滑肌运动的双重作用。以上这些药物均具有较好的安全性。

2. 止泻药　轻症者可选用吸附剂，如双八面体蒙脱石等。洛哌丁胺或复方地芬诺酯等可改善腹泻，但需注意便秘、腹胀等不良反应。

3. 通便药　通便药包括膨胀性泻剂、渗透性泻剂及刺激性泻剂。目前不提倡应用刺激性泻剂。常用通便药有：聚乙二醇 4 000、乳果糖、欧车前、甲基纤维素等。

4. 肠道动力感觉调节药　近年来研究较多的选择性 5-HT_3 受体拮抗剂阿洛司琼，可改善严重 IBS 患者的腹痛症状，有减少大便次数、促进粪便成形的治疗作用，但一项系统评价指出，阿洛司琼可引起缺血性结肠炎、便秘等严重并发症，临床应用时应注意。5-HT_4 受体部分激动剂替加色罗因心血管不良反应目前已暂停使用。

5. 益生菌　益生菌是一类具有调整宿主肠道微生物群生态平衡而发挥生理作用的微生物制剂，可改善因肠道菌群失调患者的症状。临床使用有威特四联活菌片、金双歧片、丽珠肠乐或双歧三联活菌（培菲康）片等。

6. 抗抑郁药　主要包括三环类抗抑郁药（TCAs）与新型的选择性 5-HT 再摄取抑制剂。在患者具有焦虑或情绪障碍及对症治疗无效时可选用。

（孙丙军）

第九章

大肠、肛管良性肿瘤

第一节 概述

息肉一词来自希腊文 Polypous，临床上把这一类向肠腔内生长，形成突出黏膜面有蒂或广基底的增生性病变统称为大肠息肉，是大肠腔内肿物的非特异性名称。息肉大体形态基本相似，但病变性质却有不同，可包括增生性炎症、瘤样病变、良性上皮性肿瘤（腺瘤）、错构瘤、良性非上皮性肿瘤和部分恶性肿瘤等。此外，还有一些性质不清的病变也可呈息肉样生长，为区别这些病变，对息肉进行合理分类和命名是十分必要的。

一、息肉的命名和分类

息肉命名和分类的基本要求是把肿瘤性息肉和非肿瘤性息肉，具有恶变倾向和极少或不具有恶变可能的息肉区别开，对同类性质的病变要有一个基本的概括，但实际上有些息肉依据目前材料，分类仍有一定困难。近年提出的分类方案主要有：

1. Bacon 的息肉分类方案（1964） 如下所述。

腺瘤性息肉（孤立性、多发性）

幼年性息肉（青年性腺瘤）

乳头状（绒毛状）腺瘤

弥漫性家族性腺瘤病

依人名命名的综合征伴弥漫性家族性腺瘤病包括：

Peutz – Jegher 综合征

Gardner 综合征

Croukhite – Canada 综合征

Zanac 综合征

假性腺瘤病（假性息肉病或炎性息肉）

良性直肠肛门病变伴发恶性变

2. Jackman 的息肉分类方案（1969） 如下所述。

常见息肉：

（1）小息肉（直径≤0.5mm）

增生性黏膜赘生物（hypertrophic mucasal tags）

微小腺瘤性息肉（可伴有轻、中、重度不典型增生或原位癌）

假性息肉

淋巴样结节

错构瘤（错构瘤性息肉）

平滑肌瘤，脂肪瘤

类癌

（2）中等大小息肉（直径在6～10mm）

增生性黏膜赘生物

腺瘤性息肉（可伴轻、中、重度不典型增生或原位癌）

典型增生或原位癌

假性息肉

平滑肌瘤，肌性错构瘤（Myohamartoma）

（3）大息肉（直径＞10mm）

腺瘤性息肉（可伴轻、中、重度不典型增生或原位癌或浸润癌）

息肉样癌

类癌

幼年性息肉

平滑肌瘤，淋巴管瘤等。

不常见肿瘤

家族性多发性腺瘤病

Gardner综合征

Peutz-Jegher综合征

幼年性息肉

假性息肉病

绒毛状肿瘤

Jackman的分类注意到息肉大小的临床意义，但却在同一大小息肉中包括了不同性质的肿瘤，有炎性也有肿瘤性；有良性也有恶性；有上皮来源者，也有非上皮来源者。

3. Morson息肉分类方案（1968） Morson提出的方案是一个较全面的分类方案，其特点是明确了肿瘤性和非肿瘤病变，对多发性息肉和单发性息肉作了对应性分类，概念明晰。具体方案见表9-1。

表9-1 Morson息肉分类方案

	单发性	多发性
新生物性	腺瘤	家族性腺瘤性息肉病
	乳突状腺癌	（结肠息肉病）
	绒毛状乳突瘤	
错构瘤性	幼年性息肉	幼年性息肉病
	Peutz-Jegher息肉	Peutz-Jegher综合征
炎症性	良性淋巴样息肉	良性淋巴样息肉病
		炎性息肉病
未分类	化生性息肉	多发性化生性息肉

4. 北条对Morson方案修改方案（1975） 北条对Morson息肉分类方案作了进一步补充，除具有Morson的分类优点外，对息肉病和肿瘤性息肉都有新的见解。北条的息肉分类方案见表9-2。

表9-2 北条的息肉分类方案

	单发性	多发性
肿瘤性	小管状腺瘤	家族性息肉病（非家族
	绒毛小管状腺瘤	性息肉病）
	绒毛状腺瘤	Gardner综合征

续表

	单发性	多发性
		Turcot 综合征
		散发性息肉病
错构瘤性	幼年性息肉	幼年性息肉病
	Peutz-Jegher 息肉	Peutz-Jegher 综合征
未分类	增生性（化生性）息肉	增生性息肉病（化生性息肉病）
炎症性	炎性息肉	假息肉病
其他	类癌、血管瘤、平滑肌瘤	淋巴性息肉病
		Crokhite-Canada 综合征

5. 全国肠癌病理专业协作组分类方案（1981）（表9-3） 我国学者根据自己的研究，对北条和 Morson 方案作了调整和充实，提出了一个分类方案，从癌变情况大致可看出肿瘤性息肉和非肿瘤性息肉的基本界线，该分类有一定的临床意义。

表9-3 全国大肠癌病理专业协作组的息肉分类方案

	单发性	癌变率（%）	多发性
肿瘤性	管状腺瘤	2~19.5	家族性多发性息肉病
	管状绒毛状腺瘤		
	绒毛状腺癌	10~55.6	Gardner 综合征
			Turcot 综合征
错构瘤性	幼年性息肉	0	幼年性息肉病
	Peutz-Jegher 息肉		Crohkhite-Canada 综合征
			Peutz-Jegher 综合征
炎症性	炎性息肉		假息肉病
	血吸虫性息肉		多发性血吸虫息肉
	淋巴性息肉	0	淋巴性息肉病
化生性	化生性（增生性）息肉		化生性息肉病
其他	黏膜肥大性增生	0	

有学者认为炎性息肉属非肿瘤性息肉，一般不发生恶变，应属瘤样病变。良性息肉包括一组上皮性来源和非上皮性来源以及来源不明的息肉样生长的良性肿瘤，发生恶变的可能性很少。其中微小腺瘤体积在 0.5mm 以下包括所谓的黏膜肥大性增生及早期的管状腺瘤。癌前性息肉是一类临床上常见的具有恶性潜能的良性上皮性肿瘤，其癌变常和腺瘤生长的部位、时间、体积大小等有关，临床上应按癌前病变做比较彻底的治疗。至于恶性息肉，只是外形作息肉状，本身就是恶性或部分已癌变。

一般病例临床初诊只能按息肉处理，待病理检查后才能做进一步处理，对部分恶变的腺瘤和直肠息肉状类癌，应特别注意。

息肉病指大肠内有数十或数百个多发性息肉。息肉类型多为癌前性息肉，可遍及整个大肠，或波及某一大段肠区。若仅有大肠内众多的息肉而无肠外脏器或组织病变称单纯性息肉病，若同时或先后并发发生肠外病变称息肉综合征。多发性息肉指大肠内同时发生 2 个以上的息肉，但数量不像息肉病那样多，以 2~6 个为多见。几乎每一类息肉都有多发的可能，它在临床上虽较单发性息肉少见，但更应受到重视，对临床诊治有一定意义。

二、大肠息肉的发病情况

大肠息肉的发病情况各统计不一，有的包括了一切具有息肉样生长的病变，有的仅统计具有真性肿瘤性质的息肉，由于诊断标准不同也使发病率统计各异，大致范围为 1.8% ~ 17.2%。

Ridevetol 通过内镜及 X 光摄影检查 7 487 例，大肠息肉发病约为 5.35%。芝加哥防癌中心在 50 000 人常规防癌检查中，大肠息肉发病率为 7.9%。由于多数息肉发生在乙状结肠和直肠，用乙状结肠镜检查 81 120 个受检者，息肉发现率仍高达 5.4%。不同年龄息肉发病率也不同，对 45 岁以上症状的人普查，息肉发病率达 17.2%。若能改进普查方法，息肉的发病率还会更高，如 Bacon 综合统计美国不同地区 37 751 例尸检标本，大肠息肉的发现率平均高达 11.7%，比临床发现率高两倍。Jackman 分析 1 000 例息肉病例，单发者占 73.5%，多发者占 26.5%，后者半数为 2 个息肉。息肉的发病率与检查方法、检查部位及年龄有关。

国内部分地区直肠病变普查，息肉检出率在 2.28% ~ 4.4%，血吸虫病流行区较非流行区高。大肠息肉在我国病检标本中占 1.4% ~ 2%，西安医大附一院统计占病检标本的 0.75%。

各个类型的息肉发病率各地报告不同，就我国资料分析以幼年性息肉和管状腺瘤较多见表 9-4。

表 9-4 大肠息肉的相对发病率

	类型	占大肠息肉的比例（%）
炎症性息肉	炎性息肉	0.46 ~ 1.8
	血吸虫性息肉	1.86 ~ 12
	淋巴性息肉	
良性息肉	微小息肉	0.79
	化生性息肉	2.32 ~ 14.6
	幼年性息肉	8.64 ~ 62.8
癌前性息肉	管状腺瘤	10.6 ~ 67
	绒毛状腺瘤	0.26 ~ 13

三、大肠息肉的国际诊断标准

（1）便血或黏液便。
（2）可有里急后重、便秘或便次增多等。
（3）X 线钡灌肠有充盈缺损。
（4）纤维结肠镜检查可见单个或多个大肠黏膜增生物。
（5）病理检查明确诊断。

具备上述（1）和（2）、（3）、（4）中的任 2 项可成立诊断。本病应和慢性结肠炎所致的假性息肉病、多发性幼年性息肉病、Peutz-Jegher 综合征相鉴别，后三者都不是腺瘤。

（曾令泉）

第二节 大肠良性息肉

良性息肉泛指目前认为不发生癌变或极少发生癌变的息肉，包括一些特殊形态的息肉（幼年性息肉，增生性息肉等）和良性肿瘤呈息肉样形态者，炎症性息肉也属于此类息肉。

一、幼年性息肉及幼年性息肉病

幼年性息肉（Juvenile polyp）为儿童期多发的一种息肉。病理形态上以腺体扩大成囊及有丰富的间质为特征。因部分病例也发生于成人且病理形态上有囊样腺体出现，有人建议改称囊肿性腺瘤或潴留型息肉，以便纠正认为本病只发生于儿童期的不全面理解。息肉超过 100 枚以上称为息肉病即全胃肠道幼年性息肉病（generalized gastrointestinal polypsis）。

1. 病理　如下所述。

(1) 大体形态：息肉大小在 0.2～4cm 之间，平均 1cm 左右，1cm 以内者占 78%。一般儿童息肉较成人大。息肉外形为球形、卵圆形或分叶状，表面光滑，暗红或灰红色，部分附有灰黄或灰白色渗出物，少数表现呈细粒状如桑葚，有的可有溃疡。切面灰红或灰白色，有特征性小黏液囊肿出现，直径为 0.1～0.3cm，个别大息肉囊肿直径可达 1.5cm。息肉多数有蒂，儿童较多；广基底者较少，多见于成人。

(2) 微观形态：息肉由类似正常大肠腺的增生腺管组成，腺管大小不一，其柱状上皮中有较多的杯状细胞，在息肉内可查到几个到十几个明显扩张的囊状腺管，这是幼年性息肉的特点之一。囊内含有黏液、细胞碎屑、中性白细胞或脓样物质。若囊内容物过多，可使管壁上皮压迫萎缩呈扁平状，甚至消失。内容物还可突破基底膜浸润间质，出现显著的间质反应。这种形态要和分化性黏液癌相鉴别。有人在大组病例研究中发现部分增生腺体上皮有不典型增生改变，对探讨幼年性息肉的本质很有意义。

幼年性息肉的另一特点是息肉内间质丰富。间质主要由纤维血管组织构成，有突出的浆细胞，嗜酸性粒细胞，淋巴细胞和中性粒细胞浸润，个别会有淋巴滤泡形成或异物巨细胞反应。由于间质较多，腺体相对较少，分布分散且不均匀。一般间质内无平滑肌囊出现，间质的这种特殊改变和管状腺瘤不同。

息肉表面上皮可部分或全部被炎性肉芽组织代替，表层附有炎性渗出物，偶有溃疡形成。上述改变都可能使腺管开口阻塞，分泌物潴留以致扩大成囊，为囊肿形成的机制之一。

(3) 幼年性息肉的性质：幼年性息肉由于结构特殊，极少发生恶变，引起了许多学者的兴趣，对其性质也有不同的看法。

1) 炎症性病变：由于结肠反复发生慢性炎症，黏膜上皮破坏，溃疡或瘢痕形成。造成黏膜腺的开口阻塞，分泌物潴留扩大成囊。炎症刺激又导致腺管增生，间质炎性浸润，最后形成息肉状结构。但患者很少有结肠炎病史，标本检查也难证实息肉周围肠壁有炎症改变，所以有人否认此说。

2) 错构瘤样病变：Morson 认为此息肉是正常组织的异常组合，因腺体和正常大肠腺相似，又无不典型增生改变，应属错构瘤。

3) 新生物性病变：有人发现管状腺瘤和幼年性息肉在形态上彼此有过渡形态可寻。幼年性息肉也出现不同程度的上皮非典型增生的变化，有发展为癌的倾向。国内曾报告一例幼年性息肉发生癌变（低分化黏液癌）。Ramaswom 和 Rozen 先后也报道过幼年性息肉病发生不典型增生和癌变的病例。因此幼年性息肉被认为是一种真性肿瘤，只是恶变率极低。有人推测幼年性息肉可能是一种退变的管状腺瘤，所以它常有自行脱落而愈的可能。

4) 幼年性息肉病：在结、直肠内同时或先后发生 1 000 个以上的幼年性息肉，就形态观察比单发者更富于腺管，有的和分化好的管状腺瘤相似。息肉多在 1cm 左右，绝大多数发生于幼儿，平均年龄 6 岁，男性略多，主要分布于左半结肠，偶见于胃、小肠等部位。部分病例有家族史，有的可并发心脏畸形，肠道转位异常，脑积水等。Morson 称"错构瘤样综合征"。

2. 临床表现　如下所述。

(1) 年龄：可见于 4 个月婴儿到 62 岁的老人，但 90% 病例为儿童，高峰年龄 3～5 岁，成年人病例平均年龄为 25 岁。男女两性均可发病，男性略多，男女比例为 6∶4。

(2) 部位：绝大多数病例发生于直肠和乙状结肠，以直肠为多，其他结肠偶有发生。

(3) 数目：约 2/3 患者为单发，1/3（25%～30%）的患者可多发，一般为 2～3 个，或数十个之多。

(4) 症状：幼年性息肉有两个突出的症状。①便血：多为带有黏液的血便，以儿童患者多见（93%）。有的可间歇性发作，达 6 年之久。成人绝大多数无此症状；②便后息肉脱出：多为长蒂息肉，反复多次息肉脱出，使蒂部组织拉长变细，以致断离而发生息肉脱落（自我切除），这种情况几乎只发生于儿童（10%）。

3. 治疗　幼年性息肉一般为良性，年长后多自行脱落，一般不需特殊治疗亦可内镜或手术切除。幼年性息肉病，可考虑行肠段切除，也可大肠次全切除。但尽量保留肛门、直肠，以免影响排便功能。

二、增生性息肉

增生性息肉又称化生性息肉（Metaplasticor - hyperplastic polyp），是一种具有特殊组织学形态的良性增生性病变。此病形态特征早有人描述过，但性质上并未和管状腺瘤区别开。1962 年 Morson 命名为增生息肉以区别于管状腺瘤，被大多数学者所接受。在直肠镜普查中其检出率在 0.2%～0.04%，约占大肠息肉的 10%。结肠癌切除标本中，增生性息肉发现率可达 90%（Lane）。

1. 病理　如下所述。

(1) 大体形态：增生性息肉是一个突出于肠黏膜面的半球形结节，表面光滑，色淡红或淡褐色，除极少数（5%）有蒂外，均为广基底或基底略有内缩的突出物，犹如半个球状物黏附于肠黏膜面。切面可见肠黏膜局限性增生，黏膜下略有增生。息肉一般在 5mm，直径在 1cm 以上者不到 3%，已报告最大的增生性息肉为 24cm。

(2) 微观形态：息肉由大小不一的腺管组成，纵切面腺管增生延长达正常腺体长度的 1.5 倍（正常结肠腺的平均长度为 451μm）。接近表面时腺管带扩张为喇叭状，息肉表面凹凸不平，腺体开口呈放射状排列，因而被有人描述为褶扇状。腺上皮向管腔内作不规则增生突向腺腔，或褶起形似乳头。因此纵切面腺管内面呈锯齿状，横切面似花瓣状，与分泌晚期子宫内膜腺体的横切面相似。

腺管由高柱状上皮构成，胞质丰富，呈嗜酸性，有显著的纹状缘，核短杆状或卵圆形，染色不一，位于基底部，可见小核仁。在腺体下部偶见分裂象。电镜观察，柱状上皮表面微绒毛增多加长，底部与基底膜的接触增宽。腺体上皮间杯状细胞数量减少，尤以腺体上部为明显。

若用网状纤维染色可发现腺体开口间的黏膜上皮下基膜增厚，并向腺体上部延续。腺体间质仅见少量淋巴细胞、浆细胞或嗜酸性粒细胞浸润，血管无扩张。黏膜肌增厚，排列较乱，有的可见肌束伸向息肉腺体之间。黏膜下层一般无明显病变。

(3) 增生性息肉的性质

1) 肠上皮过度成熟的结果：Hayashi 在 1974 年通过电镜观察发现增生性息肉内上皮基底宽和基底膜接触面大，细胞伸长，相邻细胞嵌合加强，成熟细胞保持于腺体表浅部迟迟不脱落。放射性核素追踪观察息肉上皮更新的时间延长，新生细胞由腺体基底部向表浅部移动的时间延缓，以致大量的过熟的柱状细胞拥挤，并向腔内突出形成乳头状。所以有人建议改称"过熟性息肉"。

2) 肠吸收上皮化生的结果：增生性息肉的柱状上皮在电镜或光镜下均和小肠的吸收上皮相似，故称为"化生性息肉"。

3) 慢性炎症刺激的结果：以上学说都提示增生性息肉为一非肿瘤性良性增生性疾患，与炎症刺激有关，而和腺瘤无关。但近来发现增生性息肉有局灶性不典型增生，有向管状腺瘤转变的形态。Goldman 在 7 例绒毛状腺瘤中找到增生性息肉的病灶，他认为增生性息肉可能是绒毛状腺瘤或管状腺瘤发生的基础，是腺瘤甚至是癌形成的初始阶段。也可看到增生性息肉内有局灶性不典型增生，个别区域已形成绒毛状腺瘤结构。这类增生性息肉一般体积都已超过 5mm，可能是在增生性息肉基础上由于某些因素作用而发生腺瘤的。总之增生性息肉本身为一良性病变，但不能完全排除其向腺瘤过渡的可能性。Franzin 报告 1 例 45 岁男性横结肠增生性息肉，直径 2cm，息肉腺体有明显典型增生，息肉中央腺体已癌变（腺癌）。这种癌变究竟是增生性息肉转变为腺瘤后，在腺瘤基础上发生的还是增生性息肉腺体直接癌变，目前仍不清楚。

4) 多发性增生性息肉：个别病例可同时或先后出现几个或十多个增生性息肉，散在分布于一小段肠管内。增生性息肉还可作为其他息肉病的成分之一。

2. 临床表现　增生性息肉多见于男性，男女比例为 3:1。随年龄增大，发病逐渐增高。半数以上患者年龄大于 40 岁，3/4 患者年龄大于 50 岁。Arthur 报告 60 岁以上的老人，80% 能在结肠内查到此病，绝大多数无临床症状，多在结肠疾病检查或切除的结肠标本中偶尔发现，是一种主要发生于中老年人的良性无症状病变。

3. 鉴别诊断　增生性息肉外形和组织结构上与管状腺瘤或微小腺瘤相似，若不仔细分析会造成误诊。三者可从下述特点鉴别（表9-5）。

表9-5 增生性息肉和管状腺瘤及微小腺瘤的鉴别

	增生性息肉	管状腺瘤	微小腺瘤
大小	<0.5cm	>0.5cm	<0.5cm
腺管	大小一致	大小不一致	大小一致
	排列紧密	排列不均较平整	排列均匀
腺管内缘	呈锯齿状，不整	较平整	平整光滑
腺上皮	高柱状，浆嗜酸	柱状，浆偏碱	柱状，浆偏碱
不典型增生	无或Ⅰ°	Ⅱ°～Ⅲ°	无或Ⅰ°～Ⅱ°
杯状细胞	减少	明显减少	基本正常或略少
基底膜	增厚	变薄	正常

约20%的增生性息肉有灶状的管状腺瘤成分，特别在息肉的底部，有1/3绒毛状腺瘤，也可发现有灶状增生性息肉成分。这些混合形态出现应诊断为管状腺瘤或绒毛状腺瘤，以利临床做出正确处理。

4. 治疗　该病因无临床症状，故临床意义不大，无须特殊治疗，仅予观察。

三、淋巴性息肉

淋巴性息肉（lymphopolyp）是大肠固有淋巴组织增生形成的息肉状病变又称良性淋巴瘤或良性肠淋巴组织增生等。原因不清，可能和肠壁慢性炎症有关。多见于青少年及婴幼儿。

1. 病理　如下所述。

（1）大体形态：淋巴性息肉多无蒂，为半圆形突破的肿物，若有蒂也较短粗。表面光滑，质地较软和周围黏膜色泽相近，有溃疡和糜烂时可呈灰褐色或暗红色。切面可见黏膜下有一界限较清楚的灰白或灰红色圆形小结节。

（2）微观形态：淋巴性息肉主要由黏膜层和黏膜下层的固有淋巴组织增生形成，淋巴组织内有一至多个活跃增生的淋巴滤泡，生发中心扩大，滤泡间隙除淋巴细胞、组织细胞、网状细胞外，往往有较多浆细胞出现。淋巴组织无淋巴窦，周围可有或无纤维结缔组织包膜。息肉表面被覆正常大肠黏膜组织，有的有糜烂、萎缩和出血。本病组织学改变较活跃时，应和滤泡性淋巴瘤鉴别。由于淋巴性息肉淋巴组织分化成熟，有清楚的生发中心，滤泡内外淋巴细胞形态不一，和淋巴瘤不应混淆。

（3）淋巴性息肉的性质：发生于大肠黏膜的淋巴性息肉和身体其他部位淋巴组织对刺激（包括炎症）的反应性增生无本质区别，只因它位于肠黏膜下故可呈息肉状外观。其他肠道慢性病变和慢性溃疡性结肠炎，阿米巴痢疾及慢性菌痢时，形成的息肉样病变中有个别也是淋巴性息肉，原发病治愈后，淋巴性息肉会自行消失。1973年池永达雄报告2例结肠淋巴滤泡弥漫性增生，增生性的淋巴组织大小为2～3mm，表面被覆正常黏膜，多位于大肠远端，经治疗数周后消失，也支持淋巴性息肉为一反应性增生的看法。

2. 临床表现　淋巴性息肉绝大多数在1cm以下，一般无症状。极个别直肠内淋巴性息肉可达4～5cm，可出现排便困难等，但无特殊性。淋巴性息肉可发生于大肠任何部位，但以乙状结肠和直肠多见，大肠远端也可以多发。

3. 治疗　本病原因不明，一般不影响健康，又无恶变倾向，只要明确诊断后无须特殊处理，密切观察，一般常在几个月至几年后可自行消失。少数症状明显，可在内镜下摘除较大的息肉，并送活检。

四、炎性息肉

炎性息肉（inflammatory polyp）是指因炎性增生形成的息肉样病变。肠壁同时也有炎症改变，特别是慢性溃疡性结肠炎、克罗恩病、肠结核等。炎性息肉一般常多发，有人称为假性息肉病。

炎性息肉多见于中青年人，最常发生于直肠和盲肠，其次为乙状结肠，极少累及小肠；单发者症状甚少，多发性炎性息肉可使患者原发病引起的症状明显加重，多数有腹泻、腹痛、便血，发生于盲肠时肠壁增厚，腹部可触及肿块。

1. 病理形态　如下所述。

(1) 大体形态：炎性息肉很少超过1cm，病程愈长，病情愈严重，息肉数目也相应愈多；息肉外形各异，往往是在肥厚的粗网状黏膜组织表面出现半球状灰红色突起或细长指状突起；息肉可见于溃疡边缘和无溃疡的黏膜，有的还见于肠切除后的吻合口边缘。息肉表面色泽不一，呈暗红、灰红或灰黄色等。一般和周围组织边界不清，有蒂息肉较少不到20%。

(2) 微观形态：炎性息肉在镜下形态不一，往往和原发病有关。

1) 肉芽组织息肉：由肉芽组织增生构成，表面为炎性渗出物或坏死细胞覆盖，在肉芽组织内有散在的残留腺管结构。息肉组织血管扩张，有的颇似血管瘤。间质除炎性细胞外有较多的含铁血黄素沉着。此类息肉几乎全为广基底，患者有明显的便血史。

2) 纤维性息肉：主要由增生的纤维组织或瘢痕组织构成。纤维组织内可见有灶状的炎性细胞浸润或囊状的平滑肌纤维增生，但残留的腺管极少。息肉表面为薄层肉芽组织或由单层柱状上皮被覆，呈灰白或暗红色，质较硬，都为广基底，与黏膜下层连接紧密；从形态分析，可能由肉芽组织息肉发展而来。

另一种特殊形态的炎性纤维性息肉，自1949年由Vanek描述以来至今文献上仅查及100余例。在临床和病理上与一般纤维性息肉不同，呈一种孤立性损害，极少多发，发病年龄平均53岁。除结肠外最常累及胃（70%）和回肠。有的可达10cm，是位于黏膜下层的一种无包膜的增生性病变。组织学观察主要由以下成分构成：①增生的梭形或星形细胞分布于丰富的黏膜黏液性基质中（Alcion blue 染色阳性），胞核卵圆或梭形，染色质细粒状，有小核仁，胞染嗜双色性。细胞无异型性，分裂象极少；②丰富的网状血管：主要由毛细血管构成，毛细血管网分布于细胞之间，个别管壁有玻璃样变；③炎性细胞浸润：最突出的炎性细胞为嗜酸性粒细胞，其次有淋巴细胞、浆细胞和肥大细胞等。淋巴细胞可做局灶性分布，但无生发中心出现。

电镜观察发现增生的细胞胞浆有丰富的粗面内质网和伴有致密小体（Deuse body）形成的微粒束，特别在胞质突内较多，有的可见吞饮泡。细胞表面可有小片状基膜，其形状符合肌纤维母细胞来源（Myofibroblast）。因此Palacois认为此息肉和纤维瘤病或结节性筋膜炎相似，但Stout等认为系血管来源，Morson认为系炎症反应的结果。本病和嗜酸性肉芽肿的区别在于后者发病年龄小，周围血管中嗜酸性粒细胞增多，可以多发，病变弥漫。但Suen认为两者为同一疾病。临床上炎性纤维息肉往往和溃疡病、Crohn病或癌合并出现，所以有人认为本病可能是一种特殊的炎性增生疾病。

3) 腺瘤样炎性息肉：这种息肉早期实际上是局限性黏膜腺体增生，和正常黏膜腺体结构一样。间质有明显的炎细胞浸润，甚而有肉芽组织出现。后期增生的黏膜层和黏膜下层组织呈弓形隆起，如增高的黏膜皱襞，大体形态可呈梁状、指状、扁带状等。有的在梁状隆起的表面又有半球状息肉突起。腺瘤样炎性息肉和微小腺瘤的区别在于增生的腺上皮和正常黏膜腺上皮相似，无典型增生，间质炎症反应明显。

4) 血吸虫卵性息肉：在其他炎性息肉的基础上，肌间质内出现血吸虫卵沉着和异物肉芽肿反应。由于虫卵沉着的量、部位及周围组织的反应程度不同，其结构也有差别。有的伴有钙化，有的伴有明显的纤维组织增生，有的还可出现不同程度的黏膜腺体不典型增生。血吸虫卵性息肉往往作簇状分布，体积较小，质地较硬，灰白或橘黄色。

2. 炎性息肉原发病变和大肠癌发生的关系　炎性息肉本身不会发生癌变，但引起炎性息肉的原发病变都和大肠癌的发生有一定关系。

(1) 慢性溃疡性结肠炎：慢性溃疡性结肠炎由于其他原因做结肠切除的标本中癌发现率为5.2%~8.1%。据Dukes报告慢性溃疡性结肠炎有11%的患者并发大肠癌，癌经常出现在结肠炎比较严重的降结肠、乙状结肠和直肠等部位（90%），对照组大肠癌发病率为0.02%。在结肠切除标本和尸体解剖研究中证实（shands，Bacon）溃疡性结肠炎并发癌时，标本内多发性炎性息肉（假性息肉病）发生率高达52.8%~70%。有假性息肉病的人癌发生率也高于无假性息肉病的人（17.2%~27%，Bacon）。在溃疡性结肠炎基础上发展为大肠癌有两种可能：

1) Castleman等认为慢性溃疡性结肠炎形成炎性息肉（10%~32.5%），特别是腺瘤样炎性息肉（1/3），经过一定时期，个别息肉可能转变为真性肿瘤，如管状腺瘤或绒毛状腺瘤。所以结肠炎的癌变可能来自个别的癌前性息肉的癌变。

2) Dukes等认为慢性溃疡性结肠炎发生癌变可能和炎性息肉的形成无关，而是在炎症、溃疡和修复过程中一些上皮细胞巢或小腺管被隔离或埋入黏膜下层，这些增生的上皮细胞在一定条件下，就可能发生癌变。这一学说解释了在其某些早期癌变的病例，癌完全位于黏膜层之下的现象。

慢性溃疡性结肠炎发生癌变的影响因素有：①病程：Dumbal认为结肠炎病程越长癌变率越高，如20年病程癌变率为12.5%；25年病程者癌变率提高到25%，长于30年的病程癌变率高达40%。Dukes分析63例患者，病程10年以内者癌变率为3.8%，病程在10~15年的病例，癌变率上升为45.5%。Loumonler提出一个公式，结肠炎10年以下病程很少有癌变，10年以上病程者，每增加病程10年癌变率提高10%~20%。国内报告慢性溃疡性结肠炎癌变率较低（0.7%~1.7%）可能和观察的病程较短有关；②发病年龄：首次发病在青少年时期者癌变率比在成人首次发病者高。Kiefer报告结肠炎癌变者，70%首发年龄在15~34岁。Bacon统计其首次发病年龄多在10~20多岁。Edward发现慢性溃疡性结肠炎首次发病在10岁以下者，癌变的可能性为1/8；10~30岁发病者癌变可能性下降为1/25；迟于30岁以后发病者（31~50岁），仅有1/38的患者可能发生癌变。可见慢性溃疡性结肠炎发病越早癌变可能性越大，特别是初发病时症状严重者更可能如此；③结肠炎的严重性：慢性溃疡性结肠炎严重的患者特别是全结肠炎者，癌发生的可能性高于轻症患者。

溃疡性结肠炎癌变从组织学上分类有高分化性腺癌、低分化黏液癌、未分化癌、腺鳞癌、类癌、基底细胞样癌和鳞癌，个别报告还会合并发生淋巴肉瘤，其中90%以上为前三种组织学类型。

（2）血吸虫病：有人提出在血吸虫病流行区大肠癌高发的原因之一可能和血吸虫病的感染有关。理由之一是患大肠血吸虫病时，虫卵沉积处特别是炎症反应明显处常有上皮不典型增生（发生率有报告达77.46%，对照组仅为8%）。上皮不典型增生的发生率与虫卵沉着数量及炎症反应程度呈正相关。如邢氏在分析107例血吸虫患者活检材料后发现，少量虫卵沉着时不典型增生发生率为40.35%，重度不典型增生占3.51%；大量虫卵沉着者不典型增生发生率为69.23%，重度不典型增生占23.08%，两者有明显的统计学差异。理由之二是大肠血吸虫病患者中约有28%形成息肉状病变，息肉中66.66%为炎性息肉，6.7%为管状腺瘤，3.3%为绒毛状腺瘤。

以上事实提示血吸虫病和大肠癌的发生似有一定关系。血吸虫病是通过形成腺瘤而癌变还是直接导致上皮不典型增生进而癌变，至今无直接的实验材料。临床观察血吸虫病合并的大肠癌，癌组织分化较好，恶性度低，转移发生较晚，可能更符合前一种方式。

（3）克罗恩病：克罗恩病（Crohn）发生于结肠者又称肉芽肿性结肠炎、节段性结肠炎、局限性结肠炎等。由于基本病变和慢性溃疡性结肠炎相似，临床上也有鉴别的必要。为此日本（1975）专门成立克罗恩病探讨委员会对两种病分别制定了临床病理诊断标准。克罗恩病多见于30~40岁成人，为消化管全层局限性病变，伴有溃疡，纤维化及淋巴细胞和浆细胞为主的炎细胞浸润，好发于回盲部、回肠和结肠。从表9-6可与溃疡性结肠炎相区别。

表9-6 Crohn病和慢性溃疡性结肠炎的鉴别

鉴别点	Crohn病	慢性溃疡性结肠炎
年龄	30~40岁多见	30岁以下多见
部位	右半结肠多见	左半结肠多见
	乙状结肠、直肠少见	乙状结肠、直肠受累达95%

续 表

鉴别点	Crohn 病	慢性溃疡性结肠炎
病变分布	局限性，跳跃式	弥漫分布
炎症范围	波及全层肠壁	一般仅波及黏膜和黏膜下层
大体形态	黏膜面呈卵石样	无卵石样外观
	肠壁增厚明显	无或轻度肠壁增厚
	有深裂隙状溃疡，可形成瘘管，炎性息肉少见	广泛的领口状溃疡，无瘘管，炎性息肉多见
微观形态	隐窝脓肿少或无	多见
	杯状细胞数正常	减少
	淋巴管扩张明显（黏膜下层）	少见
	结核样肉芽肿多见（50%～90%）	无
	纤维化明显	不明显

Crohn 病形成炎性息肉比较少见，有学者分析 14 例 Crohn 病例标本，仅发现两例有息肉形成，位于裂沟旁，大小在 1cm 内，组织学都为腺瘤样炎性息肉。文献中 Crohn 病并发肠癌者仅 80 例报告，少数发生淋巴瘤或类癌。Weedon 认为 Crohn 病的结直肠癌发生率比对照人群高 20 倍。因 Crohn 病常形成局限性肿块及肠腔狭窄在临床上和大肠癌有重要的鉴别意义。

（4）囊性结肠炎：一般按病变深浅分为浅表性囊性结肠炎（囊肿在黏膜肌层）和深在性囊性结肠炎（囊肿在黏膜肌层以下）。有人认为前者和烟碱缺乏或急性炎症有关，后者可能为一种慢性炎症的结果。由于炎症破坏了黏膜肌层和刺激腺体增生，并向深层生长，扩大成囊。有个别病例腺体增生可深达浆膜下。

临床上患者可有腹痛、腹泻、黏液便或黏液血便。大多数病变部位在直肠，少数波及整个结肠。多见于青壮年，平均年龄为 31 岁。

病理形态：黏膜面可见大小不一的囊肿突出呈息肉状，直径 1～3cm。切面囊内含黏液，囊内壁光滑，整块肠壁增厚。镜检在黏膜或黏膜下层可见有腺体增生和囊肿形成。腺体形态正常，囊肿内被覆柱状、立方或扁平上皮。有的上皮消失，周围有异物巨细胞和炎细胞反应，形成"黏液池"。有的囊肿破裂，黏液外溢，浸润肠壁组织。和分化性黏液癌区别在于上皮无异型性，常有萎缩。

囊性结肠类还未见癌变报道的病例。有学者见到一例 64 岁男性，盲肠部黏膜出现多发性囊肿性息肉样病变，多达 30 余个，大小在 0.2～1cm。镜检浅层囊肿被覆正常形态的黏膜柱状上皮，有的为实性肉芽组织息肉，内有异物巨细胞形成，囊肿间肠腺有增生和扩张。但深部囊肿已达肌层或浆膜下，囊壁被覆上皮有不典型增生和癌变，形成分化性黏液癌。本例似乎提示囊性结肠炎有癌变的可能，特别是对于病程较长的老年人，更应考虑这种可能。

（5）其他：能发生炎性息肉的结肠慢性炎症还包括慢性菌痢、慢性阿米巴痢疾、肠结核以及慢性霉菌性结肠炎等；这些病变形成的炎性息肉较少。息肉形成一方面和上皮组织过度增生有关；另一方面与肠壁肌层纤维瘢痕收缩、黏膜下层水肿消退和炎性浸润细胞减少等造成的黏膜相对过剩有关。所以炎性息肉多发生于原发病的消退期或缓解期。本身形态多样，大小不一，镜下具有与正常黏膜大致一样或有稍厚的黏膜肌层。

（曾令泉）

第三节 息肉病和息肉综合征

一、单纯性息肉病

本病54.1%~73%的患者有家族史,称为家族性息肉病或家族性弥漫性息肉病。少数无家族史的病例称非家族性弥漫性息肉病。还有人称为息肉性肠炎,弥漫性息肉病,多发性息肉病,先天性多发性息肉病,多发性腺瘤病等。由于本病息肉除真性腺瘤外,还有少数其他类型的息肉。"息肉病"一词本身就包含了"多发"和"弥漫"的意思,但又不伴有特定的肠外脏器病变,所以我们称为单纯性息肉病。

早在1859年,Menzel已描述过本病,一个世纪后Chargelaine命名为弥漫性腺瘤病。1882年Cripps描述了该病家族倾向和恶变可能,经过Hauser研究和文献整理对息肉病有了较深刻的了解,基本肯定了恶变倾向。后来不少人从临床和病理角度,做了大量研究。

1. 临床表现 如下所述。

(1) 发病情况:国外有人估计8 300例分娩中,就可能有一例婴儿将来发生单纯性息肉病。Staemmler在23年中统计17 000例尸体解剖材料中仅发现5例。自Cripps (1882)报告本病以来,Schaffer (1952)收集世界文献,20世纪70年代中只报告184例。但从20世纪50年代以后文献中已有大组病例报告,如1958年Dukes一次分析57个家族共700例息肉病,并认为有增长趋势。国内报告至今不足10例,根据1978年浙江大肠癌协作组在海宁市普查结果,按人口推算我国4亿30岁以上成人中约有4 028例单纯性息肉病。

(2) 遗传现象:本病属常染色体显性遗传性疾病。一般在患者子代中有半数发病,男女概率相等。无家族史者在临床表现、发病部位、发病年龄及病程等方面和有家族史者相似。因此认为无家族史的患者可能与新代基因突变遗传给子代有关,子代疾病素质还可遗传给孙代,主张统称为家族性单纯性息肉病。

(3) 发病年龄:本病只在生后一定年龄发病,一般是随着肠淋巴组织和上皮组织的增生而显现。大多数患者幼儿期肠内并无息肉,多在20岁左右发病,男性略多于女性(5:4)。据Bacom统计的77例中90%在20岁以后发病。Jackman认为40岁后开始,发病甚少,因此提出有息肉病家族史的人,若35岁仍未发病,当会幸免,但在其后代中仍具有潜在发病的可能。疾病素质仍会遗传给子代。

(4) 发病部位:息肉最常累及的部位为大肠远端,报告的病例中几乎无例外的侵犯到乙状结肠和直肠。就结肠来讲,左半结肠病变重于右半结肠,这一特点为临床诊断提供了有利条件,乙状结肠镜即可获得较肯定诊断。本病除累及大肠外常可侵犯胃、十二指肠、小肠等。有报告在胃内同时发现息肉可多达72.2%。

(5) 临床症状:息肉病的临床症状常和发病年龄、息肉数量、大小、部位、侵犯范围、是否癌变及有无溃疡等因素有关。发病早、息肉数量多、范围广者,患者自觉症状明显,若伴溃疡或癌变者,会在短期内出现症状加重现象。

息肉病的症状,据Dukes统计,平均开始年龄为21.1岁,最常见的症状是便血和大便习惯改变(占92%),半数患者有腹泻、腹痛、腹部不适。个别患者有绞痛、梗阻或肠套叠(小儿多见)。便血可为半数患者的唯一症状,持续时间长短不一,短者几个月,长者可达20年。有症状者约有10%的息肉大于5mm,无症状者仅2%的息肉大于5mm,有的患者可能一直无症状,当出现症状就医时,发现息肉已有癌变。普查有助于早期发现。

2. 病理形态 如下所述。

(1) 大体形态:在受累肠段内的黏膜面可见成百个密集分布的息肉(50~3 500个),其大小、形态、色泽都不甚一致,仅部分有蒂。息肉大小在几毫米到4~5cm,个别可造成部分肠梗阻。息肉形状呈圆形或卵圆形,有的呈不规则形。个别息肉表面有糜烂或溃疡。若无继发改变色泽为灰黄或灰红色,表面光滑，质地较软。息肉质地变硬、大于2cm、伴有溃疡现象出现时应疑有癌变，应取材镜检。在息肉和息肉之间，肠黏膜形态正常。

（2）微观形态：单纯性息肉病的息肉大多数为真性腺瘤，包括微小腺瘤、管状腺瘤、绒毛状腺瘤，少部分具有其他息肉形态（幼年性息肉、增生性息肉等）。息肉都位于黏膜表面，不侵犯黏膜下层。

3. 预后　息肉病具有明显的癌变倾向。Lockhart-Mummery曾预言"每个息肉病者，任其自然发展，终会发生癌变"。Bussey报告随诊35年的患者100%单纯性息肉病，主要分布于直肠和乙状结肠，最大的息肉直径4cm，均已有癌变。患者因症状加重就诊时癌变率为36%（Hullsiek）或73%（Dukes）。癌变的倾向性被认为和基因变异对致癌因子的敏感性升高有关。

病程长短和息肉病癌变率呈正相关。Muto统计59例患者癌变情况，病程5年以内者癌变率为12.7%，5～10年病程者达41.8%，10年以上病程者癌变率更高（45.4%）。该组病例有4例20年后还未发现癌变。

癌变和年龄有关。本病多在20岁左右发病，10岁以前、40岁以后发病者少，癌变年龄大都在30岁以后，比一般人癌发生早10～20年。Dukes分析大组病例后认为从发病到诊断癌变，平均相隔8～15年。按年龄组分析，癌变率19岁以下为29%，20～29岁为38%，30～39岁为82%，50～59岁为92%。

息肉病发生癌变者，多中心性发生者多，直肠和乙状结肠癌变者多。临床活检时应注意这些特点。

单纯性息肉病在手术或电灼治疗后残留的大肠黏膜有重新形成息肉的倾向性，再形成的息肉被称为"复发性息肉"。Jackman在56例的术后随访中发现，70%可出现复发性息肉，其中12.5%发展为癌；近年多主张做结肠全切，但至1962年，世界上也报告过10例单纯性息肉病自发消退的病例，其机制不清。笔者亦观察到3例这样的患者，其中1例多年肠镜发现肠息肉越来越少；另2例因该病行大肠部分切除后3年内肠镜观察，直肠的息肉基本消退。这3例患者仅间断服用过抗生素与维生素等药物，未作任何其他治疗。

二、息肉综合征

指肠道有多发性息肉或息肉病，在肠外特定组织同时或先后出现病变者，称为息肉综合征，主要有以下几种：①Gardner综合征；②Tucot综合征；③Cronknit-canada综合征；④Peutz-Jegher综合征：

1. Gardner综合征　本病早在1923年Nichols就已提到，但直至1950—1953年Gardner连续报告6例后才为本病的确立提供了基础。他认为大肠有家族性息肉病同时或先后伴发骨瘤及皮肤软组织肿瘤（表皮样囊肿、纤维瘤、脂肪瘤、带状纤维瘤等）时，为一独立的症候群。后来除一些零星报告外，在20世纪50年代后期Smith和Collins两人先后发现这类病10例，取得了较大进展。Gardner综合征罕见。Bacon至1954年仅收集到31篇文献报告。Smith 1958年复习23年间遇到的23例家族性息肉病，仅有1例具备完全的Gardner综合征。Collin在25年连续住院患者239 478例中，有19例家族性息肉病，其中也只有3例为Gardner综合征。我国至今未见报告。

本病和单纯性息肉病同属常染色体显性遗传，多在14岁以后发病，男性多见，男女比例约为3∶1。

综合征包括：

（1）单纯性息肉病：有综合征患者的大肠内腺瘤，在形态、数量、部位和癌变倾向方面均和无综合征患者相似。除大肠外，息肉还可在胃或小肠内见到。

（2）间叶组织肿瘤有如下几种：①骨瘤：Gardner综合征出现骨瘤者占5%，最常见的部位为颅骨，尤以上下颌骨和蝶骨为多。伴发骨瘤的病例中下颌骨发病者93.1%，其次为筛骨、颞骨。少数发生于肋骨，四肢长骨和脊柱骨等。骨瘤多发者比单发者常见，故有人称为"骨瘤病"。骨瘤小则几毫米，大者可使面颅变形。组织学检查少数为骨软骨瘤，多数为骨瘤；②纤维组织肿瘤：多见的为带状纤维瘤、纤维瘤，极少数为纤维肉瘤。带状纤维瘤多发生于息肉病手术切除的部位或腹壁瘢痕处（Smith）。患者有潜在性的纤维组织增生倾向。手术后易形成肠粘连，腹腔纤维带。有的纤维瘤病可发于数处，如

Smith 报告一例女性 16 岁单纯性息肉病例，同时在臂丛、腹股沟、盆腔都有纤维瘤病。Bennett 认为青年妊娠妇女这种情况更多；③平滑肌瘤：可发生于腹膜后、胃壁、回肠壁等；④脂肪瘤：Collins 在 14 例单纯性息肉病例中发现有 8 例发生脂肪瘤，可见于腹膜后、腹部、臀部、背部、腰部、回肠系膜等处。大小不一，较大者多位于腹膜后。

（3）皮肤组织肿瘤：可发生表皮样囊肿、皮脂腺囊肿和毛发上皮瘤，可单发或多发，部位不同。65%～75%的 Gardner 综合征患者合并发生。

Gardner 综合征中皮肤和间叶组织肿瘤有的发生于息肉病发病前 2 年，有的出现于病后 24 年，所以息肉病在手术后定期观察中还应注意有无皮肤、间叶组织肿瘤发生。有的结肠息肉手术患者，术后若发生带状纤维瘤，应观察是否有息肉病发生，这对临床上观察和治疗有一定意义。

2. Turcot 综合征　本病是 Tunrcot、Despres 和 Pierre 在 1959 年首先报告的，报告了兄妹两个家族性息肉病，于术后伴发中枢神经系统恶性肿瘤而死亡的病例。兄 15 岁，腹泻便血 4 年，直肠镜检和 X 片检查发现在直肠、乙状结肠和上段结肠有许多大息肉形成，术后检查直肠和乙状结肠各有一息肉癌变，随诊 2 年后患者发生急性脊髓炎死亡，尸体解剖证实脊髓内为髓母细胞瘤。妹 13 岁，因同一疾病检查，诊断为直肠和结肠息肉病，全结肠切除后 8 年，发生头痛并伴有意识障碍，一月后死亡，尸解证实左额叶后部为胶质母细胞瘤，垂体有小的嫌色细胞瘤。

该综合征国内尚无报告，日本已发现十多例，息肉除发现于大肠外，还见于胃、小肠，有明显的癌变倾向。

Turcot 综合征的息肉组织形态和家族性息肉病相同，为典型的管状腺瘤，已报告的脑瘤有室管膜细胞瘤、髓母细胞瘤、胶质母细胞瘤、星形细胞瘤Ⅲ、Ⅳ级。另外 Turcot 综合征还可并发肝和小肠肿瘤。

本病有明显的家族性，兄弟姐妹共患 Turcot 综合征患者 54%（19/35），但有的父母不患此征，可能为一种隐性遗传病。

3. Cronkhite - Canada 综合征　Cronkhite 和 Canada 在 1955 年报告两例女性患者都有胃肠道息肉病，同时还发现有外胚层功能障碍，如皮肤色素沉着、脱发、指趾甲萎缩脱落等，被称为综合征。其中一例为 42 岁女性，病后 8 月死亡，尸解证实息肉为管状腺瘤，但无癌变。例 2 为 72 岁，病后 7 个月死于心力衰竭，术后未尸解，但生前 X 光检查证实为胃肠道息肉病。日本文献统计息肉发生于胃和大肠者较多占 94.7%，小肠息肉为 78.9%，个别还见于食管。息肉分布弥漫，大小形态不等，部分有蒂。镜检为管状腺瘤，其中腺管可扩张，黏液分泌旺盛。患者常有黏液便、腹泻和腹痛等。

皮肤色斑呈深褐色或灰褐色，出现于面、颈、手等皮肤，但口腔内无色斑。色斑可反复出现或自行消失。肾上腺功能正常。色斑出现的同时胸前、腋下、头顶有脱发，指趾甲萎缩或指甲脱落等。

Canada 认为息肉病系原发。外胚层障碍可能和肠道因大量息肉存在，致使肠道吸收不良，造成某些营养素缺乏有关，如低蛋白血症，维生素 A、维生素 B_2、维生素 C 等缺乏症等。

这一综合征是否为一真正疾病单元，由于积累病例尚不足 20 例，有待进一步研究。

4. Peutz - Jegher 综合征　本征是指肠道有多发性息肉或息肉病，同时皮肤或黏膜出现黑色素斑者。部分患者有家族史。有人把仅有皮肤色斑而无息肉病者称不完全性综合征。1921 年 Peutz 首先报告了一家三代人中有 7 例患小肠息肉病和口唇、颊黏膜出现黑色素斑。此后不断有相似病例报道，直至 1949 年 Peutz 等又综合文献已报告的 31 例和他本人积累的 10 例作详细分析，确定为一独立疾病，命名为 Peutz - Jegher 综合征。本病少见，我国姚氏综述，国内于 1981 年已报告 14 例。1990 年湖南医大附二院皮执民报告 14 例。青木认为至 1976 年日本已报告 222 例。1977 年 McAllis 综述欧美文献共发现 321 例。有学者 30 多年临床工作中总共收集了 Peutz - Jegher 21 例，其中 15 例具有口唇、颊黏膜黑色素斑，13 例有眼睑或眼结膜黑色素斑，4 例发生癌变。

（1）一般情况

1）年龄和性别：大多数在儿童或青年时期发病，约 1/3 在 16 岁以上，极个别年仅 2 岁。国内平均发病年龄为 25.4 岁，个别病例达 77 岁。两性发病概率相等。

2）遗传现象：本病为常染色体显性遗传，由单一多效基因传递。在家族成员中发病率为 30%～

40%，越代或散发病例常见。我国报告病例中有家族史者约38%，因此家族中有一人确诊后，其余成员应定期检查。

(2) 综合征

1) 皮肤黏膜黑色素斑：为本综合征必有的症状之一，无一例外。

色斑部位：最常见的部位是口唇周围皮肤和颊黏膜，占70%，下唇最为明显，其次为舌、牙龈、上腭、鼻前庭、鼻周、眼睑、结膜和前额等。除颜面部外，身体其他部位也可出现色斑，如手指、手掌、手背、足趾、足底及膝关节周围。极少数患者色斑还可出现于胸前、腹壁、会阴、肛门周围、阴茎头部及直肠黏膜等。临床上除注意到色斑常见部位外，应行全身皮肤和内镜对黏膜的检查。

色斑形态：色斑一般较少，直径1~5mm，呈圆形、卵圆形或不整形，分布不均匀，不高出皮面，边界清楚，很少互相融合。色斑色泽深浅不一，黑色、黑褐色、深褐色或蓝黑色。色斑形态、大小和肠内息肉的多少无关。

色斑的消退：70%色斑出现在生后不久，随年龄增长而加深，数目增加，有的左右对称出现。色斑在青春期后可逐渐变淡而褪色，30岁后皮肤色斑可以消退，但黏膜色斑终身不变。

色斑的组织学形态：色斑局部基底细胞内黑色素沉着量增加，有的在真皮浅层纤维组织内有噬色素细胞或黑色素散在。黏膜色斑可见黏膜上皮下固有膜内有色素沉着。

2) 多发性胃肠道息肉或息肉病

息肉部位：可遍及胃肠道，以小肠最多见，其次为大肠，胃内息肉少见。极少数病例息肉还可见于食管、膀胱、鼻腔。息肉外观灰红色或灰黄色，质软，可以有蒂，大小不一。小者仅几毫米，大者达7cm。结肠息肉常比小肠息肉大。息肉分布散在或群集。数目相差悬殊，十余个到数百个不等，极个别患者仅发现有一个息肉。

息肉微观形态：绝大多数是幼年性息肉的改变，息肉间肠壁黏膜正常。息肉发生部位不同，形态有一定变化。大肠内息肉腺管上皮中柱状细胞最为突出；胃息肉上皮成分中可见壁细胞、主细胞和黏液细胞；十二指肠息肉可有Brunnev腺；小肠息肉上皮成分中可发现有Paneth细胞，因此有人认为本病为错构瘤性。

息肉的临床症状：少数患者长期无症状，症状出现多在10~30岁。主要有：①腹痛：一般为隐痛或阵发性绞痛反复发作，可达数年之久。痛时伴有恶心或呕吐。部分患者腹痛与肠套叠形成有关，套叠头部有较大的息肉（有重达16g者）。息肉刺激肠管作不规则的剧烈蠕动，在息肉的顺势牵引下发生套叠。肠套叠的发生率可高达43.9%，其中90%~95%发生于小肠，仅少数发生回结套叠或结结套叠；②腹块：约1/3患者可摸到肿块，如腊肠状，可活动，偶有压痛，发生套叠时更明显；③肠道出血：由于息肉表面糜烂、溃疡或炎症所致。病程长者可致贫血（25%），有的患者少量多次出血，血红蛋白可下降到50g/L，往往是患者就诊的原因。约50%患者可有肠道出血，发生咖啡色便、黑便或便血；④腹泻、便秘或腹胀；⑤女性5%~15%可并发卵巢肿瘤。

息肉的恶变倾向：Peutz-Jegher综合征，息肉属幼年性息肉，本身癌变率很低，有的随诊30年以上未见恶变。过去文献报告本病息肉癌变率达20%~25%，被认为把肠道的其他恶性肿瘤误计在内，真正属息肉发生癌变者不过2%~3%，如潘氏统计文献报告的327例中仅3例证实和癌变有关。发生癌变的部位大多在小肠。Bacon统计28例癌变病例，其中21例发生在小肠，仅7例发生于大肠。64%年龄在40岁以下。有学者统计的21例中癌变4例（占19.05%）。

三、各种息肉综合征的区别

息肉综合征包括一组不同组合的遗传性疾病，一般都有基因变异现象，上述4种主要区别如表9-7所示。

表9-7 4种息肉综合征鉴别表

病种	遗传方式	息肉分布	息肉数目	息肉性质	综合征	癌变率（%）
Gardner 综合征	常染色体显性遗传	结肠直肠为主	>100个	腺瘤	皮肤和间叶组织瘤	50~70
Turcot 综合征	常染色隐性或显性遗传	结肠直肠多	数十个	腺瘤	中枢神经系肿瘤	?
Cronkhite Canada 综合征		胃、大肠	数十个	腺瘤幼年性息肉	外胚层功能障碍	?
Peutz-Jegher 综合征	常染色体显性遗传	小肠为主	数十个	幼年性息肉	皮肤黏膜色斑	2~3

（曾令泉）

第四节 癌前性息肉

癌前性息肉系指大肠内发生的腺瘤，其大体形态与大肠内其他息肉相似，属于真性上皮性良性肿瘤。Morson 认为至少有半数大肠癌来自腺瘤恶变，故称癌前性病变。主要包括管状瘤和绒毛状腺瘤，微小腺瘤虽极少发生癌变，但它可发展为管状腺瘤和绒毛状腺瘤，故一并讨论。

一、腺瘤和大肠癌的关系

大肠癌发生于乙状结肠以上者，约占22.5%，乙状结肠以下者74.4%。

（1）腺瘤发展为癌的演变过程：腺瘤先发生不同程度的不典型增生，进而癌变。发展的各种过渡形态常可在不同区域看到。Morson 在长达10年的动态观察中发现10%的腺瘤可发展为癌，Cooper 在81.7%的Ⅰ级腺癌组织中发现有腺瘤成分。一般癌组织分化愈好，浸润愈浅，腺瘤成分发现率愈高。如癌组织仅侵及黏膜下层，约56.5%的病例有腺瘤成分，癌侵及肠周组织时，则仅有7.6%可发现腺瘤成分，腺瘤成分的发现率，黏膜癌为91.3%，黏膜肌层癌为73.8%，黏膜下层癌为26.4%。Eide 观察到分化良好的腺癌内约有43%发现腺瘤成分，中分化腺癌内有23%发现腺瘤成分，低分化癌只有19%的发现率，印戒细胞癌内无一例腺瘤成分。可见，愈是癌症早期，腺瘤和腺癌混合存在的机会愈多，从腺瘤向腺癌演变的过渡形态看得也愈清楚。在大肠癌腺瘤成分一般位于肿瘤边缘部分。

（2）大肠腺瘤和大肠癌有相似的组织化学变化：Czernobilsky 测得大肠腺癌和大肠腺瘤组织内酸性磷酸酶、酯酶及三磷酸腺苷酶活性丧失，碱性磷酸酶难以测到。只是琥珀酸脱氢酶在腺癌时活性减退，在绒毛状腺瘤中含量减少，在管状腺瘤活性反有增强。这一变化提示腺瘤和腺癌在发生学上有联系。

（3）腺瘤组织内有癌胚抗原测出：Bartin 用荧光免疫法观察25例息肉组织，发现正常细胞抗原减少，而大肠癌所具有的癌胚抗原（CEA）出现，较大息肉变化更明显。

（4）腺瘤患者和大肠癌患者有类似的染色体异常。

以上证据支持腺瘤和大肠癌在发生学的联系。也有一部分学者对上述关系表示怀疑，他们认为还难以断定腺瘤和大肠癌间的相关关系，Spratt 报道在225例大肠癌组织内无一例有腺瘤成分残留。

二、微小腺瘤

1. 概念　Jackman 提出微小息肉应包括瘤性和非瘤性的病变，微小的息肉状类癌也应包括在内，这显然不够恰当。所谓微小腺瘤是指直径小于0.5cm 的管状或绒毛状腺瘤。尽管微小腺瘤内可出现腺体的不典型增生灶，但发生癌变者却不到0.5%。当微小腺瘤体积更小，又无不典型增生灶，仅出现腺管增生延长，使黏膜局灶性增厚时，有人称为黏膜肥大性增生。我们对癌旁黏膜的观察中认为，黏膜肥大性增生实际上是瘤性增生的前驱病变。它和直径小于0.5cm 的腺瘤基本结构相似，所以我们认为黏膜肥大性增生应包括在微小腺瘤内。这样做在临床病理诊断时较易掌握，治疗上也有共同性。若腺瘤直径大于 0.5cm，应按组织学形态归类。

2. 临床表现　无一例患者由于微小腺瘤引起的症状而就诊，多在大肠疾病普查或因其他病切除的大肠标本中被发现。微小腺瘤偶有多发（2～5 个）。发病年龄 30 岁以后渐多，60 岁以上患结肠病者约 1/3 可在大肠内发现微小腺瘤。

3. 病理形态　如下所述。

（1）大体形态：微小腺瘤直径小于 0.5cm，几乎都是界限清楚的黏膜面半球状肿物，表面光滑，基底宽或向内缩，色泽和正常黏膜相同，如一米粒状突起，黏附于黏膜面。从切面看，黏膜层增厚，向表面呈弓形突出，黏膜肌和黏膜下组织也相应突起如中轴样。有的微小腺瘤切面则仅见局限性黏膜增厚而无黏膜肌突起。

（2）微观形态：微小腺瘤有 3 种组织结构：①腺瘤内大肠黏膜腺管增生，黏膜局限性增厚，可伴有黏膜肌和黏膜下层组织相应突起，整个结构如一横切的黏膜皱襞。腺管上皮和正常大肠黏膜不同，腺管密度大，上皮细胞增生，核呈短杆状，上皮细胞间杯状细胞略少。若有不典型增生也多在个别腺体的上 1/3 段；②腺瘤由大小基本一致的腺管组成，腺内缘平整，杯状细胞和柱状细胞比例略有变化，个别腺体上皮（多在表层腺管）可有不典型增生，但绝大多数腺体和正常大肠腺体形态相近，黏膜肌层平坦，仅有小肌束分布于腺体之间；③腺瘤表面有乳头状结构，其中不典型增生改变较明显。

从发展看 I 型微小腺瘤在增大时可出现有蒂的息肉状结构，II 型则发展为广基底的息肉形态。腺瘤间质为少量的纤维结缔组织及浸润的炎细胞，嗜酸性粒细胞较多，可有血管扩张。

4. 微小腺瘤的恶变问题　微小腺瘤据 Jackman 组织学观察，约 64% 的腺瘤内发现不典型增生，发生率和微小腺瘤的体积有正相关倾向。如 1mm^3 的腺瘤内 I 级不典型增生不足 10%，无 III 级不典型增生；3mm^3 的腺瘤，I 级不典型增生为 30%，III 级为 20%；若腺瘤体积长大到 5mm^3，III 型不典型增生达 40%。微小腺瘤的癌变率甚低，不到 0.5%（Enguist）。

微小腺瘤并不都是逐渐长大，以致发生癌变，有些会渐渐消退。Knoernscild 对 257 例已查出微小腺瘤的患者进行长期观察，患者同意不做切除，直至腺瘤长至 15mm 为止。除 44 例因其他缘由被除去外，其余 213 例每 6～12 个月检查一次，持续 3～5 年。结果是 4% 微小腺瘤体积变大，70% 体积未变，8% 体积缩小，18% 完全消失，仅 0.9% 的微小腺瘤发生癌变。2 例癌变者年龄分别为 68 和 70 岁，观察了 37 个月和 32 个月，癌变时腺瘤直径为 0.7cm 和 2cm，已不属微小腺瘤范围。

由此可见，一个初发性肿瘤既可长大发生恶变，又可因某些因素（机体免疫能力、局部组织的功能变异等）而逐渐缩小，甚至消失。真正变大的微小腺瘤不到 5%，且进程相当缓慢。有学者认为：微小腺瘤虽然癌变率低，允许观察，但仍然可发生癌变，在临床上笔者遇到这样的患者，均采取内镜下切除病理检查。曾有两例小于 5mm 的微小腺瘤在内镜下切除后病检，发现局灶性癌变。其中 1 例患者强烈要求再次剖腹手术切除病灶，病灶切除后病检，未发现癌灶。

5. 癌周"卫星"病灶　20%～25% 的大肠癌标本的癌周黏膜上可看到许多息肉状病灶（卫星病灶），其大小、形态有一定差别。若为多发癌，"卫星"病灶的发现率达 50%。Jackman 在 49 例大肠癌标本中，发现癌周"卫星"病灶 175 个，组织学检查可为管状腺瘤、绒毛状腺瘤、炎性息肉或为小癌灶。约 4.5% 的标本可同时出现上述 4 类病变，35% 为癌前性息肉或已发生癌变，其余 59% 的"卫星"病灶均为微小腺瘤。"卫星"病灶的出现据 Grosberg 对 400 例大肠癌标本观察，对患者预后无明显影响。

三、管状腺瘤

具有不同程度非典型增生的腺管所构成的腺瘤称管状腺瘤，属于真性肿瘤，有一定恶变倾向，全结肠镜检查发病率约为 30%，约占大肠腺瘤的 80%，是临床病理研究中的一个重要课题。

1. 临床表现　如下所述。

（1）年龄：多见于 20 岁以后的青壮年，30 岁以后发病率随年龄增高。国内报告的高峰年龄为 30～50 岁（国外为 45～54 岁），占全年龄组的 88.530%，平均年龄为 32～37 岁，较国外（51.2 岁）平均年龄为轻。

（2）部位：管状腺瘤在直肠和乙状结肠多见，左半结肠比右半结肠多，肝曲和脾曲最为少见。临床材料与尸解材料分布部位有相似性（表9-8）。

表9-8 管状腺瘤的发生部位

部位	Helwig No	尸解材料（272例）（%）	Grinnell No	临床材料（1 593例）（%）
盲肠	32	11.8	17	1.1
升结肠	42	15.4	75	4.8
肝曲	12	4.4	14	0.9
横结肠	32	11.8	118	7.4
降结肠	22	8.1	81	5.1
脾曲	13	4.8	26	1.6
乙状结肠	76	27.9	810	50.8
直肠	43	15.8	452	28.4

（3）性别：男性多于女性，男女比例为3∶2。Wilson发现性别发病率和年龄有关，男性40岁以下发病率为2.62%，40岁以上为7.68%。女性40岁以下发病率为1.42%，40岁以上为2.8%。

（4）腺瘤数目：管状腺瘤可单发也可多发，单发者居多（80%）。多发性腺瘤临床上统计约15%，尸体解剖报告可高达33%～63%。纤维结肠镜的应用明显提高了多发性管状腺瘤的发现率。Helwing认为多发性腺瘤的意义在于倾向发生另一个新的息肉，癌变率明显高于单发者。一般单发性息肉患者发生另一息肉的机会比无息肉者多4倍，多发性息肉患者新发息肉的机会比无息肉者高8倍，比单发息肉者高2倍。单发或多发具有预后意义。

（5）症状：腺瘤较小或位于乙状结肠以上常无症状。无症状患者大便隐血试验，有50%～70%为阳性。仅有20%～30%的腺瘤患者因出现症状而就医。

常见症状有：①便血：因为腺瘤组织出血所致。腺瘤可因肠内容物或肠管本身过强的舒缩运动受到损伤，也可因腺瘤表面溃疡形成而出血。血液与粪便混合或仅染及粪便表面，呈咖啡色或暗红色，有的只在便后有少许血液排出。排便费力的患者出血现象更为常见，且伴有肛门疼痛。腺瘤出血常为不规则间断性，量较少，不致引起贫血；②便秘或腹泻：可单独或交替出现，患者排便习惯改变。症状一般较轻，不易引起患者注意，多在医生询问中才回想起。有腹泻时，大便每天仅2～3次，为黏液便不易成形。腺瘤较大或多发性腺瘤患者腹泻较为明显；③腹痛：仅有少数患者出现，多和腺瘤受到某种形式的牵扯或因腺瘤蒂较长发生扭转有关。个别患者腹痛是并发肠套叠的结果。近肛门的带蒂腺瘤从肛门脱出时也可引起疼痛。

2. 病理形态 如下所述。

（1）大体形态：绝大多数管状腺瘤直径在0.5～1.0cm，大于1cm者不到20%，个别可达5cm，多发性管状腺瘤体积往往较单发者大。

腺瘤外形多呈圆球状或半球状，少数呈不规则或分叶状，表面灰红、灰褐、暗红色或有浅表性溃疡形成，部分附有坏死物质，可有出血区。无继发改变时腺瘤多较光滑。1cm以上的腺瘤多数有或粗或细、长短不一的蒂，无蒂广基底者体积较小。

腺瘤切面呈灰红或暗红色，偶有灶状出血和坏死，常看到黏膜肌层，甚至黏膜下层组织增生，通过蒂部向腺瘤内伸展，形成分枝状间质中轴。

（2）微观形态：由大小、形态不太一致的腺管组成。由于腺管分支、扭曲的程度不同，排列无一定秩序。腺管分布比较均匀，活跃增生时腺管可密集分布达到背靠背的程度，只有较少的间质间隔。

腺管形态与正常大肠腺相似，呈卵圆形或圆形（横切），但管壁上皮中杯状细胞数量明显减少，甚至消失，由柱状上皮细胞取代。柱状上皮作单层排列，腺腔内缘整齐。胞质空泡状，充有一定量的黏液。核为短干状位于基底部，一般看不到核仁，偶见核分裂象。就整个腺瘤来说，腺管上皮在不同区域常出现不典型增生的改变，个别腺瘤上皮可有鳞状上皮化生。

腺管间一般仅有少量纤维结缔组织间质，有淋巴细胞、浆细胞、巨噬细胞、中性粒细胞或嗜酸性粒细胞浸润。部分腺瘤间质血管扩张，数量增加，有出血及含铁血黄素沉着。若在血吸虫病流行地区，还可在基底部发现血吸虫卵沉着。

腺瘤表面一般都有增生的单层柱状上皮被覆，有继发改变时，上皮细胞可消失由肉芽组织、炎性渗出物、血痂和坏死组织覆盖。

（3）腺瘤内上皮细胞不典型增生的形态改变：由腺瘤逐渐发展为癌的过渡形态就是上皮细胞出现由轻到重的不典型增生，腺瘤经过不典型增生而发生癌变，一般需5~10年，国内报告癌变发生率为1.9%~14.9%，国外为0.3%~5.6%。管状腺瘤不典型增生的发生率，由于形态标准不统一，各家报告资料极不一致（表9-9）。

表9-9 管状腺瘤内不典型增生发生情况

	不典型增生发生率（%）			癌变率（%）
	Ⅰ	Ⅱ	Ⅲ	
王氏	11.3	60.4	28.3	1.9
冼氏	34.2	3.4	13.4	14.9
苏氏	5.3	14.3	5.3	8.0

四、绒毛状腺瘤

1. 绒毛状腺瘤的概念　由于腺瘤内出现乳突状结构程度不同，对绒毛状腺瘤的诊断标准不甚一致。全国大肠癌病理专业会议时制定的标准是：管状腺瘤表面可有绒毛形成，但不超过黏膜层增生厚度的1/5，若超过1/5而不到4/5则称绒毛状腺瘤，超过4/5以上称管状绒毛状腺瘤。但在显微镜下精确定量有一定困难，还可能因估计而增加一些主观因素，临床上也不实用。另有一些学者主张，只要管状腺瘤内出现乳突状结构，不论其数量如何，都称为绒毛状腺瘤。有学者认为后一概念较明确，从形态易于掌握，并取消了管状绒毛状腺瘤这个过渡性的名称减少分类的烦琐性。

2. 发病情况　绒毛状腺瘤较少见，在文献中100例以上的研究报告寥寥可数。国外报告占大肠息肉的8%~26.8%，国内报告为0.26%~13%。绒毛状腺瘤一般为管状腺瘤的1/10~1/5，但绒毛状腺瘤临床意义却较重要。Jackman认为0.5~1.0cm的息肉中绒毛状腺瘤只占10%，1cm以上的息肉中绒毛状腺瘤可达40%。有学者在临床上发现绒毛状腺瘤并非少见，其中2例直径大于8cm，最大者直径在10cm以上。

3. 病理形态　如下所述。

（1）大体形态：绒毛状腺瘤一般体积较大，90%直径在1cm以上，个别沿黏膜面扩展或环绕肠腔生长，波及范围可达10cm以上。腺瘤表面呈天鹅绒样或桑葚状，可有粗大的分叶，色灰红或暗红富于黏液样光泽。无溃疡时腺瘤质地松软，有一定活动性，90%为广基底无蒂。若肿瘤表面出现溃疡，局部硬化或失去活动性时，应认为有恶变的可能。腺瘤切面富有黏液呈灰白色，中央有轴样灰红色组织从黏膜下层突入瘤结内。

由于绒毛状腺瘤质地松软如天鹅绒样，有时肛门指诊不易感知。Jackman报告指诊的漏诊率可达25.8%。

（2）微观形态：腺瘤组织由无数指样分支乳头较规则的排列组成。腺瘤底部多为囊腺状，腺腔内也会有乳头形成和黏液潴留。乳头都有纤维血管中轴及炎症细胞，个别还有神经和平滑肌纤维。乳头表面被覆柱状上皮细胞，胞质略嗜碱性，可有空泡。核位基底排列整齐，呈长卵圆形或笔杆状，染色较深，核仁不清，偶见核分裂象。在柱状上皮细胞间杂有成熟的杯状细胞，但数量甚少。还散在有个别Paneth细胞。腺瘤上皮和周围正常黏膜上皮之间，有的有过渡性形态变化，有的则变化突然。腺瘤基底可有黏膜肌层增生，排列杂乱。绒毛状腺瘤内大都有不同程度的上皮不典型增生。

4. 临床表现　如下所述。

（1）年龄：Ackerman观察绒毛状腺瘤86%发生于50岁以上，平均年龄60岁左右。个别报告可发生于15岁以下的儿童。

（2）性别：男性稍多于女性，男女比例为5∶4。

（3）部位：大多数乳头状腺瘤发生于直肠和乙状结肠，距肛门25cm的肠段内者约占90%（Goldfard）。Jackman报告距肛门9cm内占66.3%，10～19cm肠段内占32.7%，若距肛门20～25cm肠段，绒毛状腺瘤仅占1%。可以认为60%以上的绒毛状腺在直肠指诊范围内。有的统计腹膜返折线以下的绒毛状腺瘤可达78.5%。就整个大肠而言，左半结肠比右半结肠多，直肠比结肠多。直肠内腺瘤可发生于任何一侧的肠壁，前壁者约占21.5%，后侧壁者7.1%，前侧壁者25%，面积较大，波及较广者占39.2%。一个直径2cm以上的腺瘤中绒毛状腺瘤的可能性很大。

（4）数目：绒毛状腺瘤一般为单发的大腺瘤和管状腺瘤，多发者更少，个别绒毛状腺瘤呈大面积分布，细查常是许多小腺瘤毗邻发生，聚集生长的结果。

（5）症状：绒毛状腺瘤19%～40%的患者可无任何临床表现，多由查体时内窥镜发现。这类患者因无症状，很少早期就医，一旦发现往往较大或已癌变，是临床上值得注意的问题。有半数以上的患者有一定的临床表现，最多见的是便血和黏液便。①便血：腺瘤发生在直肠和乙状结肠时可伴有便血，发生率约70%。便血一般量少或仅有血迹染及粪便表面，常混有大量黏液为其特点。患者排便时粪便与腺瘤不断摩擦，出现小创伤是出血的原因之一；②黏液便：主要因绒毛状腺瘤分泌较多的黏液而致。因为夜间绒毛状腺瘤分泌物积存在直肠内，所以黏液便较常发生在起床后。个别患者绒毛状腺瘤较大（10cm），可因大量黏液分泌被排出，造成电解质过多丢失。有人把此种现象称为"黏液性结肠炎"或"假性腹泻"。患者发生此症状者占31.4%～35.4%；③肿物突出肛门：约20%患者发生，多因腺瘤位置较低且多有蒂；④便秘：少见（15%），往往是便秘和黏液便交替出现。

除以上症状外，有的患者还有肛门部不适、消化道功能紊乱、乏力、体重下降等。

（曾令泉）

第五节　结肠、直肠息肉切除术

结肠、直肠息肉是一种临床常见病。在结肠、直肠黏膜表面任何突出到肠腔内的实质性隆起状病变称为肠息肉（Polyps）。根据息肉数目分为单发性息肉、多发性息肉和肠息肉病（Polyposis）。单发性息肉指结肠内仅有1枚息肉，多发性息肉指肠内有2枚以上息肉，肠息肉病指肠内有100枚以上腺瘤样息肉。根据息肉的大体可分为长蒂息肉、短蒂息肉、宽基底蒂息肉、半球形息肉、丝状息肉和桥形息肉。现我国多采用新生物性和非新生物性两大类方法分类。

一、息肉分类

1. 新生物性息肉　①管状腺瘤性息肉；②管状绒毛状腺瘤性息肉；③绒毛状腺瘤。后两种癌变率较高，多数息肉表面呈淡红色，常伴充血、糜烂。

2. 非新生物性息肉　①错构瘤性息肉，包括幼年性息肉及色素沉着息肉综合征（Peutz-Jegher综合征），此征癌变率比较低；②炎性息肉，包括良性淋巴样息肉等；③化生性息肉即增生性息肉；④其他，如肠黏膜肥大赘生物等。

肠息肉可发生在任何年龄，40岁以上发病率明显增高。如伴有免疫功能低下、冠心病、动脉粥样硬化、大量吸烟及长期饮啤酒均使肠息肉的发生率增加。

大多数肠息肉患者无明显临床症状，部分患者可出现腹泻或排便次数增多的肠道刺激症状，或出现黏液血便。便血表现为鲜血或血块，息肉较高位时粪便中混有血，低位者粪便表面附有血液。

肠息肉的诊断多无大困难，直肠通过肛门指诊，结肠通过纤维结肠镜检查可明确诊断。

二、结肠镜结肠息肉切除术

经纤维结肠镜应用高频电刀,激光或微波摘除或凝除肠息肉,这样使肠息肉患者避免了住院开腹手术的痛苦,又可一次性摘除多处息肉。此术式较安全、方便、痛苦较小,易被患者接受。

(一)适应证

(1)无蒂小息肉。
(2)有蒂息肉,蒂小于2.0cm。
(3)宽基底息肉,息肉基底小于2.0cm。

(二)禁忌证

(1)严重冠心病、高血压、装有心脏起搏器者。
(2)出血性疾病。
(3)严重肠梗阻,腹泻、腹胀、恶心、呕吐者。
(4)严重的腹膜炎,疑有肠穿孔。
(5)息肉基底部大于2.0cm。
(6)息肉已恶变浸润至蒂根部。
(7)息肉较集中局限在肠黏膜同一部位,范围较大。
(8)妊娠妇女。
(9)不能配合检查或体弱者。

(三)术前准备

(1)器械准备检查和调整镜检和电切等器械。
(2)患者准备
1)测血凝状态,血小板计数。
2)术前2日用半流质饮食,术前1日用全流饮食,当日早禁食。
3)肠道准备:①口服蓖麻油法:蓖麻油30mL,在术前晚口服,约在4小时左右产生稀便。术前2小时左右用温开水(37℃左右)清洁灌肠;②口服全肠道灌洗液法:无菌灌洗液内含有无水乙酸钠、聚乙烯乙二醇、氯化钾、氯化钠、碳酸氢钠,加蒸馏水500mL。用前加温开水至2 500mL。在术前1日下午4~8点服完,不需灌肠;③口服甘露醇法:在采用电灼息肉时应慎用,防止因服后产生甲烷,在电灼时产生爆炸,发生肠穿孔。

(四)手术步骤

1. 圈套摘除息肉法 如下所述。

(1)清洁息肉周围肠壁,如粪水、黏液等,防止因其导电而击伤肠壁。
(2)充分显露息肉,利于圈套,可变换患者体位,使息肉位于3、6、9点处(肘膝位)。
(3)抽换肠内气体2~3次,减少肠内可燃气体的浓度。
(4)圈套丝尽量套在息肉颈部。较小息肉可提起,较大息肉应尽量使息肉头部较大面积接触肠壁,这样会减小因电流密度过大而损伤肠壁。
(5)巨大分叶状息肉(大于3.0cm)应从息肉周边分叶向息肉蒂部烧除,这样可使蒂内较大血管因多次受电热而凝血。注意不要在视野不清时盲目套入息肉蒂或蒂凝固不全而发生出血等并发症。对于不分叶的且大于3.0cm的息肉,每次圈套不应过大,应小于2.0cm,防止切割部分相互接触,电流密度分散不能切除息肉。
(6)通电后在圈套丝处组织发白或圈套丝处冒白烟时,助手应收紧圈套丝,在收紧圈套丝时应间断通电,达到完全烧断蒂部。通电过度会使肠壁烧穿,通电不足或收紧圈套过快会因凝固不佳而蒂部出血。

2. 热活检钳切除息肉法 适用于0.5cm左右的息肉。

(1) 凝固电流放在 2.5~3 档。

(2) 钳住息肉头部提起，使息肉基底部人为形成一假长蒂。通电后钳内的息肉受电流影响小，组织学改变小可行病理学检查。

3. 电凝器凝除息肉法　如下所述。

(1) 凝固电流放 2~3 档。

(2) 电凝器对准息肉头部，凝除息肉 2/3 即可，如凝除过深易发生穿孔。

（五）注意问题

(1) 术中术者和助手在圈套器使用与通电时间要配合默契。如通电时间过短或圈套器收紧过快易使蒂部出血。如通电时间过长或圈套器收紧过慢易过度烧伤发生肠穿孔。

(2) 要使圈套器确切套在息肉颈部，防止套在肠壁或接触肠壁，通电后发生正常肠壁损伤而穿孔。

(3) 息肉取出。对单个息肉可用篮式取出器取出或用钳钳住随镜退出，同时摘除多个息肉者可用双镜法取出或让患者自行便出，要记录息肉形态、部位，使之定位及辨别良恶性，利于下一步治疗。

（六）术后处理

(1) 单个息肉摘除，不用特殊处理。多个息肉摘除、疑根部易出血者或较大息肉者术后应用止血剂，必要时可应用抗生素或输液。

(2) 术中息肉根部通电切除时间过长或疑肠壁有损伤者，应留院观察 24 小时左右。

(3) 良性息肉摘除术后，应在半年或一年时间定期复查结肠镜。

(4) 腺瘤样息肉有局部恶变时应在术后 1~2 个月复查一次，半年后可根据检查结果决定 3 个月或延长时间复查。

（七）术后并发症

1. 肠穿孔　多在较大息肉或息肉较集中时易发生，确认肠穿孔后应立即手术治疗。

2. 息肉根部出血　可发生在术中或术后结痂脱落时，均可经结肠镜采用高频电凝止血，也可局部喷洒凝血酶或生物蛋白胶。

3. 腹膜后气囊肿　较少发生。在观察其变化同时注意心肺功能，尤其是老年患者。必要时可应用抗生素。

三、开腹术加纤维结肠镜经肛门行结肠息肉切除术

（一）适应证

对于腹膜反折以上，结直肠息肉蒂宽大的息肉，用结肠镜难予切除者。

（二）术前准备

(1) 术前用纤维结肠镜了解结直肠的全部情况，检查心电图及血糖。

(2) 术前 3 日进半流食，口服肠道抗生素。

(3) 术前 1 日进全流食，晚服蓖麻油 30mL 或清洁灌肠。

(4) 术晨清洁灌肠，留置导尿管。

（三）手术步骤

(1) 经左下腹旁正中或经腹直肌切口。

(2) 定位息肉：当息肉小于 2cm 或有多处多个难以确认息肉部位时，术中应行结肠镜检查，确定部位后用缝线作标记。

(3) 用肠钳阻断两侧肠内容物，切开息肉部位肠壁，消毒肠腔。

(4) 切除息肉：对于有蒂或亚蒂者，切除后残留部贯穿缝合结扎。对基底部较大时应行梭形切除，间断缝合创面。如术中疑息肉有恶变的可能，应行术中快速病理检查。如息肉恶性变应行相应部位的肠切除术。

(5) 横行全层缝合或内翻全层缝合肠壁切口。浆肌层包埋,清拭盆腔,逐层关腹。

(四) 术后处理

(1) 术后 3~5 日,禁食,补充液体,应用抗生素。
(2) 术后 5~7 日后,可进全流饮食,渐进半流食,14 日左右可进普食。
(3) 女性患者留置导尿 7 日左右。
(4) 切除后随访,同前节纤维结肠镜经肛门息肉切除术。

(五) 注意事项

对于息肉较小、多发者或较肥胖、脂肪垂较多而大,术中难以明确息肉部位,一定要术中结肠镜定位,避免术中遗漏或再次手术。

四、经肛门直肠息肉切除术

大部分直肠息肉可经肛门手术切除,对部分位置偏高者,可经纤维结肠镜切除,其手术方法同经结肠镜结肠息肉切除术。

(一) 适应证

(1) 息肉可脱出肛门外者。
(2) 息肉不能脱出肛门外,但在麻醉状态下肛门松弛后,用组织钳或手指可将息肉拖至肛门缘或肛门外者。

(二) 术前准备

一般情况下,温盐水灌肠 1~2 次即可,必要时清洁灌肠。

(三) 麻醉及体位

息肉不能脱出肛门外者须采用骶管阻滞,能脱出肛门者不需麻醉。体位可采用侧卧或截石位。

(四) 手术步骤

(1) 扩肛,使肛门括约肌松弛。
(2) 用手指或组织钳将息肉勾出或牵拉到肛门外或肛缘。
(3) 在息肉蒂部用血管钳钳夹,用 7 号丝线结扎,在其远端用 4 号丝线贯穿缝扎,切除息肉。广基息肉边切边缝。
(4) 肛门内放油纱卷,包扎。

(五) 术中注意问题

当息肉不能脱出肛门外时,要注意牵拉时不要用力太大,否则易使息肉蒂拉断,使手术效果受到影响。

(六) 术后处理

在术后 7 天内,大便后用 1∶5 000 高锰酸钾溶液坐浴,用太宁栓或痔疮栓塞肛。每日可用 1~2 次,如息肉较大可用甲硝唑 0.2g,每天 3 次口服。

五、经骶直肠息肉切除术

(一) 适应证

位于直肠 10~14cm 以下息肉;较大息肉不能经肛门切除者;基底部较大息肉小于肠壁周径 1/3~1/2 者。

(二) 术前准备

同开腹术加纤维结肠镜经肛门行结肠息肉切除术。

（三）麻醉与体位

硬膜外阻滞或全身麻醉。取俯卧位，臀部垫高，两腿稍分开。

（四）手术步骤

（1）后中线由骶骨下端至肛门切口。

（2）逐层切开皮肤、皮下组织，显露尾骨、肛尾韧带、肛门外括约肌及肛提肌。

（3）切开尾骨骨膜并予剥离，切掉部分尾骨，切断肛尾韧带。

（4）在后中线处切开肛提肌及直肠深层筋膜，分离直肠后脂肪组织，显露出直肠后壁。

（5）缝合支持悬吊线后，中线位置切开直肠后壁。

（6）显露直肠息肉，距息肉外 0.5~1cm 4 角处各缝一针牵引，在其外做横梭形切口，全层切除息肉。切除时边切边缝，闭合创面。

（7）直肠后壁切口处横行缝闭，肌层间断缝合包埋。依次缝合直肠后脂肪、肛提肌、皮下组织及皮肤，留置胶管引流。

六、经肛门后括约肌直肠息肉切除术

（一）适应证

适于靠近肛门处息肉。

（二）手术步骤

按经骶直肠息肉切除术所述切口切开分离，切断肛门外括约肌及耻骨直肠肌，在后正中线从下向上切开肛管及直肠后壁。距息肉边缘 0.5~1cm 处切除息肉及基底部肌层。间断全层缝合创面，内翻缝合直肠，肛管后壁切开处依次缝合外括约肌、耻骨直肠肌、肛提肌、皮下组织及皮肤。

（三）术后处理

（1）术后 3~5 日禁食，补充液体，应用抗生素。

（2）术后 5~7 日进全流食，根据患者恢复情况逐渐进半流食，14 日左右进普食。

（3）术后 2~3 日拔除引流管。注意保持会阴部清洁干燥，女性患者留置尿管 7 日左右。

（4）术后定期复查纤维结肠镜。

（四）注意事项

（1）切断尾骨时注意创面止血，如息肉位置较高，显露困难可切除骶椎。

（2）切开直肠壁前，要查明息肉在肠腔内确切位置，再在相应位置切开直肠后壁，如息肉在直肠后壁可直接行直肠后壁横梭形切除即可。

（3）息肉切除时应行横梭形切口，可边切边缝，防止肠腔狭窄。直肠后壁切开处纵行缝合避免狭窄。

七、经肛门前括约肌直肠息肉切除术

（一）适应证

适应证同经骶直肠息肉切除术，尤其女性患者。

（二）术前准备

（1）女性患者避开月经前及月经期，注意阴道清洁。

（2）坐浴 3 日。术前 3 日服肠道抗生素。

（3）术前 1 日进全流食，晚及术晨清洁灌肠，或术前 1 日晚服蓖麻油 30mL。

（三）麻醉与体位

骶管阻滞或硬膜外阻滞。选截石位。

（四）手术步骤

（1）取肛门与阴道中间横切口约 5cm。

（2）沿直肠阴道间隔分离，显露肛门外括约肌及直肠前壁，切断肛门外括约肌，在直肠前壁中线纵行切开肛管、直肠。

（3）显露息肉，基底较小有蒂息肉可在根部钳夹后切除，贯穿缝合。基底部较大的息肉可作横梭形切口，切口距息肉边缘 0.5~1cm 包含肌层，边切边缝。

（4）缝合直肠，肛管前壁切口处，包埋肌层，缝合肛门外括约肌及肛提肌。

（5）纵行缝合皮下，皮肤。皮下放胶皮或胶管引流。

（五）术后处理及注意事项

（1）术中注意勿损伤阴道壁，防止形成直肠阴道瘘。

（2）根据息肉部位决定分离直肠阴道隔的深度和直肠壁切开的位置。

（3）彻底止血。

（4）术后要及时清除阴道分泌物。

（曾令泉）

第十章

大肠、肛管恶性肿瘤

第一节 概述

一、手术发展史

对于大肠、肛管恶性肿瘤。国外 John Baptista Cortestus 于 1625 年在 1 例尸检患者的结肠腔内发现一个大的肉赘（癌）。Quenu，pinault 等到 1839 年才做了 9 例经肛门割除直肠癌的报道。同年，Amusset 报道了直肠癌导致肠梗阻而行姑息性结肠造瘘的成功病例。1884 年 Czemy 被迫实施了腹会阴联合切除直肠癌的先例。1885 年 Kraske 又成功地进行了切除骶骨，扩大视野，局部切除肿瘤，缝合肠管，保留肛门的手术。1892 年 Maunsell HW 首先报道了经腹、经骶从后方进行肠管切除吻合的保存肛门手术。1903 年 Charless Mayo 在美国首先报道直肠癌腹会阴联合切除术。1906 年乌汤、左藤在日本报道了 50 例腹会阴并发直肠癌切除术。1904 年 Friedrich 提出了升结肠癌应行右半结肠切除回肠、横结肠吻合术。Miles 在大肠、肛管肿瘤方面做出了巨大贡献，他不但改进、完善了腹会阴联合切除直肠癌的方法，还对直肠癌的淋巴结转移规律，作了深入细致的研究，得出了淋巴结是沿上、中、下三方面淋巴转移的结论，提出了要根治癌肿，必须廓清三方通路上的淋巴结的观点；并在 1907 年 1 月 7 日按这一观点进行了第一次根治性腹会阴联合直肠癌切除术，1908 年发表他的警世论文。从此就开始了直肠癌手术治疗的新时代。

1990 年日本高桥孝把直肠癌外科治疗的发展史归纳为 4 个阶段，第一阶段即是上述的从原发病灶的试用外科切除到 1908 年的 Miles 手术问世；第二阶段就是 1908 年的 Miles 手术诞生到 1939 年的 Dixon 术式问世。这就是 Dixon 在病理学家 Dukes 于 1932 年提出的大肠癌病理分期的基础上，1939 年提出高位直肠癌，经腹切除后，将两段端肠管吻合的前切除术，这避免了人工肛门，又为直肠癌的手术开辟了新的途径。

随后又出现经腹骶进行切除吻合的 Kraske 手术（后切除术）以及 Bacon 术式为代表的拖出性手术，以 Parks 为代表的套叠性术式。1970 年以来双吻合器尤其是一次性双吻合器的临床采用，使保留肛门更趋简单、安全。一些肿瘤位置更低的直肠癌患者，也有幸获得了保存肛门功能的根治性切除术。虽然手术方法上有很大的改进、提高、完善，但术后生存率却始终徘徊在 35%～55%。1980 年前后日本开展了保存盆腔植物性神经的直肠癌根治术，这一段时间即谓第三阶段。

第四阶段则是目前提出的对于不同患者而采用不同手术方法的根治术。①缩小性根治术：淋巴结清除范围小，在 D_1 或 D_2 范围之内，或不清除；肠管的切除范围也小，有时只切除病灶，肠管切除一般在肿瘤上下 5cm 之内；肠管周围剥离范围小，有时紧靠肠管进行切除；②标准性根治术：是指 D_3 范围内的剥离切除术；③扩大切除术：是指 D_4 范围内的剥离切除术。

另外，近年来在提高大肠癌的治疗效果研究中，多主张综合性治疗。认为效果较好的是外科治疗加放射性治疗。一旦发现能再次根治性切除的病灶，应及时再次行根治性手术切除。

中国的大肠、肛管恶性肿瘤病的治疗是从清朝末期，外国传教士涌入中国之后，随着一些教会医院的建立，才逐渐发展起来，以前只是我国独特的中医中药治疗方法。1925年由红军在闽西创办的红色医院，开始采用中西结合的方法，一直在不断地研究之中，并取得了巨大的成就。新中国成立前国内有少数几家医院能够进行大肠癌手术，共报道了12例。新中国成立后医疗事业长足发展，大肠癌的研究与临床工作获得显著成绩。自1959年天津全国肿瘤学术座谈会之后，大肠癌学术会议先后在杭州、哈尔滨、苏州、西安等地多次召开，每次会议均取得了可喜成果。1991年颁布了我国大肠癌诊治规范。全国各地医院在大肠、肛管恶性肿瘤治疗方面不断向前发展，积累了大量的临床研究资料，辽宁省肿瘤医院1980—1989年实施了直肠中、下端癌低位切除术209例，其中吻合口距齿线3cm以内者102例（48.2%），无手术死亡，术后吻合口瘘仅6例（2.9%），5年生存率为70.69%。浙江省"大肠癌的流行病学调查研究"，东北诸省"直肠癌扩大根治术的研究"，四川等地"保留盆神经的根治术研究"，北京等地"直肠癌保留肛门括约肌的研究"，皆已达到世界先进水平。中南大学湘雅第二医院对大肠、肛管癌的临床诊治工作中，在飞跃发展"扩大切除"的联合脏器（肝、肾、胆、脾、胃、十二指肠等）的切除与部分切除，尤其是大肠癌肝脏转移中的Ⅰ期或Ⅱ期肝部分切除或肝动脉插管、埋置泵化疗30余例中取得了可喜疗效，无一例死亡，提高了生存率，降低了并发症的发生，以及如何提高直肠癌患者术后生存质量、护理与预防复发等方面做了大量工作。目前我国很注重大肠癌的综合治疗，但多数病例还是优选外科治疗以及围术期辅以化疗和放疗或其他治疗。

二、大肠、肛管癌的病因与发病概况

大肠癌是我国九大常见恶性肿瘤（胃癌、食管癌、肝癌、宫颈癌、肺癌、大肠癌、白血病、鼻咽癌和乳腺癌）之一，在恶性肿瘤致死人群中占5.29%，死亡率为5.49%。肠癌中小肠原发癌少见，绝大多数为原发性大肠癌。发病率在男性占第三位，在女性占第四位。大肠癌死亡率各个国家明显不同。根据世界卫生组织资料，肠癌死亡水平最高的国家为新西兰，亚洲最高的国家为新加坡，我国处于较低水平。

1. 我国大肠癌死亡率　各省、市、自治区也有差别。据戴旭东医师分析，我国大肠癌死亡情况有如下方面值得注意：

（1）大肠癌死亡率的分布地区和胃癌、肝癌、血吸虫病的分布地区呈高度正相关，而与食管癌的地区分布无明显相关性。

（2）我国大肠癌性别年龄组死亡率随年龄增长而变化，其中15～25岁增长最迅速，以后则保持在年龄组间增长为50%左右。各年龄组间男性死亡率均高于女性，总的性别比为1.35∶1。

（3）我国大肠癌35岁以上死亡者占全部肠癌死亡的93.35%，50岁以上死亡者占77.21%，55～74岁死亡者占53.14%。可见大肠癌有半数死于55～74岁。死亡平均年龄为60.8岁，男性略低为59.29岁，女性稍高为61.25岁。

（4）在各年龄组中大肠癌死亡占总癌死亡的比例不同，15～34岁组大肠癌死亡占该年龄组恶性肿瘤死亡的6.66%，居第四位；35～54岁年龄组占4.91%，居第6位；75岁以上年龄组达7.76%，居第3位。青年组和老年组的大肠癌死亡率较高。

（5）大城市大肠癌死亡率明显高于中小城市和农村。大城市死亡率为4.63%，中等城市为3.94%，小城市为3.96%，农村只为3.74%。累积死亡率也有同样倾向。

（6）大肠癌死亡率我国以上海最高为6.21%，其次是浙江6.02%，福建4.84%，江苏4.51%。全国大肠癌死亡率最低的是甘肃1.82%，广西1.74%，西藏1.68%，分别相当于全水平的51%，49%，47%，以东南沿海地区死亡率较高。

虽然我国大肠癌在世界上处于低发地区，但个别地区的发病率或死亡率却和世界高发地区相近或已超过，如浙江嘉善县1978年统计发病率达22.36/10万，1974—1976年调查的大肠病标准化死亡率为22.65/10万，浙江海宁市统计的发病率为17.13/10万，同年上海市统计发病率20.14/10万。

2. 大肠癌发病因素　大肠癌在不同地区发病情况截然不同。大肠癌是仅次于肺癌的男性常见恶性肿瘤，发病率约51.8/10万，每年死亡率达22/10万。大肠癌在美国各地发病情况也有差异，一般北方比南方多。非洲大肠癌非常罕见，曾在非洲不同国家21所医院中统计，一年内仅见到4个患者。

大肠癌发病和许多因素有关，除地区不同外，种族、性别、饮食、生活习惯、生活方式以及环境因素等都有差异。具有一定的病因学意义。而大肠癌的直接病因至今还不清楚。人们借助于流行病学、微生物学、病理学、分子生物学、遗传学、放射医学和免疫学等方法，对这一领域进行了广泛的研究，通过分析地区、种族、性别、年龄、饮食习惯、社会变迁等因素在大肠癌发病中的作用，一般认为和下列因素有关。

（1）大肠癌和高脂饮食的关系：大肠癌的发生和人们饮食中所含的某些成分有关。在流行病学调查中发现大肠癌的发生有明显的地理差异，如北美、西欧、澳大利亚和新西兰等国和地区发病率明显高于亚非拉各国。提出大肠癌发病和经济发展的程度有关，而和种族类别无关的设想，如美国居住的黑人比非洲居住的黑人发病率高，但这一理论不能解释经济发达的日本大肠癌发病率不高的现象。后来许多学者对上述高发人群生活习惯、饮食起居等和低发区人群对比，发现高发区的人均以肉食为主，食物内脂肪含量较多。大肠癌死亡率和整个地区的脂肪消耗量呈正比。动物实验结果也支持这一发现。据此提出大肠癌发生和高脂饮食有关的理论。

大量研究认为高脂饮食：①可提高致癌剂对动物大肠肿瘤的诱发率；②增加肿瘤的恶性度和转移率；③缩短患癌动物的生存期。Pozhairssk提出高脂饮食影响大肠癌发病的机制可能为：①饮食脂肪量决定了大肠中酸性和中性固醇的浓度；②大肠菌可把部分固醇代谢为辅助致癌物或致癌物；③脂肪干扰了机体免疫状态和改变了参与致癌物代谢的酶系统等。

（2）大肠癌的发生和食物中纤维素含量的关系：目前认为食物中的纤维素（主要指不被消化酶水解的碳水化合物，如果胶、木质素、半纤维素和纤维素等）量和大肠癌发病率呈负相关，如高纤维素饮食的非洲人，大肠癌发病率远较低纤维素饮食的美国人为低，纤维素减低大肠癌发病率的机制可能与其物理和化学作用有关。

1）食物中纤维素增多可使结肠内容物增多，能对大肠致癌物起直接稀释作用，降低了肠黏膜接触致癌物的浓度。据测量高纤维素饮食的人，每天粪便量平均为460g，高脂低纤维饮食者仅为115g。

2）高纤维素可刺激肠壁，增加蠕动频率，使粪便在肠道内存留时间缩短，因而可缩短肠黏膜和致癌物的接触时间；低纤维素者，肠蠕动慢而波幅小，排便时间延长，胆汁酸、胆固醇和肠菌作用时间延长，代谢产物增多，同时也延长了致癌物和肠黏膜接触时间，有利于肿瘤的发生。有人测得高纤维素饮食者排便时间平均为14.5h，高脂饮食长达28.4h。

3）Swith证明纤维素可能和二甲肼结合，减低其致癌性，甚至可显著抑制偶氮甲氧烷的致癌作用（Jerrold），植物纤维能降低血清胆固醇和粪便中的胆汁酸含量，蔬菜中植物固醇（β-谷固醇）还能使甲基亚硝基脲的致癌性部分失效，这都对大肠具有保护作用。每天饮食中增加糠麸100g，粪便中胆固醇含量可减少约一半；糠麸还可以和DMA等致癌物结合，减少其致癌性。

4）据研究纤维食物中的木质素经糖苷键裂解、脱甲基和氧化后，可成为一种肠内酯。它能提高巨噬细胞活力，增强机体免疫力。木质素和肠内脂都是抗氧化剂，可抑制肠菌作用下形成致癌物的过程。这可能是纤维素能降低大肠癌发生的机制之一。

近年Garaf认为植物性食物中，能降低大肠癌发生的成分不是多纤维素，而是植物酸（六磷酸肌醇）。植物酸能有效地阻碍氧族物质生成；它能和大量金属，特别是铁形成无反应化合物。已知几种致癌物是通过铁催化类脂的过氧反应起作用的。含铁溶液中加入少于等分子量的植物酸盐，几乎可完全抑制羟基和类脂过氧化物的形成，因此，可起防癌作用。高脂饮食的人，植物酸摄入减少，扩大了铁的来源，因而大肠癌发生率高。

（3）大肠癌与食物中亚硝酸盐含量的关系：亚硝酸胺在食物中含量少，且极不稳定，但其前体二级胺、三级胺及亚硝酸盐等在人类食物中却有一定的含量。它们进入人体后在一定环境中经肠菌作用可还原为亚硝胺，酸性环境更利于这种变化。若有细菌存在即在中性环境中也可形成亚硝胺。亚硝胺在肠菌作用下，可转化为肼类化合物，成为强致癌物。Liginsky认为亚硝酸盐在食物中的含量增多可能和缺钼有关。他发现缺钼的地方，大肠癌发病率高。钼是植物硝酸还原酶的组成成分，此酶在植物体内可使亚硝酸盐转变为硝酸盐。土壤中缺钼，植物中此酶相应缺乏，亚硝酸盐含量就会增多，食入这类植物经肠菌作用可使其中的亚硝酸盐还原为亚硝胺，成为致癌物。

(4) 大肠癌与大肠菌丛的关系：大肠正常菌丛是维持肠道正常功能的重要因素，它起着帮助消化食物（如分解多糖为单糖、氨基酸脱羧脱氨作用等），为机体提供少量的维生素（如维生素 B_1、维生素 B_2、维生素 B_{12} 泛酸、烟酸及维生素 K 等），保持肠道一定的酸性环境，调节肠蠕动等方面的作用。但正常菌丛也产生一些酶（如肠菌酶等）使一些已被结合的致癌物或促癌物游离，对肠癌发生又有一定的促进作用。实验证明二甲肼在常规情况下，对大鼠的诱癌率为93%，在无菌情况下，对大鼠的诱癌率仅为20%，说明肠菌至少是一种诱发癌的促进因素。有人认为有这种作用的细菌可能为厌氧菌，但也有人认为与需氧菌关系更大（Varrgo，1980），各种菌丛不同，肠内可能形成与癌症发生有关的物质种类和量就不相同，发病可能就有差别。

(5) 大肠癌和血吸虫病的关系：临床上血吸虫病患者常伴发大肠癌。在大肠癌标本检查中，也常看到浸润处，有血吸虫卵沉积。我国学者对此进行了不少研究，结论尚不统一。他们从流行病学调查着手发现大肠癌的发病率、死亡率和血吸虫感染率在地理分布上呈正相关。如在地理因素、饮食习惯大致相同的昆山市（血吸虫病流行区）和沙洲县（非血吸虫病流行区）大肠癌平均死亡率分别为13.13/10万和4.69/10万，有显著统计学差异。刘佰齐利用我国1975—1979年人口死亡主因调查资料分析24个有血吸虫病流行的地区，发现大肠癌死亡率和血吸虫病死亡率有平行关系；重流行区的浙江嘉善县大肠癌调查死亡率男女分别为32.33/10万和32.40/10万，是我国大肠癌县级统计的最高地区。在我国消化道常见恶性肿瘤中仅大肠癌和血吸虫病流行在统计学上有相关性，并和血吸虫感染流行的轻重程度有关。在临床研究中发现两者有一定的联系，如并发血吸虫病的大肠癌发生于直肠者较未并发血吸虫病者少，但发生于乙结肠、降结肠、脾曲及横结肠者数倍于直肠，这一特点不符合一般大肠癌的分布倾向，却与血吸虫病灶在大肠的分布特点一致。并发血吸虫病的大肠癌发病年龄较早（平均为38.15岁），大肠息肉的发生机会也较多。上述事实支持在血吸虫感染时大肠癌发病相应增高的结论。但也有人认为两者可能无发病学联系，如实验中先让小白鼠感染血吸虫1个月后，再用MNNG灌肠，诱癌率和对照组相似。

(6) 大肠癌发生中的抑制因素：在实验中发现某些化学物质防癌作用，Metzger用兔做二甲肼诱癌实验时，在饮用水中加用20mg/L消炎痛，可使诱癌率从35%下降至31%（$P<0.05$）。Wattenberg发现二硫龙能抑制二甲肼的致癌作用。Pamukcu报道二硫龙能抑制欧洲蕨类的肠道致癌作用，使肠道肿瘤的发生率减少25%~30%。吲哚美辛和二硫龙的化学防癌作用只有动物实验资料，在人类的作用如何，尚不清楚。

三、大肠癌的年龄、性别、发病部位

1. 年龄和性别　我国大肠癌发病年龄高峰40~60岁，平均年龄45岁，较欧美提早10~15岁；30岁以下的青年大肠癌约占12%，最幼年龄报道为6岁。欧美青年大肠癌多在6%以下，最小年龄为9个月婴儿（Kern1958）（表10-1）。大肠癌男性多于女性，大致为1.5:1。女性患者发病年龄平均较男性稍大。

表10-1　我国大肠癌发病年龄和性别特点

报道人	例数	男	女	男:女	年龄范围	平均年龄	高峰年龄	30岁下（%）
杭州肿瘤医院	1 886	1 109	771	1.40:1	15~82	49.2	40~59 (56.0%)	6.2
文锦	862	519	343	1.50:1	9~81	44.5	30~60 (90.0%)	
苏泳元	753	475	278	1.70:1	16~85	46.4	31~60 (69.0%)	9.46
李凌	500	287	213	1.35:1	18~78		40~60 (55.0%)	13.00
张效儒	111	67	41	1.50:1	17~69	40.1	41~60 (63.0%)	18.3
潘帼利	3 147	1 850	1 297	1.42:1	—	45.0	40~60 (56.5%)	10.1

2. 发病部位　大肠癌左半结肠多于右半结肠，乙状结肠多于其他结肠，直肠多于乙状结肠。大肠癌约46%发生于直肠，结肠癌中肝曲和脾曲癌最少，盲肠和乙结肠癌较多，其他部位发病无明显差别。大肠癌至少有半数可在肛门指诊探及的范围，这是一个有临床意义的特征。

3. 多原发性大肠癌　多原发癌按 Warren 的标准，每个肿瘤都应是恶性并排除原发癌转移的可能性，这一标准已为多数学者所采纳。大肠是全身多原发癌好发部位之一，多原发癌约占大肠癌病例的0.6%～9.1%。按 Warren 标准，Bacon 在 2 100 例大肠癌病例中发现 187 例多原发癌（8.9%），仅发生于大肠者 103 例（55.1%），其中癌分布于直肠者 103 例，乙状结肠 74 例，降结肠 11 例，横结肠 15 例，升结肠 9 例，盲肠 9 例。1 例患者先后有 6 个原发癌，其中 4 个发生于大肠。Warren 本人统计仅发生于结肠的多原发癌占 33%，在尸体解剖中比例更高。国内报道的大肠多原发癌仅累及大肠各段者为 0.53%～4.3%。笔者曾统计 370 例大肠癌，其中多原发癌占 1.35%。由于大肠多原发癌较多见，故手术前与手术时要予以注意防止漏诊。

（刘利荣）

第二节　结肠癌

一、概述

结肠的范围在临床上包括从盲肠开始至乙状结肠末端，在这一范围内的肿瘤，统称结肠癌。通常包括盲肠癌、右半结肠癌、横结肠癌、左半结肠癌、乙状结肠癌。结肠癌是消化道中常见的恶性肿瘤。结肠的部位不同，其解剖生理特性也有所不同。右半结肠的特点：①盲肠及升结肠的蠕动较小，较密，粪便在右半结肠呈稀糊状；②肠壁较薄，肠腔较大，故右半结肠发生梗死的比例较少，约 17.4%；③血液循环与淋巴组织丰富，吸收能力强，因而造成全身中毒症状较其他部位大肠、肛管癌明显严重。左半结肠的特点：①粪便由糊状变成半固体或固体状；②肠腔较右半结肠狭窄，故而发生肠梗阻；③距肛门距离近。

二、临床表现

结肠癌主要有下列几组症状：

1. 排便习惯与粪便形状的改变　常为最早出现的症状。改变了平时正常的排便时间与次数的习惯，多表现为排便次数增加、腹泻、便秘，粪便中带血、脓或黏液。

（1）血便：结肠癌血便主要是由于炎症、血运障碍与机械刺激等因素引起，导致癌灶表面黏膜发生糜烂、溃破，甚至癌灶本身破裂出血。几乎所有患者均主诉血便。在癌肿局部出血的早期，出血量较少，肉眼不易发现，仅大便隐血试验为阳性。出血量大时，血便则肉眼可见。直肠肛管癌出血属下消化道出血，血便呈暗红色或鲜红色；位于右半结肠或更靠近回盲部的癌灶，出血在肠腔内停留时间较长，亦可表现出黑便或柏油便，常被患者所忽视，因时间较长，故表现出慢性贫血状态，全身乏力与消瘦。出血量的多少与癌肿大小不成正比关系，血便亦非癌肿所特有，应与许多疾病鉴别，肠结核、克罗恩病、溃疡性结肠炎、痔疮、肛瘘等。

（2）黏液血便或脓血便：由于大肠肛管癌所处的特殊部位与环境，几乎所有患者粪便中都混有脓液与黏液，形成黏液血便与脓血便。尤其绒毛状腺癌分泌大量黏液，有明显的黏液便。溃疡型大肠癌由于溃疡常伴有继发感染，故常出现脓血便或黏液便。右半结肠癌所分泌的黏液，由于肠蠕动细弱而频繁，使黏液与糊状粪便均匀混合，肉眼难于所见；而左半结肠癌粪便基本成形，黏液与粪便不相混合，易被发现。上海肿瘤医院的资料统计表明，右半结肠癌伴黏液便占 8.6%，而左半结肠癌占 40.5%。

（3）排便习惯改变：结肠癌患者往往改变了既往的排便习惯，表现出便秘、便稀、排便次数较多，以及里急后重感。排便习惯的改变主要是由于癌肿本身对肠道的刺激，以及癌肿继发感染，局部渗出或黏液的分泌增多，而引起肠道功能紊乱所致。临床上主要表现出便稀或便秘，有时便稀与便秘交替出现。一般是便稀出现在前，便秘出现在后，因便秘大多是由于急或慢性肠梗阻所引起的较晚期表现。上述表现以左半结肠以下部位肿瘤患者居多，愈靠近大肠远端的症状愈明显，尤其是便稀与大便次数增多，有时一天可达数十次并伴有里急后重与排便不尽的感觉。

2. 腹痛　这是早期症状之一，腹痛发生率为60%~81%。常为定位不确切的持续性隐痛，或仅为腹部不适或腹胀感。出现肠梗阻时则腹痛加重或为阵发性绞痛。腹痛主要是由于：①癌灶局部侵犯，尤其达黏膜下层以及肌层时，疼痛的程度与频率随癌灶侵犯的深度而增加；②腹痛可因癌灶刺激肠道而引起；③癌肿透过肠壁引起周围炎症，以及与腹膜或周围脏器粘连造成牵引痛；④癌肿引起肠梗阻时发生阵发性腹痛；⑤癌肿引起肠穿孔时发生急性腹膜炎而出现腹膜刺激征。

3. 腹部肿块　多为癌肿本身，有时可能为梗阻近侧肠腔内的积粪。肿块大多坚硬，呈结节状。如为横结肠和乙状结肠癌，可有一定活动度。而癌灶在升结肠、结肠肝曲或脾曲时，则肿块的活动度较小。如癌肿穿透并发感染时，肿块固定且有明显压痛。腹部包块是结肠癌的主要表现之一，其发生率在右半结肠癌中占就诊患者的79%，在左半结肠癌中占20%~40%。

4. 肠梗阻症状　一般属结肠癌的晚期症状，多表现为慢性低位不完全性肠梗阻，主要表现是腹胀和便秘，腹部胀痛或阵发性绞痛。当发生完全梗阻时，症状加剧。左侧结肠癌发生的概率较右侧结肠癌为高，甚至有时以急性完全性肠梗阻为首先出现的症状。上海肿瘤医院报告226例患者中，左半结肠癌肠梗阻发生率为31.5%；右半结肠癌占17.4%。而在结肠梗阻的患者中，经手术证实有20%~55%为结肠癌所致。在急性肠梗阻患者中，国外报道1%~3%为结肠癌所致。因此当患者，尤其是老年人，出现阵发性腹痛、腹胀、排便排气停止、呕吐、肠鸣音亢进等下消化道梗阻的临床表现时，应考虑到结肠癌的可能性。

5. 急性弥漫性腹膜炎　一般属于结肠癌的晚期并发症，结肠癌并发肠穿孔而致急性弥漫性腹膜炎者占结肠癌患者的6%左右。在肠穿孔发生前常伴有不同程度的低位肠梗阻表现，在此基础上患者突然出现腹部剧痛、发热、腹部压痛与反跳痛等腹膜刺激征，并发全身中毒症状者，应考虑结肠癌并发急性肠穿孔之可能性。

6. 全身症状　由于慢性失血、癌肿溃烂、感染、毒素吸收等，患者可出现贫血、消瘦、乏力、低热等恶病质表现。

病情晚期可出现肝大、黄疸、水肿、腹腔积液、直肠前陷窝肿块、锁骨上淋巴结肿大及恶病质等。

由于癌肿病理类型和部位的不同，临床表现也有区别。一般右侧结肠癌以全身症状、贫血、腹部肿块为主要表现，左侧结肠癌则以肠梗阻、便秘、腹泻、便血等症状为显著。

三、诊断

结肠癌早期症状多不明显，易被忽视。凡中年以上有下列表现而又原因不明者，应警惕有结肠癌的可能：①近期内出现排便习惯改变或持续性腹部不适、隐痛或腹胀；②粪便带血、脓或黏液；③进行性贫血和体重减轻、乏力等；④腹部肿块。对可疑患者应采取下列措施进一步检查。对怀疑为乙状结肠癌时，可用乙状结肠镜检查，其他部位的结肠癌可行X线钡剂灌肠或气钡双重对比造影检查，以及纤维结肠镜检查，不难明确诊断。B型超声和CT扫描检查对了解腹部肿块和肿大淋巴结，发现肝内有无转移等均有帮助。血清癌胚抗原（CEA）值约60%的结肠癌患者高于正常，但特异性不高，用于手术后判断预后和复发，有一定帮助。

四、治疗

早期发现，切除为主，综合疗法。

1. 结肠癌根治性手术　它的切除范围须包括癌肿所在的肠襻及其系膜和区域淋巴结。

（1）右半结肠切除术：适用于盲肠、升结肠、结肠肝曲的癌肿。对于盲肠和升结肠癌，切除范围包括右半横结肠、升结肠、盲肠，包括长15~20cm的回肠末段（图10-1），做回肠与横结肠端端或端侧吻合。对于结肠肝曲的癌肿，除上述范围外，须切除横结肠和胃网膜右动脉组的淋巴结。

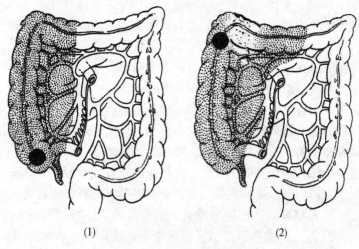

图 10-1　右半结肠切除范围

（2）横结肠切除术（图 10-2）：适用于横结肠癌。切除包括肝曲和脾曲的整个横结肠，包括胃结肠韧带的淋巴结组，行升结肠和降结肠端端吻合。倘若因两端张力大而不能吻合，对偏右侧的横结肠癌可切除升结肠、盲肠，然后做回肠与降结肠吻合。对偏左侧的横结肠癌，则可切除降结肠，行升结肠、乙状结肠吻合术。

（3）左半结肠切除术：适用于结肠脾曲和降结肠癌。切除范围包括横结肠左半，降结肠，并根据降结肠癌位置的高低切除部分或全部乙状结肠（图 10-3）。然后做结肠间或结肠与直肠端端吻合术。

（4）乙状结肠癌的根治切除术：要根据乙状结肠的长短和癌肿所在的部位，分别采用切除整个乙状结肠和全部降结肠，或切除整个乙状结肠、部分降结肠和部分直肠，做结肠直肠吻合术（图 10-4）。

在结肠癌手术切除的具体操作中，首先要将肿瘤所在的肠管远近端用纱布条扎紧，以防止癌细胞在肠腔内扩散、种植。随即结扎相应的血管，以防止癌细胞血行转移，然后再进行肠管切除。

结肠手术的术前准备十分重要，常用的是口服肠道抗生素，泻药以及多次灌肠的方法。

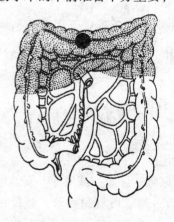 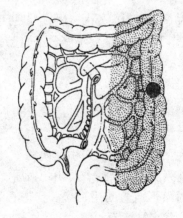 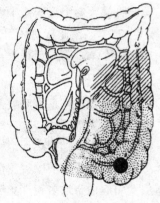

图 10-2　横结肠切除范围　　图 10-3　左半结肠切除范围　　图 10-4　乙状结肠切除范围

2. 结肠癌的综合治疗　外科手术切除一直是治疗结肠癌的主要手段，虽然现代外科手术有长足发展，尽管手术切除率及根治性切除率不断提高，但部分患者就诊时失去彻底治愈的机会，即使能施行根治性切除，其中还会有部分患者复发或转移。单纯依靠外科手术提高治愈率已相当困难，因此广大的医务人员已开始向综合治疗迈进，多学科合作治疗结肠癌是治疗癌肿的趋势。

（1）化学药物治疗：结肠癌围术期辅助化疗，目前受到十分重视，每种化疗药物有不同的用药方案，如 MF 方案、MeF 方案、FP 方案、MCF 方案、FAM 方案、MFC 方案以及 FMVM 方案等。每种化疗药物均有毒性反应，要严格掌握指征，期待着有对结肠癌更有效、毒性反应低的药物出现。

(2) 免疫治疗：包括防御、平衡、监视三大功能。肿瘤免疫是人体免疫系统对肿瘤的识别、排除、耐受等性能的总称。机体抗肿瘤的免疫效应机制十分复杂，包括体液免疫及细胞免疫：①抗体的抗瘤效应，对防止肿瘤转移有一定作用；②T细胞的抗瘤作用，直接杀伤肿瘤细胞；③NK细胞的抗瘤作用具有抗肿瘤效应，具有吞噬而杀灭体内癌细胞的功能；④吞噬细胞抗瘤作用；⑤细胞因子的抗瘤作用，它包括 IL、IFN、TNF 与 MAF 等，这些因子可杀伤肿瘤细胞。

肿瘤的免疫治疗就是采用各种方法，包括主动的或被动的，特异性的或非特异性的方法，还有过继免疫，基因治疗等，用以提高人体免疫系统的功能，调动人体免疫防御系统，以及调动人体免疫监视系统的作用，以达到遏制肿瘤生长，破坏以至削减肿瘤细胞的目的。

免疫治疗肿瘤将是今后综合治疗肿瘤中一种不可缺少的新方法。但在临床研究与应用中仍存在许多问题，有待进一步研究解决，而随着医学事业的发展，将能够得到圆满的解决。

(3) 中医中药治疗：中医依据辨证施治的原则，正确处理整体与局部的辨证关系，按轻重缓急灵活变通，常采用不同的治疗方法，清热解毒、活血化瘀、扶正固本、以毒攻毒、软坚散结、化痰利湿等。中药在结肠癌的治疗中有许多特色：①某些中药确有抑癌作用，但作用弱而缓和；②能改善症状，提高生存质量；③药物本身不良反应较轻；④能辅助或增强其他治疗方法（化疗、放疗等）的作用。总之中医中药是祖国医学的宝库，在不断的开发和提高，在肿瘤的防治工作中起到很大的作用。

(4) 其他疗法：①放疗：是用电离辐射（X 线、γ 射线、电子线或中子线等）治疗恶性肿瘤的方法。在结肠癌的治疗中较少采用，作为手术综合治疗的一种辅助方法；②生物治疗：在肿瘤治疗中有一定作用，对体内临床形式存在的肿瘤细胞可起到杀伤作用。

其他的加热治疗：冷冻治疗、激光治疗等在直肠癌的治疗中已开始运用。

（刘利荣）

第三节　直肠、肛管癌

一、直肠癌

直肠、肛管癌在整个大肠癌中占 60%～70%。在直肠、肛管癌中腹膜反折以下的直肠是癌肿的好发部位，约占 75%。因此从总体而言，约有半数大肠癌位于直肠指检可触及范围之内。有关直肠癌的病因、病理等均在本章第一节提及。

（一）临床表现

便血和排便习惯改变是直肠癌最早出现及最常见的症状。80%～90%的直肠癌可有便血，血液呈鲜红或暗红色，混有黏液或脓液，有时可见脱落的坏死组织。由于癌肿的刺激，早期患者可出现排便次数增多，有排便不尽感，随着病灶增大，阻塞出口，可引起便秘、大便变细变形、腹胀等症。

男性患者当癌肿穿透前壁侵犯前列腺或膀胱时，可出现血尿、尿频、尿急、尿痛等。女性患者则可浸润阴道后壁引起白带增多，严重时可形成直肠阴道瘘。穿透直肠后侧壁可侵犯盆壁、骶骨和骶神经丛，可致骶尾疼痛、坠胀感，这种症状多持续而顽固。

（二）诊断

本病的诊断并不十分困难，约 75% 以上的患者仅通过简单的直肠指检就能发现病灶。但直肠癌的误诊率却很高，其主要原因是医生忽视了直肠指检。基于直肠癌属于常见的消化道恶性肿瘤，但又极易误诊，临床医师应对每一个具有便血、直肠刺激症状或排便习惯改变者常规做直肠指检和乙状结肠镜检查，及早发现病变。

1. 指检　如下所述。

(1) 体位：一般采用胸膝位或截石位，体质虚弱者用左侧卧位。这些体位可触及距肛门 7～8cm 的病变。必要时采用蹲位，可扪及 10～12cm 以内的直肠病变。

(2) 视诊：观察肛门有无畸形，有无肿块脱出，皮肤有无结节、溃疡、红肿、瘘管等情况。

(3) 进指：手指指套上涂足润滑油，用示指轻轻揉肛门以使肛门括约肌松弛，在患者肛门放松状态下使手指轻轻进入肛门，并尽量进入最深处。

(4) 了解直肠肛管黏膜：进指后依次检查直肠肛管四周壁，并逐渐退指。注意有无结节、溃疡、僵硬、肿块及触痛。

(5) 肿块触诊：如触及肿块，应了解肿块大小、质地、活动度、表面情况、在肠壁上的所占方位、距肛门的距离等情况。如因肿瘤致直肠肛管狭窄，手指不能通过时不应强行突破。一般来说，来自直肠外的肿块，其表面黏膜较光滑，这是区别直肠肿瘤和直肠外肿瘤的重要特征。同时应注意鉴别正常的组织器官如子宫颈、前列腺等。

(6) 退指：退指应检查指套有无脓血、坏死组织。

通过肛诊做脱落细胞检查是简单易行的诊断方法。对有可疑病变者，可常规行此检查。方法是在指检完毕后，将指套上的粪便或脓血、黏液直接涂在玻璃片上做细胞学检查，阳性率可在80%以上。

2. 乙状结肠镜检查 对直肠指检未能触及肿块，而有可疑临床症状者或不能排除肿瘤者，必须进一步做乙状结肠镜检查。对直肠癌来说，一般硬质乙状结肠镜已足够，在镜下可直接看到病变的大体形态，并借以取得活组织标本。

纤维结肠镜及气钡灌肠对比造影有助于了解和排除大肠的多发癌灶，后者对直肠癌诊断无甚价值，钡灌肠的X线表现不仅无法显示直肠病变，反而易让人们产生无病变的错觉。

3. B超检查 对发现直肠肿瘤的病例，可进一步做直肠腔内B超，这是一项近年发展起来的无创检查，其优点可判断直肠癌的浸润深度及范围，同时对淋巴结是否有转移也有一定价值。肝脏B超尤为重要，以防直肠癌肝转移的漏诊。

4. 病理学检查 由于直肠癌手术常涉及改道问题，影响患者生存质量，为避免误诊误治，术前或术中一定要取得病理学检查的结果，以指导治疗。绝对不要轻易挖除肛门。

5. CT检查 CT对直肠癌早期诊断无甚价值，目前主要用于诊断直肠癌术后复发。对施行Miles术式患者，术后3个月常规行盆腔CT检查一次，作为以后随访的对照，以后如有症状或复查，再做盆腔CT与术后3个月CT片对比，这样比较容易发现骶前复发灶。

6. 癌胚抗原测定 癌胚抗原（CEA）测定已普遍开展，一般认为对评价治疗效果和预后有价值，连续测定血清CEA可用于观察手术或化学治疗效果。手术或化学治疗后CEA明显降低，表示治疗效果良好。如手术不彻底或化学治疗无效，血清CEA常维持在高水平。如手术后CEA下降至正常复又升高，常提示肿瘤复发。

7. 直肠中下段黏膜外肿块的诊断与鉴别诊断 在肛肠科诊疗过程中，通过指检发现直肠黏膜外肿块是比较常见的事。由于黏膜外肿块不像直肠癌那样直观，良恶性一时也难于鉴别，因此常易误诊。直肠黏膜外肿块其起源复杂，可来自于黏膜外肠壁组织或肠外组织。根据病变性质这些肿块可分为三类：①良性肿瘤，如平滑肌瘤、纤维瘤、脂肪瘤；②恶性肿瘤（包括原发和转移），如平滑肌肉瘤、恶性淋巴瘤、畸胎瘤、胃癌种植转移等；③炎性肿块或其他良性增生，如痔疮注射治疗后组织反应性增生或机化，结核，性病性肉芽肿等。

以直肠黏膜外肿块为首发症状者较少，多数是以直肠会阴部症状而发现的，这些症状与直肠癌症状又极为相似，所以如果是单纯凭指检结果往往与直肠癌相混淆，尤其是肿瘤突破直肠黏膜者。全面的询问病史，对诊断有一定帮助，腔内B超可确定肿块大小及范围，对判别肿块来源也有帮助。对于较大的肿块或来自骶骨的肿瘤，CT或MRI可了解肿瘤的占位情况及破坏情况。有一部分肿瘤来自于胃肠肿瘤的转移，应注意寻找原发病灶，如胃镜、钡餐等。肿块活检是唯一的确诊手段，活检应在良好的麻醉下进行，松弛肛门括约肌，切开黏膜层，在明视下切取肿块组织。一次活检失败后可多次重复，多数病例可获得确诊。

（三）治疗

外科医师在术前与术中一定要注意：①严格的肠道准备，因为手术创伤大，部位深，污染重感染机会多；②正确的术式选择，因为直肠癌的术式很多，要根据患者的全身情况与局部病变等因素，综合考虑选择一种最适合的术式，一定要尽量达到根治的目的；③直肠癌若发生梗阻时，要正确地选择是急诊手术还是择期手术，要尽量将急诊手术变为择期手术；④手术中要严格掌握"无菌"与"无瘤"的原则，手术操作要按正规程序进行；⑤手术中要仔细检查，注意大肠的多原发癌特点，及远处转移；⑥手术中要防止意外损伤与大出血的发生；⑦手术中要正确地掌握直肠癌的根治范围；⑧对肝转移的处理，笔者在临床上经常遇到这样的情况，是Ⅰ期处理还是Ⅱ期处理，这不仅要根据患者的全身与局部情况决定，还一定要重视患者与家属的意见才能决定。处理的方法：肝转移灶局部切除、肝部分切除、栓塞或介入埋泵等根据具体情况来决定。

1. 手术治疗的方式 手术治疗是直肠癌获得根治的唯一方法。目前常用于直肠癌的手术方式有以下几种。

（1）腹会阴直肠癌联合切除术（adbominoperineal resection）：即 A-P 切除术，又称 Miles 手术。这是治疗直肠癌的经典术式。1908 年 Miles 首先详细描述了这种手术的操作过程，手术要求将肛门、肛管、直肠及其周围的提肛肌和脂肪组织及部分乙状结肠予以切除，还要切除盆腔内结直肠系膜以及系膜内的淋巴组织、盆底腹膜等，并须做永久性乙状结肠造口以使粪便改道。现在人们所做的 Miles 手术已在诸多方面有别于 Miles 本人所做的手术，在诸多方面有所改良，这主要表现在：①适应证的改变，许多病例已由后来的一些保肛手术所替代，此种改变的理论基础是对直肠癌淋巴转移规律和逆行直肠壁内扩散的认识；②骶前间隙及会阴部伤口的处理，Miles 只用敷料填充伤口，任其开放等待二期愈合，而现在一般将会阴部伤口一期缝合，骶前间隙内放置胶管引流；③淋巴结廓清范围的扩大及相应的自主神经保留的功能性扩大淋巴结廓清；④与 Miles 手术相结合的联合盆腔内脏器切除；⑤腹壁造口技术，在这方面有了许多的研究和改进。

（2）低位前切除术（Dixon 手术）：是 Dixon 于 1939 年倡导的保肛手术。手术时将直肠病变根治性切除后做乙状结肠与直肠的端端吻合，该术式最突出的优点是符合生理要求，最大缺点是吻合操作较为困难，尤其是肥胖、骨盆狭小等不利因素时。其指征一般限于距肛缘 7～8cm 以上的直肠癌或其他恶性肿瘤，在使用吻合器的条件下，可使距肛缘 4～5cm 以上的直肠癌获得切除并完成低位或超低位吻合。有学者认为保生命是第一位的，若施行 Dixon 手术只是为了保肛，不能到达根治的目的，则应寻求其他的术式。

（3）结肠经肛管拖出术（Bacon 手术）：这种手术由 Babcock（1932）首创，后由 Bacon（1945）推广，现在进行的多为改良的 Bacon 手术。适应于距肛缘 6～10cm 的直肠癌。如乙状结肠系膜太短，切除肿瘤后无足够长度将结肠拖出肛门，或游离直肠和乙状结肠后血供不良，则不适宜做这种手术。腹部操作基本同 Dixon 手术，会阴部操作是经肛在齿线上方切断直肠，将乙状结肠从肛门拉下固定于肛门。10～14 天后切除肛门外多余结肠，这种手术由于操作比较烦琐，目前多由 Dixon 手术取代。

（4）经腹直肠切除结肠肛管吻合术（Parks 手术）：又称为肛管袖套内结肠肛管吻合术，Parks 于 1972 年提出这一手术方法，他在 Bacon 手术的基础上进行了改良，要求同时保留了肛门内外括约肌。这要求保留一定长度的直肠，并将保留之直肠残端黏膜自齿线上剥除（仅保留内括约肌），然后将结肠自保留之肛管袖套内拖出与肛管行单层缝合。这一手术方法适用于距肛缘 5～7cm 以上的直肠癌，癌肿远侧直肠切除不少于 2cm。经过长期观察，Parks 手术的长期效果是良好的，其 5 年生存率与术后复发率均与 Dixon 手术差不多。但并发症较多，处理困难。

（5）直肠切除乙状结肠造口术（Hartmann 手术）：经腹将直肠癌病灶切除后，将远侧直肠残端关闭，并将乙状结肠造口于左下腹部。适用于直肠肿瘤姑息性切除术后或病灶切除后的全身或局部情况不允许行结肠直肠吻合的病例。经过观察，如果患者生存超过 2 年以上而无复发征象者，还可考虑行结肠直肠吻合，消除造口以改善生存质量。

（6）其他：除了以上几种比较常用的术式之外，还有一些术式可供选择：①经肛门直肠肿瘤局部切除术；②后盆腔清除术；③全盆腔清除术；④经骶尾直肠肿瘤局部切除术；⑤经腹骶直肠切除；⑥经耻骨径路直肠癌低位切除术；⑦腹会阴切除、肛门成形术；⑧腹会阴切除、原位肛门重建术；⑨腹腔镜下直肠癌切除术；⑩姑息性手术：如乙状结肠造口，姑息性局部切除等。这些术式各有其相应的指征，可根据病情需要、医者技术而选择。

2. 手术方式的选择　直肠癌手术所面临的关键问题仍是保肛问题，众多的术式也是围绕此问题而产生。如何根据病情选用好最适宜的术式，使患者达到既根治了疾病又有良好生活质量，则是专科医师面临的抉择。

（1）直肠的外科分段与术式选择：直肠解剖学上的上中下段分界尚无统一标准，多数学者认为肛管约3.5cm，3.5~8.0cm为下段，8.0~12.0cm为中段，12.0~16.0cm为上段。尽管直肠的长度相对恒定，但个体之间仍有较大差异，因此规定这样一个国际公认的标准似乎不切实际。而从外科学角度提出直肠的外科分段应该更符合实际需要，有人认为其分段的大致标准是：肛管—齿状线以下到肛缘的距离，为2.0~3.0cm；直肠下段—距肛缘6.0cm以下；直肠中段—距肛缘6.0~8.0cm范围内的直肠，上界为腹膜反折水平以下；直肠上段—距肛缘8.0cm以上的直肠，即腹膜反折水平以上的直肠。

根据这样的直肠分段标准，在单一考虑肿瘤所在部位因素的情况下，术式选择宜遵循：①直肠上段癌原则上都可选做直肠前切除术，但对癌肿已侵透肠壁向周围浸润者，为了切除的彻底性，可考虑行Hartmann手术或Miles手术等术式；②直肠中段癌，腹膜反折以下的癌肿，在直肠得以从盆底充分游离后，并保证肿瘤远侧肠管能被足够切除（一般为2~3cm）的情况下，肛提肌以上残留的直肠长度是决定手术方式的重要因素。残留直肠大于2cm者考虑做Dixon手术，小于2cm者可用吻合器做超低吻合术或Bacon手术或Parks手术；紧贴肛提肌者做Miles手术；③直肠下段癌主要采用Miles手术，近年来对早期病例也行局部切除。

（2）肿瘤病变特点与术式选择：①当癌肿已侵犯肛管直肠环时，Miles手术是唯一可供选择的术式；②当癌肿位于直肠前壁，侵犯女性阴道或子宫者可选做后盆腔清除术；侵犯男性前列腺或膀胱而无其他组织结构受累可做全盆腔清除术；③病灶位于腹膜反折线以下，局限于黏膜或黏膜下层，分化程度高，肿瘤直径<3cm者，可做经肛门或经骶或经会阴局部肿瘤切除术；④对原发病灶能切除伴有孤立可切除性转移灶者，可争取一期切除原发灶和转移灶；对转移灶不能切除者，宜将原发灶切除，术后给予其他辅助治疗；⑤癌肿局部浸润、固定，经分离后虽能切除，但对局部切除的彻底性有怀疑，估计局部复发的可能性较大，而肛提肌又可保留者，可选用Hartmann手术，局部标上银夹，术后辅以放射治疗。2年后如局部无复发，而患者有恢复肠道连续性的要求，可再次剖腹探查，如确无异常情况，可行结肠直肠吻合术；⑥癌肿局部浸润、固定，分离切除困难而又无远处转移，可先做乙状结肠襻式造口，同时经直上动脉插管做区域性化学治疗或做放射治疗，如治疗后肿瘤缩小，则可考虑做二期肿瘤切除。如肿瘤变化不大或进一步发展，则继续保持乙状结肠造口状态，以防止梗阻；⑦癌肿浸润、固定，伴有远处转移或腹腔内广泛播散，宜做横结肠襻式造口，防止梗阻。

笔者根据以上的原则，对某些病例采用了下列的选择：①为了改善患者生存后的生活质量，对12例直肠中下段癌并肝转移患者，因原发灶能切除，而肝脏转移灶又不能切除时，而采用了Dixon手术；②对19例直肠癌并肝转移患者，因原发灶能切除，而对肝脏的转移灶采用了Ⅰ期手术的不同方式处理：8例行肝叶切除、4例行肝肿瘤局部切除、7例行肝动脉结扎、栓塞、化疗，均取得良好效果。

（3）患者特点与术式选择：①某些高龄或有重要脏器功能障碍者，无法耐受经腹部的直肠切除术，肿瘤≤3cm时可做经肛肿瘤局部切除，手术前、后应加做放射治疗。晚期有梗阻者作为姑息处理，用电灼、液氮冷冻或激光部分去除肿瘤组织以疏通肠道；②患者心理状态：这主要涉及保肛问题，原则上应在最大可能达到治愈的前提下才考虑患者的生存质量。但如患者一味追求保肛，就要考虑患者的意见，在有可能牺牲根治的情况下保留肛门。然而这种做法应是在患者具有强烈书面要求的情况下作为不得已的选择；③患者的经济情况：如患者仅有勉强进行手术治疗的经济条件，而无法保证后续的综合治疗，手术则以根治性切除为主；④患者的肥胖程度和盆腔大小：有些病例尽管直肠肿瘤位置不很低，但如果患者肥胖或骨盆狭窄，使得做结肠直肠手术吻合十分困难，这样很难保证吻口严密性，在无吻合器的情况下不妨改行其他术式。

（4）双吻合技术的应用：自20世纪70年代始管状吻合器在我国逐渐得到应用。吻合器的问世尽管解决了手工缝合的困难，但由于在盆腔深部进行直肠残端的荷包缝合仍十分困难，即使后来有了荷包缝合器，也未真正解决超低位吻合问题。双吻合器的出现则改变了这种困境，使得结直肠低位或超低位吻合变得容易而从容，从而使原本切除后无法进行对端吻合的病例完成了低位或超低位吻合，不但提高了保肛率，而且吻合口漏的发生率有了显著降低。目前结直肠双吻合器吻合和结肠 J 形袋肛管吻合已成为当前保肛手术中两个主要术式。

上海瑞金医院报告了 183 例直肠癌手术，其中 124 例为低位直肠癌，占同期直肠癌的 71.26%，其中有 61 例属超低位前切除术（即吻合口距肛缘≤3cm），占全部直肠癌病例的 35.06%。全组吻合口漏发生率为 4.03%，局部复发率为 6.45%。中南大学湘雅二医院外科自 1998 年以来采用双吻合器为低位直肠癌患者行低位前切除术大约 220 余例，吻合口最低者距肛缘仅 3cm，除了在短期内排便功能有一定影响外，3 例发生吻合口漏。为了确保疗效，选择病例时以病变属早、中期为好（Dukes A 和 B 期），中晚期病例酌情选用，但要求术前、术后采用综合治疗。

有资料显示，双吻合器吻合术后排便功能优于 Park 手术，一般认为在距肛缘 6~7cm 以上的吻合，其功能良好；在距肛门 5cm 的吻合口常有排便功能不良，特别是吻合口距肛缘仅 3cm 者症状更重，这主要表现为排便次数增多、里急后重。但这种排便功能不良随着时间的推移一般均可恢复，一般不超过一年。近年国外为了改善术后的排便功能，有学者将结肠 J 袋肛管吻合术取代结肠肛管直接吻合术，资料表明结肠 J 袋肛管吻合术后的控便功能至少在术后 1~2 年内明显优于结肠肛管直接吻合术，但长远来说两者差异并不明显。应用吻合器吻合的病例其吻合口狭窄的发生率高于手工吻合，因此要求吻合器管径宜在 33mm 左右。

（5）直肠癌的局部切除：直肠癌局部切除术实际上也是保肛手术。由于手术创伤小，恢复快，它在低位直肠癌中的应用有所增多，然而这种手术只切除了肿瘤和邻近有限的正常组织，作为根治性手术，它的适用范围有限，仅适用于黏膜或黏膜下层、癌肿≤3cm、低恶性或中等恶性、隆起型、早期低位的直肠癌，临床检查及腔内 B 超扫描需无可疑的肿大淋巴结。对于某些癌肿已浸润或穿透肌层，但患者年迈、体弱，伴心、肺、肝、肾等功能不全，不能耐受剖腹手术的患者，可选做姑息性局部切除术，术后辅以放疗和化疗。严格选择病例是手术取得成功的保证。肌层受侵或高度恶性癌肿原则上是不宜采用局部切除术治疗的。笔者认为直肠癌局部切除，必须严格遵守上述原则，选择合适的病例，同时要与患者及其家属反复交代局部复发率高，术后要进行正规的化疗与放疗。笔者已行直肠癌局部切除 20 余例，其中 5 例在 1~2 年内复发而行 Mile 手术，两例术后两个月，患者及家属坚决要求改行 Mile 手术。

局部切除术的另一个进展就是经肛门内窥镜微创手术（Transanal Endoscopic Microsurgery, TEM），这使原来限于低位直肠癌的局部切除术扩展到直肠上段，甚至乙状结肠。Buess 等在总结他们 113 例直、乙状结肠癌采用 TEM 的结果时指出，虽无手术死亡，但术后发生严重并发症须再次手术者 8 例，占 7%。因此他们强调局部切除术不应超越黏膜下病变。

（6）腹腔镜直肠癌切除术：腹腔镜手术是一种微创伤手术技术，它具有创伤小，安全性高，并发症少，康复快，住院时间短等优点，近年来越来越多被应用到直肠癌手术。既往所担心的是能否达到根治要求和开窗部位复发问题，随着技术的熟练与同开腹手术相差无几，在淋巴结清除数目上亦无差异。最近的一些报道已无开窗部位复发。为了保证腹腔镜直肠切除术的疗效，应遵循下列原则：①初起时应固定一组人员操作，以便较快地掌握手术要点，有利于降低手术死亡率和并发症发生率；②严格选择病例，目前仅适用于良性病变、早期癌肿和局限于肠壁的癌肿，并要求体型不胖者；③手术如感困难，应及时中转剖腹，切勿犹豫以免发生并发症及意外。

3. 根治性切除的新认识　如下所述。

（1）直肠系膜全切除：直肠癌根治性切除的范围应包括癌肿和其两端足够长度的肠段及其系膜、血管和引流淋巴结，以及受侵的邻近组织。1986 年 Heald 等首先报道并强调直肠系膜全切除（Total Mesorectal Excision, TME）在直肠根治性切除术中的重要性，但并未引起人们的重视。1992 年他们报道一组 152 例直肠癌按直肠系膜全切除的要求行根治性切除术，结果显示其中 42 例肿瘤远切端≤1cm 的病例中，术后未见复发；另 110 例远切端 >1cm 组中术后 4 例复发（3.6%），全组局部复发率为 2.6%，创造出大组病例复发率最低的纪录。他们再次指出直肠系膜全切除是降低局部复发的重要因素。在解剖学上认为直肠是没有系膜的，而 Heald 等提出的直肠系膜全切除究竟指的是什么呢？实际上是指由盆筋膜脏层包裹的直肠背侧的脂肪、血管和淋巴组织。直肠系膜全切除的手术要求是在直视下在骶前间隙中进行锐性分离，保持包裹直肠系膜的盆筋膜脏层的完整无损，以防癌细胞播散、种植和残留。他们指出即使直肠系膜内无淋巴结转移，亦常隐藏着腺癌细胞巢。以往人们采用钝性分离，不但直肠系膜切除不全，而且可引起癌细胞的播散和残留，可能这就是导致直肠癌根治术后局部复发率居高不低的主要原因。为了保证直肠系膜内转移的癌细胞被彻底清除，对行保肛手术的病例，肿瘤远端的直肠系膜切除应不少于 5cm。按照这一原则，Aitken 报道了 64 例直肠根治性切除术，其中 52 例为低位前切除，12 例为腹会阴联合切除，平均随访 33 个月，结果并无 1 例单纯局部复发。Carvalho 等报道了 51 例直肠切除术，其中 46 例为根治性切除，平均随访 19.9 个月，仅 1 例（1.9%）局部复发。Wibe 等比较了 1978—1982 年间未采用 TME 时直肠癌根治性切除术后的局部复发率为 35%，而 1993—1996 年间 109 例，按 TME 原则手术后的局部复发率为 6.6%，两组差异有显著性。这些资料说明直肠系膜全切除对提高手术疗效、降低局部复发率的重要意义。Hida 等认为切除远端直肠系膜 5cm 是完全必要的。直肠系膜全切除原本是属于直肠癌根治性切除的范围，只是现在才认识到它在根治性切除中的重要性。因此，作为直肠根治性切除，不论保肛手术或腹会阴切除术，都应按照直肠系膜全切除的操作原则来进行手术。除此以外，术中严格的无瘤操作也非常重要，为了消灭创面残留的肿瘤细胞，减少术后复发，笔者近来使用无水酒精局部灌洗创面 30 秒，可有效杀死癌细胞，达到减少复发之目的。

（2）侧方淋巴结清扫的扩大根治术：日本学者自 20 世纪 70 年代起即致力开展侧方淋巴结清扫的扩大根治术治疗直肠癌。但由于手术创伤大，术后导致排尿障碍和性功能障碍，致使手术的推广采用受到限制。后来他们又提出了保留自主神经的侧方淋巴清扫术，实践证明一侧自主神经保留后排尿功能和性功能有所改善。但手术的疗效究竟如何呢？最近 Moriya 等报道了一组 565 例腹膜返折下 T_2 期以上的直肠癌治疗结果，448 例行根治性切除术，包括行侧方淋巴清扫术者 322 例和一般根治术 126 例。448 例中 218 例伴淋巴结转移，62 例侧方淋巴结阳性，在复发病例中，94% 的淋巴向上转移，27% 伴侧方淋巴转移，其受累淋巴结通常为直肠中和闭孔淋巴结。从肿瘤浸润深度来分析，T_2 肿瘤的侧方淋巴结扩散率为 5.5%，在 Dukes C T_2 期中侧方淋巴结扩散率则为 19%，Dukes C T_3 期为 30%，Dukes C T_4 期则为 40%。全组总的局部复发率为 9.4%，Dukes C 期的局部复发率为 16%，侧方淋巴结受侵的局部复发率为 27%。Dukes C 期的 5 年生存率为 55%，向上转移与向侧方转移的 5 年生存率分别为 59% 和 43%，并无差异。在侧方淋巴结清扫的病例中，淋巴结受累侧自主神经切除与否，5 年生存率分别为 27% 与 53%（$P<0.01$），有显著差异。故他们认为侧方淋巴结受累时该侧自主神经不宜保留，同时指出侧方淋巴结清扫的扩大根治术仅适用于直肠系膜内淋巴结有转移或癌肿已侵及肠周径一圈者。

4. 直肠癌并发症的处理 如下所述。

（1）并发肠梗阻的外科处理：结肠梗阻是直肠癌的晚期并发症之一，可为突然发生，也可为逐渐发生。多由肿瘤增生阻塞肠腔或肠腔缩窄所致，也可由于肿瘤处发生急性炎症、充血、水肿、出血等所致。鉴于梗阻多发生在病程的晚期，患者常伴有恶病质，一般情况较差。手术治疗是绝对指征，但须重视积极的术前准备，目的是改善患者的全身情况，纠正紊乱的内环境，以提高对手术的耐受性和安全性。具体措施为：①胃肠减压；②纠正水、电解质及酸碱平衡失调；③纠正低蛋白血症和贫血；④应用抗生素；⑤重要器官功能的支持。手术方式为：①原发病灶能切除者，无论是根治性还是姑息性手术，均要求予以一期切除。切除后肠道能吻合重建者，采用灌洗方法在台上清洁肠道。方法是经盲肠部插一 Foley 导尿管进入盲肠内，充盈气囊，用缝线紧缩固定插入处防止渗漏；在准备予以切除的远侧结肠上也插入一较粗的胶管用于排出清洗液，妥善用缝线紧缩固定插入处肠壁，以防渗漏污染；从 Foley 导管灌入生理盐水 1 200mL；将结肠内容彻底排净后拔出 Foley 导管，缝合该处肠壁，再做肿瘤切除。如肠壁水肿严重宜做造口；②对原发病灶不能切除者，做乙状结肠或横结肠造口。

（2）直肠癌并发穿孔的外科处理：直肠癌并发穿孔有两种情况：①穿孔发生在癌肿局部；②近侧

结肠穿孔，系癌肿梗阻的并发症。穿孔发生后，临床可表现为弥漫性腹膜炎、局限性腹膜炎或局部脓肿形成，弥漫性腹膜炎常伴有中毒性休克，病死率极高。直肠癌并发穿孔者应行急诊手术，手术原则为：①清理腹腔；②尽可能切除原发病灶。对无法切除病灶者做乙状结肠双管造口，一期开放减压，并尽量吸尽和清除肠段内的粪便，防止粪便继续进入腹腔；③对于近侧结肠所发生的穿孔，在癌肿切除和结肠造口减压后，穿孔处予以修补缝合或将穿孔处造口。

5. 腹部造口的围手术期护理及其并发症防治　对直肠肛管恶性肿瘤患者来说，术后结肠造口是很常见的情况，术后做好护理不但使患者心理上感觉良好，而且可减少伤口感染，便于清洁卫生。现在许多造口都是一期开放，术后即可排便。为了做好护理减少污染，目前使用的一次性造口袋可解决此问题，方法是根据造口大小裁剪造口袋背面的猪油膏，然后将造口袋贴于造口周围的腹壁皮肤上，使造口突入造口袋内，排出的粪便可通过袋尾部的开口放出，并可进行冲洗。一个造口袋可使用3～5天，术后使用2～3个袋即可维持到伤口拆线。

6. 综合治疗　肠壁和淋巴结阳性的直肠癌病例采用术后辅助放疗和化疗已成为常规，并有肯定的作用。

(1) 放射治疗：手术切除虽然目前是治疗直肠癌的最好治疗手段，但单纯切除后局部仍有较高的复发率，无疑盆腔放射性治疗是清除残留癌细胞的唯一可供选用的方法。这种辅助性的放射治疗在于杀灭残留癌细胞或降低癌细胞的活性。临床应用方式有：①术前放射治疗：具有减弱癌细胞活性，减少术中癌细胞播散，缩小肿瘤，提高切除率等优点。缺点是手术时间要推迟，一般在放射治疗后4～10周手术才能进行，因而有增加远处转移的危险。放射治疗剂量以中等剂量为宜，3 500～4 500cGy；②术后放射治疗：在肿瘤切除后对可能有残留的地方标记银夹进行定位，有助于照射部位的精确性。术后放射治疗对减少盆腔内复发具有肯定效果。直肠癌与结肠癌不同的是放射治疗对直肠癌的效果是肯定的，对于估计首先行手术切除困难的晚期病例或高度恶性病例，术前放射治疗可增加手术切除机会和切除的容易程度，并可减少由于手术操作造成的转移。

辅助性放射治疗的选用，凡属Dukes B、C期的患者均适用于辅助性治疗。术前指检如发现肿块固定，活动度小，往往表示肿瘤已穿透肠壁侵犯周围组织，在未发展有远处转移时，可争取术前放射治疗。术后证实肿瘤已透出肠壁侵犯周围组织或证实有淋巴结转移或为直肠癌早期行局部切除者，术后可加做辅助性放射治疗。对手术的彻底性感到有怀疑者应及早进行。

(2) 化学治疗：化学治疗是直肠癌综合治疗的重要组成部分，目的是减少转移复发。化学治疗可分为术前、术中和术后化学治疗。①术前化学治疗：可将5-Fu乳剂或栓剂放于直肠内，400mg分2次给予，总剂量在6～8g。尽管理论上有较好效果，但实际应用得较少；②术中化学治疗：术中向直肠内注入5-Fu 0.5～1.0g，以减少术中医源性种植；③术后化学治疗：目前多主张从术后第一天就开始，将5-Fu 0.75～1.0g加入5%葡萄糖溶液1 000mL中，缓慢静脉滴注维持12小时以上，连续3天。这种术后短期化学治疗一般无明显不良反应，大多数患者能够耐受，对伤口愈合也无不良影响。术后2周到1个月开始进行第二疗程。目前化学治疗的方案较多，但就结直肠癌来说，5-Fu是最有效的药物，一般采用以5-Fu为主的方案，亚叶酸钙（CF）+5-Fu是目前认为比较合理的方案，亚叶酸钙作为5-Fu的增敏剂一般用200～500mg，在5-Fu使用前2小时内静脉滴入或与5-Fu同时静脉滴入。现认为5-Fu长时间低浓度滴注比一次性静脉注射对肿瘤细胞杀伤效果要好，原因是直肠癌细胞生长速度较慢，静止期细胞较多，一次性高浓度给药，药效维持时间短，往往达不到应有的杀生效果。化学治疗期间应常规测定血常规，尤其是白细胞计数和分类，当白细胞$<4\times10^9$/L时应暂时停药。术后化学治疗的常用途径有：①口服给药：如口服FT-207，氟铁龙等；②静脉给药：主要用于Dukes B、C、D期患者；③直肠内给药；④腹腔内给药：对腹腔内有转移者，可在腹腔内置管给药，近年来有报道采用热化学治疗，效果比单纯化学治疗更好；⑤动脉给药：直肠癌广泛浸润、固定，无法切除时，可在直肠上动脉插管、埋泵给药，进行区域性化学治疗；肝转移时可做肝动脉化学治疗性栓塞或肝动脉插管化学治疗。

(3) 生物治疗：近年来一些生物制剂用于直肠癌的治疗，如干扰素、白细胞介素-Ⅱ等，多作为辅助治疗，确切疗效有待进一步临床验证。

二、肛管癌

肛管癌（Carcinoma of the anal canal）没有直肠癌常见，发生在肛管及肛周皮肤的癌占全部大肠癌的1%~2%。其发生可能与人类的乳头瘤状病毒、疱疹病毒、吸烟及宿主的免疫抑制有关。近来在治疗原则上亦发生了根本的转变，多学科的综合性治疗在选择的病例中已逐渐替代了明显破坏性的单一手术治疗。

（一）概念

肛管目前概念尚不统一，可分为2种：①解剖学肛管：又称皮肤肛管，是指齿状线以下至肛门开口的区域，其管腔内覆以移行皮肤，平均长为 2.1 ± 0.03 cm，男性略长；②外科学肛管：又称括约肌肛管，是指齿状线以上约1.5cm的肛管直肠线（肛直线、Herrmann线）至肛门开口的区域。其管壁全部由内、外括约肌包绕，肛直线是直肠柱（Morgagni柱）上端的连线。平均长为 4.2 ± 0.04 cm，男性略长。从某种意义上来讲，无论是从胚胎发育与解剖学上来看，还是从肿瘤发生与转归来看。解剖学肛管比较合理，但是直肠黏膜与肛管上皮没有截然的明显标志，也就是没有一种绝对的划分方法。

由于肛管目前的概念较不一致，也使肛缘的含义模糊。有的将解剖学肛管发生的癌称为"肛缘癌"；也有的将以肛门为中心的直径5~6cm圆形区域内的皮肤癌称为"肛缘癌"，而从肿瘤学观点来看，"肛缘癌"的含义以后者为好。发生在肛管及肛周皮肤的癌以鳞癌（80%以上）最多见，其他还有基底细胞癌、一穴肛原癌（发生于移行上皮的癌）、腺癌（多由直肠癌向肛管播散，少数源于肛管腺）、恶性黑色素瘤，以及各种软组织的肉瘤等。多系浸润性生长。淋巴道转移是主要途径，一般转移到腹股沟淋巴结和盆腔淋巴结，恶性程度较高时可有肠系膜淋巴结转移。

（二）临床表现与处理

1. 临床表现　主要表现为肛门处肿块、皮肤溃烂、结节形成、肛门狭窄、排便失禁、疼痛与血便等。肛管癌早期即可侵犯神经引起剧烈疼痛，尤其在排便时，疼痛明显加重，因排便恐惧造成便秘。排便失禁是因为肿瘤侵犯肛门括约肌所致。肛管癌肿有时外翻而突出肛门处成菜花状，有的中央凹陷四周隆起呈环堤状溃疡，触之容易出血，多为鲜血，附在大便表面，故容易误诊为痔疮。若发生闭孔淋巴结转移而累及闭孔神经时，患者常顽固性会阴部疼痛并向大腿内侧放射。若淋巴引流向下与肛周皮肤淋巴结相汇合后引流至腹股沟淋巴结，或因肿瘤并发感染时，均可引起腹股沟淋巴结肿大，淋巴结质硬，固定融合时，多为癌肿转移所致。

肛管癌临床表现典型，指检与局部组织活检多能确诊。但应与痔疮、性病以及其他肛管直肠良恶性肿瘤鉴别。

2. 处理　以手术切除为主的综合治疗，手术前后辅助性化疗、放疗以及其他中医中药、免疫治疗等。少数早期病例做局部切除即可达到治愈目的。大多数患者在确诊时已到进展期，因此腹会阴联合切除术是主要术式，腹股沟淋巴结肿大时一并清扫。术后辅以放射治疗和化学治疗。

（刘利荣）

第四节　早期大肠癌

国内近年来对早期大肠癌报道颇多，大约100余例（表10-2），占同期大肠癌的3%~5%（日本为6%~15.2%）。若能大规模普查，相信会提高早期大肠癌的发现率，这是防治大肠癌的一个重要环节。

表 10-2 国内报告的早期大肠癌

作者	例数	占同期大肠癌%	男	女	年龄	直肠	结肠	肛管	黏膜内癌	黏膜下癌
甘肃省人民医院	7×	5.4	4	3	39~72	7			4	3
蒋莲慈	4		3	1	40~46	4			4	
张文范	7		3	4	34~62	7			5	2
陈必宗	3	2				3				
赵延忠	10	6.5	6	4	41~72	7	1	2	3	4*
周锡庚	62	5	35	27		46	16		33	29
王年吉	10	29.41	9	1	57~79	2	8		7	3
皮执民	12	7.5	8	4	35~72			4	7	5

注:"×"作者包括一例类癌被除外;"*"3例先化疗后切除未见癌组织。

1. 早期大肠癌概念 仅仅是指病变处于组织发生的早期阶段,只能是相对而言,绝对化这一概念并不现实。早期大肠癌一般应指癌浸润浅表,局部切除或其他合理治疗后患者预后良好的病例。临床上一部分息肉状癌肿,直径在 2cm 内或浸润未超越肌层,又无淋巴结转移时,经合理治疗 5 年生存率达 100%。从临床效果分析,后者绝大部分也应属早期癌。但 2cm 以内的癌肿可有 30% 发生淋巴结转移,把这些病例也包括在早期癌内显然不妥。日本大肠癌研究会在 1975 年提出"癌限于大肠黏膜层或黏膜下层者称早期癌"。这一概念为我国许多学者所赞同,但黏膜下层癌仍有 5%~10% 发生淋巴结转移,实际已属 Dukes C 期。有的病例癌仅侵及黏膜层,即是波及面积达肠管 1/3 周径时,面积报告 3.5cm² 预后仍很好。因此笔者认为"凡未浸润到肌层又无淋巴结远处转移的病例应称为早期癌"。这一概念包括了一部分腺瘤癌变未浸润到肌层的病例。

2. 病理形态 如下所述。

(1) 大体形态:据 Mark 医院统计,早期大肠癌 97.9% 来自腺瘤癌变,主要是向腔内生长形成息肉状外观(有蒂或无蒂)。若癌组织向黏膜下浸润,则会使息肉状外形变平或出现凹陷等。日本有人对 113 例早期大肠癌进行分型研究,提出息肉隆起型(77%),扁平隆起型(15%),扁平隆起伴溃疡型(8%)。日本内窥镜学会将早期大肠癌分为四型即有蒂型、亚有蒂型(广基底型)、扁平隆起型及扁平隆起中央凹陷型。早期大肠癌极少形成溃疡,如出现溃疡硬结,多有肌层浸润。早期大肠癌大体形态开始绝大多数为息肉型,随着癌肿向黏膜下及蒂部浸润,外形渐变扁平或中央出现凹陷。我国报告的 100 余例早期大肠癌中,可供大体分型者 31 例,息肉型 29 例,盘状型 2 例。息肉型癌肿多局限于黏膜层内,盘状型癌肿已浸润黏膜下层,癌结变扁平,基底宽,表现中央部有不同程度的凹陷,周围部分相对抬高,外形如盘状。

(2) 微观形态:发生于大肠的早期癌绝大部分为分化性腺癌,少数为低分化腺癌和低分化黏液癌。发生于肛管部的早期癌多为鳞状细胞癌。国内报告的病例统计,腺癌占 93.5%。有些类癌仅浸润黏膜或黏膜下层,一般体积都不超过 1cm,也符合早期癌范畴。但类癌有自己特殊的生长规律,应另作别论。总之大肠早期癌基本上可包括黏膜原位癌,黏膜内癌和黏膜下癌。

3. 早期大肠癌的临床表现 早期大肠癌主要发生于中老年人,男性多见,绝大多数发生于乙状结肠和直肠,与大肠腺瘤好发部位相仿。从腺瘤发展为早期癌据 Morson 观察平均约 10 年,但个别病例仅间隔 9 个月。所以治疗腺瘤是防癌的重要手段之一。

症状:早期大肠癌大多数无症状,少数患者有不引人注意的便血、排便习惯改变、便次增多、便不成形、便秘或便后不适等。有的患者仅表现为黏液血性分泌物或大便隐血试验阳性。由于患者无多大痛苦不为其重视,就诊时病程多在半年左右。少数患者会有贫血、腹胀、腹痛等。国内曾报告一例升结肠早期癌直径达 3.5cm,术前引起肠套叠,腹部能触及肿块。

早期大肠癌直径一般在 0.5~2cm,1.5cm 以上者多已有黏膜下浸润,个别直径可达 4cm。故笔者认为早期大肠癌无须过分强调癌肿大小和波及的面积,应主要看其浸润深度。

4. 早期大肠癌的诊断　如下所述。

(1) 对任何排便习惯改变的患者都应做便隐血试验,作为排除早期大肠癌的第一步。有人提议应把大便隐血试验作为常规检查,为进一步检查缩小范围。

(2) 大便隐血阳性患者宜做肛门指诊检查。因为大肠癌60%以上发生于直肠,有经验的医生都能够发现可及范围的病变。

(3) 肛门指诊阴性而大便隐血阳性者,应进一步做X线气钡双重造影,确定结肠部位病变为做镜检提供线索。据报道X线双重造影能够发现直径0.5cm的病灶。

(4) 纤维结肠镜检查:镜检能够直接观察病变形态和取材活检。但由于腺瘤癌变往往只发生于腺瘤的一小部分,所以内镜取材的确诊率仅60%左右。为了提高活检诊断率,息肉整块切除活检甚为必要。

5. 早期大肠癌的治疗与预后　早期大肠癌一经确诊,即应手术治疗,最好做局部整块切除,切除范围应包括邻近系膜内淋巴结。这样治疗可防已有转移的淋巴结"漏网"。据高桥报告黏膜内癌切除后5年生存率为100%,黏膜下癌和体积近$2cm^3$者,5年生存率为97%,环形生长达1/3周者预后很好,5年生存率为83%。选择具体的处理方法,应考虑以下几个因素:①肿瘤的部位;②肿瘤浸润的深度和淋巴转移状况;③癌的恶性程度。

(1) 根治性手术:对于早期大肠癌仍是一种有效的确切的手术方法。因为这些患者中,有的肿瘤已浸润黏膜下层,有的属低分化腺癌或黏液腺癌。这些患者中淋巴结转移可达10%,因此没有必要单纯为了减少并发症而做小范围切除,使患者冒复发的危险。但由于早期癌浸润较浅,根治性切除时切除肿瘤下缘2~3cm肠壁即可,这样可以最大限度地保留肛门,很少应用Mile手术。

(2) 局部肠段切除:是早期大肠癌常用的手术,仅切除肿瘤远、近两端5cm以上的肠管及其系膜即可。对于直肠中下段癌时,只要切除肿瘤下缘2~3cm肠管即可。

(3) 局部切除或局部扩大切除:是应用较广的手术,若肿瘤位于腹膜反折线以下时,已侵犯黏膜下层亦可考虑经肛门、阴道或骶前做扩大局部切除。笔者认为做局部切除时应注意:①切除肿瘤边缘应超过1cm;②切除的标本在术中应快速送病理切片,若发现肿瘤的底部或边缘仍有癌时,应立即采用扩大局部切除或根治性切除;③决定行局部切除前,应同患者讲清楚术后肿瘤复发率较高,有改用其他术式的可能性。笔者行局部切除术8例,其中2例采用局部扩大切除,1例术后1个月患者与家属坚决手术改用Dixon手术。

(4) 经内镜肿瘤切除术:近年来已得到广泛采用。但应该严格掌握这种方法的适应证:①局限于黏膜的息肉样肿瘤;②肿瘤蒂部细长;③不能耐受手术者。笔者认为这种方法切除早期大肠癌虽然是微创手术,但出血与穿孔的危险性很大,肿瘤的复发率很高,因为仅仅只处理了肿瘤本身,而对肠壁与肠壁外的病变不能处理,故切除不彻底。笔者遇到3例早期大肠癌病例,因经内镜下肿瘤已经切除,术后病检发现基底部仍有癌细胞,故患者要求手术切除。手术时虽有肠镜报告但很难找到病灶,手术只好在肠镜引导之下行局部肠段切除。

(刘利荣)

第五节　青年期大肠、肛管癌

1. 概念　青年期大肠癌指30岁以下患者所患的大肠癌。国外也有人以40岁为青年大肠癌的年龄上界。但是年龄的界限并非是绝对的,随着社会的进步与时间而改变。我国专题报告的青年期大肠癌1 000余例,平均占同期大肠癌的12%。欧美大肠癌发病率高,但青年期大肠癌却多数不足6%,可见我国青年期大肠癌发病率相对较高。青年期大肠癌,一般应除外12岁以下的儿童大肠癌,以往报告中将这一部分都包括在青年大肠癌内研究似乎不妥,因为12~30岁青年大肠癌的统计研究范围,较符合人体正常发育的生理阶段,即从青年发育期开始到机体完全发育成熟为止。

以往认为我国青年期大肠、肛管癌与血吸虫病有关，然而根据资料分析，非血吸虫病流行区域如东北、西北、华北等地的报告中，青年期大肠肛管癌也高达 10.5%～15.7%，可见不能用血吸虫病来解释。我国大肠癌发病率比欧美国家要低得多，为欧美地区的 1/3～1/2，而我国各地大肠癌的发病高峰年龄都比欧美地区提前 10～15 岁，青年期大肠癌所占比例比欧美国家高 10 倍左右。世界各地大肠癌发病率较低的国家和地区，反而青年期大肠癌所占比例要高。即使是同一民族，其居住地不同大肠癌发病率也不同，青年期大肠癌所占比例也不同，故与民族也无关系。可能与社会生活的环境、饮食习惯有关。有人推测发展中国家人们接触的某种致癌因子的致癌性强，较短时间的接触即可致癌。另外发展中国家人们的生活饮食中缺少一种"保护因子"（如维生素 C、维生素 E、维生素 A 等）而使致癌所需的时间短之故。

2. 青年期大肠癌的特点　青年大肠癌和中老年大肠癌比较有自己的特点。表现为发病年龄集中，误诊率高，癌组织分化差，淋巴结转移率高，治疗效果不太满意，术后五年生存率低，预后较差(10-3)，因此青年期大肠癌恶性度较高。

表 10-3　青年大肠癌和中老年大肠癌比较*

	青年大肠癌（%）	中老年人大肠癌（%）
乙状结肠和直肠	70～80	50～60
低分化癌	35	15～25
误诊率	40～70	30
手术切除率	40～50	50～70
淋巴结转移率	50～70	20～40
Dukes 分期 B 期	40	60
C 期	55	35
术后五年生存率	25～40	40～55

注："*"表内数字为文献资料的平均范围值。

（1）病理学特点：青年期大肠、肛管癌有显著特点，即低分化癌（黏液腺癌、印戒细胞癌等）所占比例明显高于中老年组。根据欧美资料报告高于 3～5 倍，占青年期大肠癌的 50%～60%，20 岁以下的大肠癌患者中 80%～90% 为黏液腺癌。低分化癌浸润性强，转移发生早，是一个重要的预后不良因素。有人推测癌细胞分泌的大量黏液可能形成保护癌细胞的"外衣"，阻断机体免疫细胞对癌细胞的作用，同时黏液存在也有利于癌细胞在组织内的扩散。

（2）青年大肠癌淋巴结转移率高：青年大肠癌淋巴结转移率高，一般手术时约半数以上已有转移。据李氏观察，转移淋巴结数青年组高于老年组，如 1～2 个淋巴结转移者青年组占 43.9%，中老年组占 56.4%，但 3 个以上淋巴结转移者青年组占 24.5%，中老年组只有 12.2%。因此青年大肠癌预后不如中老年组好。国内资料分析，青年大肠癌患者肿瘤浸润浆膜层外以及有淋巴结转移的比例均明显高于中老年组，约有 20% 的青年大肠癌患者在诊断时已有淋巴结转移，属 Duke C 和 D 期者占 50%～80%。

（3）青年期大肠癌直肠发病率高：青年大肠癌发生于直肠者较中老年组稍高。李炳华报告青年大肠癌 63 例，直肠癌占 82%。从手术难易考虑，直肠血管和淋巴管丰富，彼此吻合复杂，转移规律难以掌握，手术难度较其他部位大，这也是一个预后较差的影响因素。

（4）癌肿诊断较晚：青年大肠癌半数以上诊断时已为 Duke C 或 D 期，已侵犯肠腔的 3/4 至全周，根治切除机会不到 40%，郁氏观察青年大肠癌若能根治切除，其 5 年生存率有的可达 71.3%。争取根治切除是提高治疗效果的重要措施。

（5）青年期大肠癌易被误诊：青年人胃肠道非肿瘤性疾病较多。大肠癌的症状和肠结核、慢性细菌性痢疾、慢性溃疡性结肠炎颇相似，有时和慢性阑尾炎，甚至痔核都不易鉴别。因此，由于肠道疾病就诊时，易考虑为一般性疾病，常忽略排除癌的必要性。一些癌的早期症状也因被忽略而未能做进一步检查。临床报告的误诊率有的高达 92%。误诊时间有 1/2 患者在半年以上。手术时多数患者已是 Dukes

C或D期，单纯手术治疗已经相当困难。提高治愈率的关键在于早期诊断。若临床上对有大肠癌症状的青年都能做直肠指诊，至少有60%可被及时发现，若能进一步再做乙状结肠镜检，确诊率还会提高。

3. **女性青年期大肠、肛管癌** 女性青年大肠、肛管癌较男性更为复杂，与男性及中老年妇女相比亦有其特殊性。存在着治疗前后的婚姻、生育问题以及社会学问题。

（1）卵巢转移：Mackgan等发现绝经期前在有功能的卵巢较易发生转移。莫善兢报告96例女性青年大肠肛管癌患者中，在手术时或随访时发现卵巢转移者12例，占12.5%，同期30岁以上的女性大肠肛管癌患者中，卵巢转移率为3.6%（18例）。文献中报道女性大肠癌卵巢转移的发生率为3%~8%，而绝经期前高达22%~25%。大肠癌的卵巢转移主要通过三条途径：直接浸润、种植转移、淋巴道转移。但大多数学者认为，对女性青年大肠肛管癌患者，采取两侧卵巢预防性切除宜慎重。应在术中切除距癌肿距离较近一侧卵巢的一半，应快速冰冻切片，若证实有转移者则切除卵巢，否则应保留。临床上有的女性青年大肠癌患者以卵巢肿瘤为首先发现，常误诊为原发卵巢肿瘤而施行妇科手术，直至手术中才发现是大肠癌卵巢转移；有时术中仍未被发现，直到术后病理学检查才予证实；有的甚至到术后数月出现大肠癌典型症状时，做肛查、肠镜或手术时才被证实。笔者曾遇到过类似病例，故在此提醒临床外科与妇科医师要高度重视这一点，不要发生误诊。

（2）女性青年期大肠、肛管癌并发妊娠：凡大肠癌于妊娠期内确诊或症状起自于妊娠而于妊娠结束后一年内确诊者称为妊娠期大肠癌。统计资料说明，青年期大肠肛管癌并发妊娠占5%~10%。美国资料中直肠癌并妊娠者占0.02%，莫善兢报告598例女性大肠癌患者中有11例并发妊娠，占1.8%，其中96例女性青年大肠癌中9例并发妊娠，占9.4%。常见青年期大肠癌并发妊娠是由于妊娠时体内复杂的激素及内环境的改变而诱发，或加速了原来存在大肠中的腺瘤恶变及其他恶性肿瘤的生长加速。青年期大肠肛管癌并发妊娠，由于妊娠的表现易于混淆，常引起临床医师误诊。但医师只要注意到这一方面问题，诊断并不困难。在处理上虽然尚有意见分歧，但原则上是一致的。首先是根治肿瘤，其次才是酌情兼顾妊娠问题。因此主张大肠癌一旦确诊，应立即终止妊娠，无论肿瘤早晚、有无根治机会，应挽救母亲生命为主。由于妊娠必然增加了手术和术后辅助治疗的复杂性，加之妊娠与分娩很可能加速肿瘤生长与复发的进程，一般复发均在术后3年内。梁小波报告的妊娠期直肠癌术后无一例生存3年以上。对妊娠后期，家属及患者强烈要求保存胎儿者，在不影响母亲健康的前提下，可考虑适当延期或同期剖腹产和切除肿瘤。若肿瘤已侵犯阴道或子宫者，则行后盆腔内容物切除，应同患者与家属谈话，谨慎从事。

（3）有关婚姻与生育问题：由于我国女性青年大肠、肛管癌发病率高，因此面临着术后能否结婚、生育的问题，这牵涉很多社会与伦理学，以及患者合理生活权益与心理健康等问题。根据术后长期随访来看，正常、适度的性生活似乎不影响预后，因此大肠、肛管癌根治术后，随访3年，最好5年以上，根据患者本人的要求，5年以上无肿瘤复发时，可不限制其婚姻问题。至于术后能否生育，则必须谨慎对待，但从患者生命安全出发，以及对待生命的观点来看，妊娠及生育不宜过早提倡。

（刘利荣）

第六节 老年期大肠、肛管癌

1. **概念** 老年期一般认为是60岁以上的老年人所患的大肠、肛管癌。占全年龄组的10%~20%，国外较国内所占的比例较高。人口老龄化是人类社会进步的标志，是全世界人口发展的必然趋势。60岁以上的（包括60岁）老年人口占总人口比例达10%以上则属老年人口型社会的规定。现在我国60岁及以上的老年人已达1.2亿，并以年均3.37%的速度增长，故老年期肛肠癌呈逐年上升趋势。由于老年人的生理、病理特点及脏器功能的衰退，从而带来老年期肛肠癌的一些特点。

2. **发病率特点** 大肠、肛管癌的发病率在全世界均有逐步上升的趋势。据统计资料表明美国每年有14.5万人诊断为结直肠癌，其中11万人超过65岁，其60岁及以上的人占80%以上。而我国的老年期大肠肛管癌则占全年龄组大肠肛管癌的10%~20%。近年来欧美等国的大肠肛管癌的发病率稳居于 30/10 万～50/10 万，而我国则在 6/10 万～8/10 万。河南省肿瘤医院统计，自 1984 年 1 月至 1994 年 12 月 1 266 例大肠肛管癌中，60 岁及以上的老年 242 例，占 19.2%，仍以肛管与直肠为好发部位，占 82.6%。随着大肠肛管癌总发病率的上升与人口老龄化比例增大，故我国老年期直肠癌所占的比重可能会像美国一样逐年降低，老年期的结肠癌所占的比例逐步增加。因此我国老年人大肠、肛管癌发病率的这一特点不会维持很久。

另外老年期大肠、肛管癌的发病率与血吸虫病，以及社会、环境、饮食、生活习惯、遗传等因素均存在协同作用的关系。所以有人主张老年人应多吃新鲜水果、蔬菜、肉类应以低脂肪的鱼类及家禽为主的饮食，以期减少和预防大肠肛管癌的发生。

3. 病理学特点　如下所述。

（1）大体类型：老年期大肠、肛管癌的大体类型以溃疡型多见，其次为隆起型，浸润型最少见。国内高章元报告 65 例 70 岁以上大肠癌患者溃疡型 37 例，占 56.9%。在欧美国家，有 40%～50% 的老年人大肠肛管癌来源于腺瘤或增生性息肉癌变。

（2）组织学类型：老年人大肠、肛管癌组织学类型有显著特点，以分化较好的类型为多。高中分化的管状腺癌及乳头状腺癌占 70%～75%，低分型或黏液癌仅为青年人大肠癌的 1/3～1/2，一般占全部病例的 10%～25%。因此对老年期的大肠、肛管癌患者在外科治疗中应持积极态度。

（3）淋巴结的转移：国内资料表明，老年期大肠、肛管癌以较早者为多，淋巴结转移发生较晚，在手术时只有 25%～30% 的淋巴结转移，远比青年人的 50%～70% 为低。张伟等报告 559 例老年人直肠癌的 Dukes 分期：A 期占 8.4%；B 期占 33.6%；C_1 期占 15.7%；C_2 期占 27.5%；D 期占 14.3%。

4. 临床特点　如下所述。

（1）年龄与性别：老年人大肠、肛管癌以 60 岁到 70 岁为发病高峰，80 岁以上少见。但笔者在多年临床工作中遇到 90 岁以上的结直肠癌老年人 4 例，其中一例最大年龄为 96 岁，3 例施行了手术切除。

（2）临床表现：由于老年人的生理功能逐渐衰退，对疼痛的反应性差，以及分化较好的癌肿比例较高等因素，故临床表现不十分典型，以腹痛就诊的比例较低，而以腹部肿块就诊的比例较高，尤其是结肠癌患者。另外由于老年人的生理代谢功能差，肠蠕动较缓慢，加之肿瘤对大便的阻挡，故老年人肛肠癌患者大便习惯的改变以便秘为主。严重者出现肠梗阻，甚至肠穿孔才就医。这样就导致切除率低、并发症多、死亡率高、预后差。

5. 诊断与误诊　老年人肛肠癌大多数在肛门指诊触及的范围之内，诊断并无多大困难，但由于多种因素而往往造成误诊。因为老年人肛肠癌发展相对缓慢且便秘等症状未引起老年人足够重视，加之临床医师对老年人肛肠癌不够重视，忽视必要的检查。主观臆断而造成误诊或延诊，要将痔、肛裂、慢性结肠炎、贫血、习惯性便秘、阑尾炎或脓肿等与之鉴别诊断。要加强对大肠多原发癌的认识，不要发现了一处肿瘤而忽视了另一处肿瘤。老年人肛肠癌误诊率高达 80% 以上，其中医源性误诊占 50%～90%，文献报道约 81.5% 直肠癌是医师忽视肛门指诊而漏诊的。只有加强对于误诊原因的认识，重视老年人的特殊性，提高疾病诊断的能力，加强防癌教育，才能达到早期诊断。

6. 伴发症多且复杂　老年人肛肠癌患者常伴发高血压、冠心病、肺心病、糖尿病、脑血管疾病、肝硬化、胆石症。郁金铭等报告 70 岁以上大肠癌患者 130 例，有伴发症者达 76.16%，手术死亡率为 10.12%，直接死于并发症者达 5.06%。张培达报告 113 例高龄大肠癌患者，有伴发症者占 50.4%。随着年龄的不断增大，伴发症亦不断增多，由于老年人肛肠癌的伴发症多，造成诊断尤其是治疗上的困难。要提高老年人肛肠癌的治疗效果与生存质量，则正确有效地治疗伴发症是关键。

7. 病程与预后　如下所述。

（1）病程越长，病灶发展越严重，预后也越差。由于老年人肛肠癌早期表现不典型，加之老年人自己的忽视与临床医师的误诊，从而使病程延长，一般平均病程（自症状产生而至治疗开始所经历的时间谓病程）大约 9 个月。因此许多患者失去了根治的机会，严重影响了预后。

（2）老年人肛肠癌由于癌肿分化较好，转移率较低，早期病例相对较中青年为多，故预后较好。

(3) 老年人肛肠癌若能早期诊断、处理，其中根治性切除率可达 40%～56%，根治性切除后 5 年生存率达 68%～74%。

8. 治疗特点　如下所述。

(1) 单纯高龄因素并非手术的禁忌证，仍以采用手术为主的综合治疗措施。甚至有心肺等伴发病的患者，只要术前有充分的各项准备，手术仍较为安全。随着我国人口的老龄化，手术的适应证应适当放宽，70%～80%病例可采用手术切除，50%以上的病例可获得根治性切除。

(2) 老年人肛肠癌的外科手术治疗，只要病情条件允许，应尽量保留肛门括约肌功能的根治性手术，以提高患者术后生存质量，故近年来老年人直肠癌行保肛手术的比例逐渐上升，占 30%～40%。张伟等报告 559 例老年人直肠癌，其保肛手术占 41.8%，3 年生存率为 90%。

(3) 对已有远处转移的患者，若原发灶与继发灶均可切除者，应争取一期切除。若原发灶能切除，而继发灶不能切除时，可将原发灶切除，这样可减轻肿瘤负荷，暂时改善患者情况，又可以辅以综合治疗措施。

(4) 老年人肛肠癌因并发症多，各器官的老化，应激能力减弱等因素，使手术的危险性增加，故应加强围手术期的处理，提高生存率，降低死亡率。

(5) 老年人阑尾炎或阑尾周围脓肿手术时，应警惕伴有结肠癌。

(6) 老年人痔瘘疾病在治疗前，必须排除肛肠癌的可能性。

（刘利荣）

第七节　直肠、肛管恶性黑色素瘤

直肠、肛管恶性黑色素瘤（Melanoma of the Anorectal Region，简称 ARM）是一种较少见的，预后极差的恶性肿瘤。恶性黑色素瘤好发生于皮肤、眼睛，肛管为第 3 位，占原发性肛管肿瘤 0.2%～12%。本病 70%～90%发生于齿线肛管处，其余发生于肛周皮肤。

一、病理

1. 细胞来源与胚胎发生　一般认为肛管直肠区恶性黑色素瘤来自交界痣的黑色素母细胞。可起源于直肠黏膜腺体的鳞状化生或移行的神经嵴细胞。近来人们发现黑色素瘤细胞、痣细胞及黑色素细胞内含有一种特殊的中间纤维（Vimentin 波形蛋白），这种物质被认为只存在中胚层发生的非肌性组织内。在种系发生过程中，神经元及胶质细胞前体含有波形蛋白，从而阐明了黑色素母细胞神经嵴起源的理论，揭示了黑色素细胞的胚胎发生。恶性黑色素瘤有 2 种组织来源：①黑色素细胞起源的黑色素细胞恶性黑色素瘤；②痣细胞起源痣细胞性恶性黑色素瘤。

2. 病理分型　如下所述。

(1) 细胞学形态分型：①上皮样细胞型；②梭形细胞型；③空泡状细胞型；④巨细胞型；⑤混合细胞型。

(2) 按色素存在与否分型：①色素性恶性黑色素瘤；②非色素性恶性黑色素瘤。

(3) 临床病理分型：①恶性雀斑（Leutigo malignant）：又称赫金森黑色素斑，常见于老年人，病灶扁平呈棕褐色至黑色，边缘不规则，不隆起，病变逐渐扩大至数厘米，发展较缓，局部损害可存在 10～15 年才发生侵袭性生长，预后较好；②派杰样恶性黑色素瘤（Pageloid melanona）：又称表浅播散型黑色素瘤，以中年人多见，呈棕褐色至黑色，混有灰白色，病灶很少>2.5cm，以浸润生长为主，常在 1～2 年后出现浸润、结节、溃疡或出血，预后不良；③结节性恶性黑色素瘤（Nodular malignant melanoma）：肿瘤呈结节状突起，表面光滑，呈深黑色，生长快，常形成溃疡，并向下浸润，此型恶性程度最高，转移早，预后极差。

(4) 病理分级：Breslow 提出根据肿瘤的厚度将其分为 5 级：Ⅰ级肿瘤位于原位，厚度<0.76mm；Ⅱ级肿瘤厚度在 0.76～1.5mm；Ⅲ级在 1.51～2.25mm；Ⅳ级在 2.26～3.00 mm；Ⅴ级>3.00mm。

3. 临床分期　Ⅰ期肿瘤位于原位无转移；Ⅱ期肿瘤周围淋巴结有转移；Ⅲ期已有远处转移。

二、临床表现

直肠、肛管恶性黑色素瘤发病年龄 21～96 岁，中位年龄 50～57 岁，多发生女性，男女之比 1∶1.77。

1. 脱垂症状　占 31.20%，排便时肛门内有肿物脱出，早期较小，可以自行还纳，似血栓痔或嵌顿痔，以后逐渐增大，常须用手托回。
2. 便血　占 43.51%，多为鲜血，混有少量黏液，或有黑色溢液，恶臭味。
3. 肛管直肠刺激症状　占 39.53%，患者常感觉肛门坠胀不适，排便习惯改变，便秘与腹泻交替出现。
4. 肛门剧痛　因肿瘤侵犯肛门括约肌所致，排便时更加疼痛。
5. 局部可见突起肿块　肿块隆起形似蕈伞状，有的蒂短而宽或呈结节状，或呈菜花状，大都呈紫黑色或褐黑色。
6. 其他　少数有腹股沟淋巴结肿大、贫血、消瘦。

三、诊断

本病初期时确诊率低，尤其是无色素性恶性黑色素瘤，临床上少见，又缺乏特殊症状，易被临床上忽视，误诊率高达 81.8%，常误诊为血栓性外痔，脱垂的痔、息肉出血与坏死、直肠癌等。凡对可疑病灶，都应该采取病理切片活检，活检时一般主张切除整个瘤体，以免造成医源性扩散，同时提高诊断率。

四、治疗

本病以手术切除为主要治疗方法，辅以化疗及免疫治疗，对巩固手术切除效果，减轻患者的痛苦，延长患者的生命，有一定作用。放射治疗对本病不敏感，若患者就诊早，无远处转移，可行腹会阴联合根治术（Miles 手术）；如已有远处转移，就诊较晚，可经肛门施行肿瘤的姑息性切除术，术后仍辅以化疗和免疫治疗。

五、恶性黑色素瘤的转移与预后

一般认为恶性黑色素瘤是以血行转移为主，其次为淋巴道转移。Cooper 统计了 120 例，38% 在诊断确定时已有转移；王振义等分析了国内 72 例，发现确诊时已有 46 例发生转移（63.8%）。本病恶性程度高，且转移早，故预后极差。仅个别患者手术根治切除后能长期存活，Quan 报道 49 例中仅 6 例经 Miles 手术后生存 5 年以上。影响预后的主要因素为肿瘤侵犯组织的深度，若深度超过 1.7 mm 以上 5 年生存率 0.85%，85% 在两年内死亡。尤其是腹内脏器转移者，即使能手术切除，平均生存期也仅 8 个月。

（刘利荣）

参考文献

[1] 李春雨, 汪建平. 肛肠外科手术技巧. 北京: 人民卫生出版社, 2013.

[2] 高志靖. 普通外科临床经验手册. 北京: 人民军医出版社, 2014.

[3] 丁义江. 丁氏肛肠病学. 北京: 人民卫生出版社, 2006.

[4] 姜洪池. 普通外科疾病临床诊疗思维. 北京: 人民卫生出版社, 2012.

[5] 杨玻, 宋飞. 实用外科诊疗新进展. 北京: 金盾出版社, 2015.

[6] 倪世宇, 苏晋捷, 等. 实用临床外科学. 北京: 科学技术文献出版社, 2014.

[7] 何永恒, 凌光烈. 中国肛肠科学. 北京: 清华大学出版社, 2011.

[8] 李荣富, 孙涛. 放射性肠炎发生机制的研究进展. 医学综述, 2011, 17 (2): 257-259.

[9] 张东铭. 盆底肛直肠外科理论与临床. 北京: 人民军医出版社, 2011.

[10] 荣新奇, 马瑛. 中西医结合治疗肛瘘的研究进展. 湖南中医杂志, 2013, 29 (6): 142-145.

[11] 胡宇. 肛肠手术并发症的治疗分析. 中国现代药物应用, 2016, 10 (9): 199-200.

[12] 叶建红. 肛肠外科住院患者的护理安全与管理. 中医药管理杂志, 2016 (3): 106-108.

[13] 关玉东. 肛肠疾病术后尿潴留的原因分析与和护理对策分析. 按摩与康复医学, 2016 (13): 65-66.

[14] 佚名. 坏情绪使肛肠"变脸". 家庭医药, 2016 (5): 76-76.

[15] 胡爱玲, 郑美春, 李伟娟. 现代伤口与造瘘口临床护理实践. 北京: 中国协和医科大学出版社, 2010.

[16] 张彩虹, 杨美玲. 重组牛碱性成纤维细胞生长因子结合高压氧促进肛肠病术后创面愈合的临床研究. 陕西医学杂志, 2016 (4): 461-462.

[17] 沈福兴, 吴庆平, 冯敏. 直肠肛门异物78例临床分析. 浙江创伤外科, 2012, 17 (3): 351-352.

[18] 钱英强. 肠道溃疡性疾病. 北京: 人民出版社, 2009.

[19] 钱南平, 马超, 冯秀玲. 肠结核并发肠梗阻的手术治疗. 医学论坛杂志, 2010, 31 (4): 71-72.

[20] 于波. 腹腔镜直肠悬吊术治疗直肠脱垂的临床疗效观察. 临床军医杂志, 2012, 40 (4): 957-958.

[21] Shawki S, Costedio M. Anal fissure and stenosis. Gastroent Clin North Am, 2013, 42 (4): 729-758.

[22] Bleier JI, Kann BR. Surgical management fecal incontinence. Gastroenterol Clin North Am, 2013, 42 (4): 815-826.

[23] 吕小燕, 苏娟萍, 冯五金. 伪膜性肠炎发病机制及诊疗的探讨 [J]. 中国中西医结合消化杂志, 2012, 20 (1): 7-8.